CARACTÈRES

PHRÉNOLOGIQUES

ET

PHYSIOGNOMONIQUES.

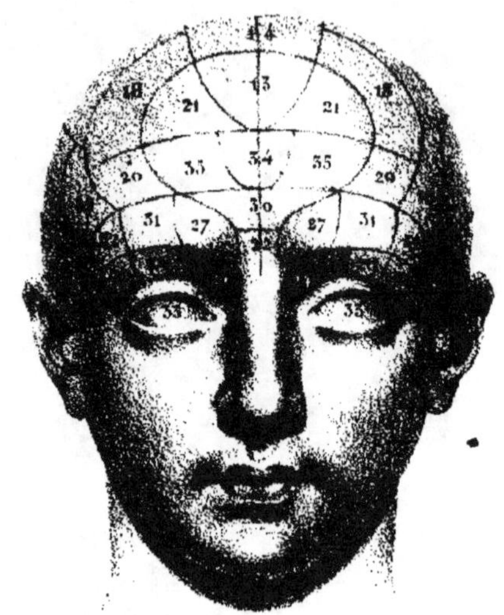

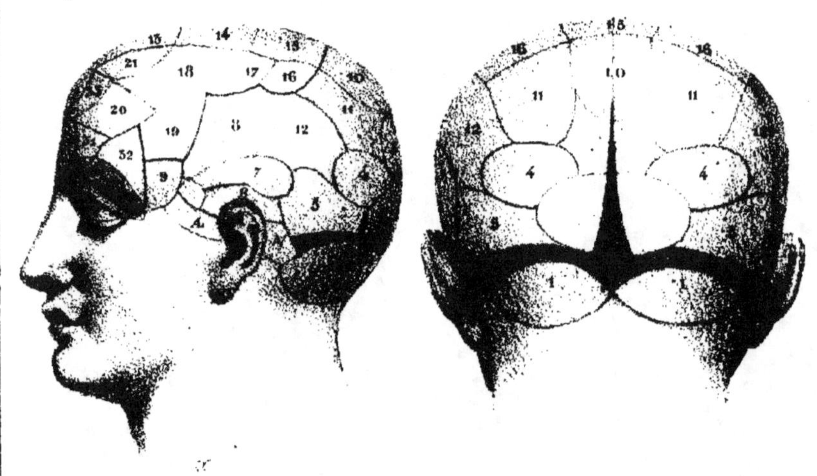

Topographie de la tête.

CARACTÈRES
PHRÉNOLOGIQUES

ET

PHYSIOGNOMONIQUES

DES CONTEMPORAINS LES PLUS CÉLÈBRES,

SELON LES SYSTÈMES

DE GALL, SPURZHEIM, LAVATER, ETC.,

AVEC DES REMARQUES

BIBLIOGRAPHIQUES, HISTORIQUES, PHYSIOLOGIQUES ET LITTÉRAIRES,

ET 37 PORTRAITS D'ILLUSTRATIONS CONTEMPORAINES,

TELS QUE :

LÉOPOLD ROBERT, HENRION DE PANSEY, GALL,
CASIMIR PÉRIER, WALTER SCOTT, JACQUES LAFITTE, LAMARQUE,
DUPUYTREN, TALLEYRAND, PAGANINI, FONTAINE, BROUSSAIS,
SCRIBE, DUPIN AINÉ, BÉRANGER, LAMARTINE,
BOISSY D'ANGLAS, CHATEAUBRIAND, SILVIO PELLICO,
HOFFMANN, VICTOR HUGO, JULES JANIN,
HENRI MONNIER, ORFILA, GROS, ARAGO, CH. DUPIN, PAUL DELAROCHE,
DUMONT D'URVILLE, AMPÈRE, CUVIER, ANDRIEUX, LABLACHE,
ROSSINI, SILVESTRE DE SACY, F. DE LA MENNAIS,
GEOFFROY SAINT-HILAIRE ;

PAR

THÉODORE POUPIN.

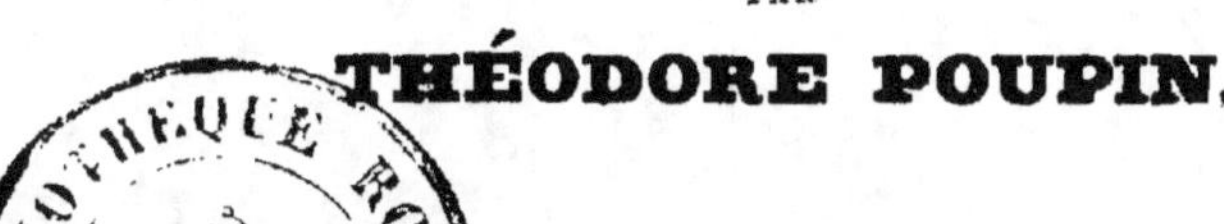

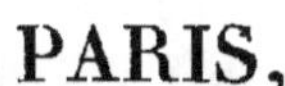

PARIS,

GERMER BAILLIÈRE, LIBRAIRE-ÉDITEUR,

RUE DE L'ÉCOLE-DE-MÉDECINE, N° 13 *bis*.

<table>
<tr><td>*Londres*, BAILLIÈRE, 219, Regent-Street.</td><td>*Strasbourg*, DERIVAUX ET LEVRAULT,</td></tr>
<tr><td>*Montpellier*, CASTEL ET SEVALLE.</td><td>*Lyon*, SAVY, quai des Célestins, 49.</td></tr>
</table>

1837.

A MON INDULGENT AMI

J. JANIN.

Merci, Gall, Spurzheim, de la Chambre,
Lavater; merci, Montaigne, merci, Charron;
merci, La Harpe, La Fontaine, Rabelais, Ju-
vénal, Horace, Longin, Sénèque, La Rochefoucault, Ovide et Pascal; merci, Bourdaloue,
Massillon, Bossuet; merci, mille fois merci,

aimables Scudéri, de Gournay, de Genlis, Guizot ; merci, nobles dames ; merci aussi à vous, MM. de Chateaubriand, de Lamartine, Degérando, Alibert, Thiers et Victor Hugo. Oh ! cent fois merci, surtout à vous, Jules Janin, à vous qui m'avez permis de m'abriter à l'ombre de votre nom. Merci enfin à vous tous, écrivains anciens et modernes qui m'avez éclairé et inspiré ; merci encore pour les nombreux emprunts que je vous ai faits. Oh ! je suis un rude débiteur, n'est-ce pas ? Enfin, enfin, grâce à vous tous, grands et petits, j'ai fini mon livre !

Mon livre ! Puis-je appeler ainsi ces quelques milliers de lignes impatientes de voir le jour et de s'éparpiller librement dans le monde ? Sans doute ce volume dédié au plus aimé et au plus détesté des écrivains du siècle, m'a coûté bien des heures laborieuses ; mais tout cela constitue-t-il un livre ? en vérité, je n'en sais rien.

En lisant cet ouvrage, beaucoup de gens, M. Alphonse Karr tout le premier, me compareront au grave docteur Fischerwal; en effet, tout est singulier dans la composition de ce livre; d'autres, et ce sera le plus grand nombre, ne verront là qu'un *memorandum* informe, un amas incohérent de notes éparses, c'est encore vrai. J'avoue franchement que chacun de mes articles a été fait sur des brouillons amassés depuis long-temps et inspirés par mille sujets divers, au fur et à mesure qu'ils m'étaient présentés par les auteurs que je consultais. De là ce mélange de prose et de vers; de faits historiques, de morale et de bons mots.

Donc, ces caractères que je livre au public ne sont qu'un vaste *Capharnaüm* où tout se trouve confondu : Phrénologie, Philosophie, Physiognomonie, vers, axiomes, religion, théâtre, voire même la politique (Dieu me pardonne!); tout y est pêle-mêle, droit, règles et usages. Molière donne la main à Bourdaloue, J.-J. Rousseau à Voltaire. Hélas ! que de grandes pensées, que de nobles idées refroidie s sous ma plume ! O pardon, pardon, mânes des grands hommes que j'ai pillés ! Sonne la trompette sacrée de la résurrection, et je m'engage à vous rendre compte des larcins que j'ai cru devoir et pouvoir vous faire dans l'intérêt du public et de mon livre.

A vous, Martial, Virgile, d'Aubigné, Brantôme, il vous sera restitué bien des pages de la première partie. Dulaure, Mercier, Saint-Foix, nobles modèles, votre part sera belle aussi ! A vous, Balzac, Pelisson, Scarron, Amiot, Mézerai, Gassendi ; à vous aussi, Platon, Arioste, Delille, à vous appartient presqu'en entier la seconde moitié de cet ouvrage.

Il faut rendre à César ce qui est à César ;

aussi, *mes maîtres*, tout vous sera rendu ; mais attendez, car, sans cela, dites-moi, je vous prie, que deviendrait mon livre? C'est à peine si je pourrais faire vingt pages d'un in-18, de l'esprit qui me revient sur cet in-8°, et pourtant ma main tremble, mon cœur se serre en voyant ce pauvre enfant aux mille pères entrer dans le monde.

Pauvre enfant!

Tendez-lui une main secourable, accueillez-le avec indulgence, je vous prie, et pardonnez aux efforts d'un pauvre nouveau-venu, comme moi, qui s'appuie humblement sur de si grandes autorités.

TABLE DES MATIÈRES

DE LA PREMIÈRE PARTIE.

SECTION PREMIÈRE.

GÉNÉRALITÉS SUR LA PHRÉNOLOGIE ET LA PHYSIOGNOMONIE.

SECTION DEUXIÈME.

SPÉCIALITÉS MENTALES.

FACULTÉS AFFECTIVES.

PENCHANS.

TABLE DES MATIÈRES

DE LA SECONDE PARTIE.

Suite de la SECTION DEUXIÈME.

SPÉCIALITÉS MENTALES.

APPLICATION DES PRINCIPES PHRÉNOLOGIQUES ET PHYSIOGNOMONIQUES.

ORDRE IIe. FACULTÉS INTELLECTUELLES.

FIN DE LA TABLE.

GÉNÉRALITÉS

PHRÉNOLOGIQUES

ET PHYSIOGNOMONIQUES.

SECTION PREMIÈRE.

CHAPITRE PREMIER.

DE LA PHRÉNOLOGIE.

La Phrénologie deviendra la science des sciences

Le Docteur PERRAUDIN.

Cette doctrine nouvelle encore, mais déjà authentiquement classée parmi les sciences, reconnaît le docteur Gall pour son père et pour son maître. Elle s'appelait d'abord *Crânologie*, c'est-à-dire connaissance du crâne.

Le docteur Gall, bien qu'il reconnût que la boîte osseuse, le crâne, n'était que l'empreinte fidèle des circonvolutions du cerveau, avait commencé par ne désigner comme signes d'une plus ou moins grande disposition à certains talens et à certains caractères, que de certaines *bosses*, ou, pour parler plus correctement, certaines dépressions et élévations du crâne.

Plus tard, Spurzheim, son collaborateur pendant neuf années d'expériences et d'études, pensa avec raison, que les noms pouvant exprimer des pensées, il serait convenable de régénérer la découverte de Gall par une qualification en harmonie avec l'impulsion neuve et beaucoup plus large qu'elle avait reçue depuis son origine. En conséquence, et comme témoignage du triomphe de sa doctrine, il l'appela du nom à jamais immortel qu'elle porte aujourd'hui, *Phrénologie*, de deux mots grecs φρὴν esprit, et λόγος discours.

Tout en reconnaissant la justesse de cette dénomination, nous pensons pourtant qu'il eût été convenable de laisser à la science son premier nom, par respect pour la mémoire de l'inventeur, et Spurzheim lui-même, n'était peut-être pas éloigné de partager notre opinion lorsqu'il a dit dans un de ses ouvrages :

« J'ai choisi ce nom pour désigner explicitement la connaissance des phénomènes mentaux et leur rapport avec la physique. »

La briéveté de ce chapitre prouve assez, que notre intention n'est pas de traiter ici des recherches qui ont pour objet la nature de l'âme, son origine et son siège. Le but de ce livre est double : instruire et amuser. Aussi, dédaignant cet échafaudage de profondeur prétentieuse qu'il nous serait pourtant si facile d'élever en ouvrant Saint-Irénée, Platon et Tatien, nous renverrons ceux de nos lecteurs que notre laisser-aller pourrait ne pas satisfaire, aux livres de Saint-Ambroise, de Locke ou de Descartes; car, en vérité, le courage et l'habileté nous manquent pour analyser ou compiler avec succès cet amas poudreux d'érudition fastueuse et furibonde. Toutefois, comme il n'est pas inutile à l'intelligence des doctrines phrénologiques

de savoir comment l'âme agit sur le corps,
nous prierons nos lecteurs de feuilleter non
pas Gassendi ni Voltaire, mais les ouvrages
qu'un fort aimable homme, M. C. Chardel a
écrits sur ces matières. (1)

Nous nous bornerons, nous qui voulons
être concis, tout en signalant à votre attention les phénomènes mentaux, à vous donner
l'aperçu le plus rapide que faire se pourra
des appareils organiques à l'aide desquels ces
phénomènes se produisent.

---

(1) Ces ouvrages, tirés à peu d'exemplaires, et fort recherchés, sont:
Esquisses de la Nature, 1 vol. in-8, et *Essai de Psychologie physiologique*, 1 vol.
in-8; c'est probablement de ce dernier ouvrage que parle l'auteur de ces esquisses.

(*Note de l'Éditeur.*)

CHAPITRE II.

DE LA PHYSIOGNOMONIE.

Le corps est l'image de l'âme.

SULZER.

La Physiognomonie est la *science* à l'aide de laquelle on peut connaître l'intérieur de l'homme par son extérieur, l'âme par le corps, c'est l'art d'apprécier à l'aide de certains indices ce qui ne frappe pas immédiatement les sens.

« Quand je parle, dit Lavater, de la Phy-
» siognomonie *en tant que science*, je com-
» prends sous le terme de Physiognomonie
» tous les signes extérieurs qui se font immé-
» diatement remarquer dans l'homme. Cha-
» que trait, chaque contour, chaque modifi-
» cation active ou passive, chaque attitude
» et position du corps humain; en un mot tout

» ce qui peut servir à faire connaître immé-
» diatement l'homme, soit actif, soit passif et
» à le montrer tel qu'il est. »

La Physiognomonie est donc la *science* qui enseigne à connaître le rapport de la surface visible avec ce qu'elle embrasse d'invisible, de la matière animée et perceptible avec le principe non perceptible qui lui-même imprime au corps ce caractère de vie; de l'effet manifesté avec la force cachée qui le produit.

Dans un sens plus restreint, la Physionomie n'est que l'air du visage, et la *science* Physiognomonique, l'art de connaître les traits du visage et leur expression.

On a peut-être déjà remarqué, avec quelle ténacité nous insistons sur le mot *science*, c'est parce que nous avons souvent entendu répéter autour de nous, que la Physiognomonie n'était pas et ne pouvait pas être une science. Pourquoi, je vous prie? La Physiognomonie n'a-t-elle pas comme l'arithmétique des principes invariables qu'on peut apprendre, enseigner ou transmettre? Un système qui a un caractère certain et des règles précises, est une science! et quelle science plus intéressante que celle-là? Elle pénètre dans les secrets les plus cachés de l'âme, elle en suit tous les détours, tous les mouvemens intimes, toute la puissance occulte, toute la faiblesse; elle en devine toutes les ressources, elle en dit à l'avance tous les instincts, tous les vices et toutes les vertus.

Il n'entre pas dans notre but de traiter la Physiognomonie purement et simplement comme une science. Il nous arrivera souvent de présenter à côté de simples sensations, des observations précises et bien déterminées; souvent aussi, laissant à des observateurs plus judicieux le soin de chercher dans le visage de l'homme les moindres nuances du caractère, nous n'indiquerons, nous, que les nuances Physiognomoniques, et, quand nous aurons guidé le regard du lecteur, nous laisserons agir son esprit et son cœur.

Laissez dire au vulgaire, en parlant de la Physiognomonie, *étude frivole!* Pas si frivole!

puisqu'il est vrai que toute personne tant soit
peu intelligente et douée du penchant à l'observation, est naturellement physionomiste;
mais là s'arrête le premier jugement de ceux
qui n'ont fait aucune étude physiognomonique;
ceci, c'est le hasard du premier coup-d'œil.

La Physiognomonie est le résultat certain
d'une science, science qu'il faut apprendre,
et qui a, comme toutes les sciences de ce monde,
son but, son plan, ses règles générales, ses formules, son sens caché et sa philosophie. A nos
yeux, Lavater est aussi bien un savant et un
philosophe que Descartes ou le docteur Kant.

CHAPITRE III.

HISTOIRE

DE LA SCIENCE

PHRÉNOLOGIQUE.

> Celui qui veut traiter d'une science, doit
> s'attacher avant tout à l'histoire de cette
> science.
>
> *Victor* Cousin.

Jeune encore, le docteur Gall, se distingua par un penchant prononcé à l'observation et à la réflexion; dans les écoles, et plus tard à l'université de Strasbourg, il remarqua parmi ses camarades de grandes différences de conformation, et d'infinies variétés de caractère et de talens.

Gall avait une mémoire paresseuse; il s'aperçut un jour, qu'un de ses condisciples qui, dans les classes, concours, ou examens, l'emportait toujours sur lui, avait de grands yeux saillans : dès lors, il s'occupa de vérifier l'exactitude de ce fait et, après de nombreuses remarques, il commença à soupçonner qu'il pourrait bien exister un lien secret entre la mémoire et cette conformation des yeux.

Il se rendit en 1781 à Vienne, où il remarqua de nouveau que tous les professeurs et étudians allemands, dont on lui vantait la mémoire avaient toujours les yeux à fleur de tête; il apprit aussi à cette époque seulement, qu'on ignorait encore les fonctions du cerveau.

Gall pensait sagement que si la mémoire se reconnaissait à un signe extérieur, il pourrait en être de même des autres facultés intellectuelles; il chercha d'abord des signes dans la forme générale de la tête, pour les facultés intellectuelles, dans le sens des écoles, telles que la mémoire, le jugement, l'ima-

gination. Mais les observations qu'il faisait
à cet égard étaient loin, bien loin d'être
satisfaisantes. Souvent au moment où il était
le plus content d'une observation, surve-
naient des exceptions comme pour l'avertir de
son erreur; mais pour cela le docteur Gall ne
perdait pas courage. Peu à peu il pensa que,
puisque la mémoire était indiquée par un
seul signe, il fallait chercher des signes extérieurs dans des endroits limités du crâne;
mais ce second mode de recherches ne lui
réussit pas mieux que le premier.

Un jour pourtant, on lui présenta une
jeune fille, qui, à l'exemple de Mozart, se
souvenait d'un concert entier, et qui, rentrée
chez elle, récitait ou notait tous les airs qu'elle
avait entendus. Cette jeune personne, d'une
mémoire infinie, n'avait pas les yeux saillans :
elle manquait ainsi à la première observation
de Gall! Un autre que lui se fût découragé : il
se contenta de chercher des signes extérieurs
pour des mémoires différentes, telles que la
mémoire des faits, des mots, des lieux, des
personnes.

Quelques individus connus par leur caractère bien prononcé, et auxquels Gall trouvait des parties de la tête extrêmement développées, lui donnèrent l'idée de chercher aussi dans le crâne des signes pour les facultés morales. Un mendiant, entr'autres, lui avoua que son orgueil l'avait seul réduit à la mendicité; que dès sa plus tendre enfance, il s'était cru supérieur aux autres hommes, et qu'il n'avait, en conséquence, jamais voulu rien apprendre; le crâne de ce malheureux était très-saillant à son sommet, et Lavater avait noté cette organisation comme le signe de l'*orgueil*.

Ces observations n'étaient pas conformes aux opinions émises par les philosophes non plus que par les physiologistes; le docteur Gall voyant que la nature était en contradiction avec les idées reçues, ou plutôt que les idées reçues étaient en contradiction avec la nature, déserta courageusement ces deux écoles. A l'exemple des moralistes, il observa l'homme en action, il étudia avec attention ces êtres à part, génies inquiets et malheureux, qui avaient secoué le joug de l'éducation et de l'habitude, pour suivre, comme Cervantes, le Tasse, Malfilâtre et Gilbert, la route tracée à leur génie par la nature.

L'histoire, mais bien plus encore l'observation, lui prouvèrent que, selon notre destinée en ce monde, nous naissons tous poëtes comme M. Lamartine, M. Victor Hugo ou M. de Châteaubriand, circonspects comme M. Dupin l'aîné, habiles comme M. le prince de Talleyrand, peintres comme M. Paul Delaroche ou adroits comme Dupuytren.

Les crânes des célébrités contemporaines, leur dimension, leur configuration, devinrent, pour Gall comme pour nous, le sujet d'un examen approfondi, examen couronné d'un plein succès, puisque bientôt il découvrit qu'il existait un rapport constant et nécessaire entre le développement d'une partie cérébrale et une faculté déterminée. Ses recherches et ses observations multipliées l'amenèrent à la découverte de vingt-sept facultés fondamentales, qui se manifestent extérieurement par l'empreinte que laisse à la boîte osseuse, le développement analogue d'une portion cérébrale.

Nous avons souvent entendu critiquer la méthode suivie par le docteur Gall pour connaître les rapports des facultés mentales et de l'organisation, mais il faut bien le reconnaître, c'était alors la seule possible. Gall ne s'aveugla jamais sur les nombreuses défectuosités de son système, aussi ne tarda-t-il pas à rectifier ses premières idées; nous voyons dans son dernier ouvrage les vingt-sept facultés, dont nous avons précédemment parlé, désignées sous les noms suivants, savoir :

1. Instinct de la propagation.	13. Mémoire des personnes.
2. Amour de la progéniture.	14. Mémoire des mots, mémoire verbale.
3. Amitié.	15. Sens du langage, philologie.
4. Courage.	16. Couleurs, peinture.
5. Instinct carnassier ou penchant au meurtre.	17. Tons, musique.
6. Ruse, finesse, savoir-faire.	18. Nombres.
7. Convoitise, penchant au vol.	19. Mécanique, architecture.
8. Orgueil, fierté, amour de l'autorité.	20. Sagacité, comparaison.
9. Vanité, amour de l'approbation.	21. Esprit, profondeur.
10. Circonspection, prévoyance.	22. Causticité et esprit de saillie.
11. Mémoire des choses et des faits, etc.	23. Talent poétique.
12. Sens des localités.	24. Bonté, science.
	25. Mimique.
	26. Dieu, la religion.
	27. Fermeté, constance.

Maintenant, pour nous servir des prérogatives de l'historiographe, transportons le lecteur à Vienne en 1800, au moment où l'é-

loquent et infatigable docteur Gall démontre
hautement que sans l'action du cerveau il serait impossible que l'âme se manifestât au dehors; que les organes du cerveau se peuvent
compter comme les facultés de l'âme, et qu'enfin le développement du cerveau se peut fort
bien connaître par les développemens du crâne.
Dans cette foule d'auditeurs attentifs à cette
doctrine toute nouvelle, que n'avait pas trouvée
le dix-huitième siècle, ce grand inventeur, il y
avait un homme de génie, Spurzheim, observateur comme Gall, judicieux et profond
comme lui, hier son élève, aujourd'hui son
émule, quatre ans plus tard son collaborateur.

En effet, l'année 1804 vit le docteur Spurzheim se réunir à Gall pour suivre la partie
anatomique de la science. Ils quittèrent
Vienne vers 1805, pour voyager et faire
des recherches sur l'anatomie et la physiologie du système nerveux. Depuis cette
époque, jusqu'en 1813, ils mirent en commun toutes leurs observations ; pendant
quatre ans Spurzheim contribua à multiplier
celles qui avaient déjà été faites par le docteur

Gall, et il en fit lui-même de nouvelles , en Angleterre, en Écosse, en Irlande; il fit aussi tous ses efforts pour réduire à des forces primitives les caractères et les actions , d'après lesquels on avait donné leur nom aux organes. Spurzheim a passé à l'alambic les facultés intellectuelles et les sentimens propres à l'homme, et il est résulté de ce travail l'excellente nomenclature que nous donnons ici, parce qu'elle sert de base à notre ouvrage.

ORDRE 1er.

FACULTÉS AFFECTIVES.

GENRE 1er. — PENCHANS.

A. V.	Amour de la vie.	5	Combativité.
A	Alimentivité.	6	Destructivité.
1	Amativité.	7	Secrétivité.
2	Philogéniture.	8	Acquisivité.
3	Habitativité.	9	Constructivité.
4	Affectionivité.		

GENRE 2e. — SENTIMENS.

10	Estime de soi.	16	Conscienciosité.
11	Approbativité.	17	Espérance.
12	Circonspection.	18	Merveillosité.
13	Bienveillance.	19	Idéalité.
14	Vénération.	20	Gaité.
15	Fermeté.	21	Imitation.

ORDRE 2e.

FACULTÉS INTELLECTUELLES.

GENRE Ier. — SENS EXTÉRIEURS.

GENRE 2e. — FACULTÉS PERCEPTIVES.

22	Individualité.		28	Calcul.
23	Configuration.		29	Ordre.
24	Etendue.		30	Eventualité.
25	Pesanteur et résistance.		31	Temps.
26	Coloris.		32	Tous.
27	Localité.		33	Langage.

GENRE 3e. — FACULTÉS RÉFLECTIVES.

34	Comparaison.		35	Causalité.

2

CHAPITRE IV.

~~~~~

HISTOIRE

DE LA SCIENCE

PHYSIOGNOMONIQUE.

> » C'est le devoir de chacun de répandre les
> lumières qu'il croit posséder seul, quand, par
> leur nature, elles appartiennent à tous. »
>
> *Psychologie physiologique de* CHARDEL.

Le hasard, ce fréquent principe de toutes
les découvertes, fut aussi l'origine de la Phrénologie et de la Physiognomonie. Moins avancé
que Gall, à vingt-cinq ans, Lavater n'avait lu
ni *Montaigne,* ni *de la Chambre,* ni même le
~~~~~

docte et divin Aristote; déjà pourtant il avait pressenti la science, mais comment? Par instinct, et parce qu'il éprouvait quelquefois à la vue de certains visages, une sorte de tressaillement nerveux, attractif ou répulsif, qui durait même après le départ de la personne qui l'avait produit.

Il nous serait impossible d'analyser la nature de cette sensation ; néanmoins, nous l'avons éprouvée en rencontrant un jour, au milieu des Tuileries, un camarade que nous savions mort depuis quelques mois. Plus de dix minutes sous le charme de cette illusion, nous tournâmes autour de lui, indécis si nous devions l'aborder ; ce ne fut qu'après un examen réfléchi et détaillé, que nous fûmes assez fort pour nous dire que malheureusement nous n'avions sous nos yeux que le *fac simile* de celui qui n'existait plus.

Lavater, par goût et par tempérament, aimait à s'abandonner à ses sensations ; bientôt il jugea du caractère des personnes avec lesquelles il était en relation, d'après le plus ou moins d'impression qu'elles faisaient sur lui. Ce n'était là que de l'inspiration, aussi ses décisions dénuées de tout autre appui, ne furent-elles pas épargnées par la critique.

Doué de moins d'orgueil que d'esprit, Lavater ne se découragea pas ; il prit sérieusement l'art des physionomies à cœur ; il consulta le peu d'ouvrages qui en traitaient, et recueillit en silence les matériaux nécessaires au grand ouvrage qu'il nous a légué.

Bien des années se succédèrent avant que l'humble savant, rendu sage par les sarcasmes, se hasardât à former de nouveaux jugemens ; il s'était fait une loi du silence, et s'il donnait carrière à sa pensée, il comprimait avec soin dans son cœur tout jugement spontané. Pendant les longues et solennelles soirées d'hiver, assis devant un bon feu, enveloppé d'une robe bien ouatée, les pieds mollement enfouis dans des pantouffles en fourrure, la tête douillettement coiffée d'un fin et blanc bonnet de coton, un pot de bierre devant lui, il

esquissait de la plume et du pinceau le caractère et les traits des individus qu'il avait vus
ou visités pendant le jour.

Laissons-le parler: « J'avais connu à Zurich,
le célèbre Lambert, que j'eus ensuite le plaisir de revoir à Berlin ; sa physionomie me
frappa étrangement à cause de la conformation extraordinaire de ses traits ; la sensation
fut très-vive et produisit chez moi je ne sais
quel sentiment de vénération, mais peu à peu
elle fut effacée par d'autres ; j'oubliai Lambert et les traits de sa physionomie.

» Environ trois ans après, je dessinai ceux
d'un ami mourant, pour sauver au moins
son image ; mille fois j'avais regardé mon ami
sans jamais comparer sa physionomie avec
celle de Lambert, je les avais vus, je les avais
entendus disserter ensemble, et, preuve incontestable que mon tact était alors bien peu
subtil, je n'observai entr'eux aucune ressemblance ; ce ne fut qu'en dessinant, que, frappé
du saillant de l'image de Lambert, soudain
ressuscité devant mes yeux, je dis à mon ami :

ton nez est celui de Lambert, et, plus je dessinais, plus ce rapport me devenait sensible.

» Je ne prétends pas comparer mon ami à Lambert; je ne dirai pas ce qu'il aurait pu devenir, s'il eût plu à Dieu de prolonger ses jours; sans doute il n'avait pas le génie transcendant de cet homme unique; il y avait d'ailleurs aussi peu de conformité dans leurs tempéramens, que dans le caractère de leurs yeux et de leurs fronts; mais ils se ressemblaient par la finesse et la forme du nez, et je dois encore observer qu'ils avaient l'un et l'autre, quoique dans un degré différent, un esprit vaste et lumineux.

» Cependant la ressemblance de leurs nez me parut assez frappante pour m'engager à être plus attentif, en dessinant, à saisir des rapports de ce genre; ceux que je découvris plus d'une fois entre différens visages que je dessinai par hasard le même jour, tout en observant une ressemblance morale entre ces personnes, au moins dans certaines faces de leurs caractères, ces rapports , dis-je , fixèrent de plus en plus mon attention. »

Ainsi, peu à peu les ressemblances et les dissemblances devinrent plus familières à Lavater ; ses sensations, jusqu'alors éparses et confuses, se débrouillèrent et se placèrent chacune à son endroit.

Un jour qu'il était chez Zimmermann , ils se mirent à la fenêtre pour voir défiler une parade. Malgré la distance et la faiblesse de sa vue , Lavater fut tellement frappé de la physionomie d'un des officiers supérieurs , qu'il porta sur l'individu un jugement décisif.

Zimmermann, (dont cet homme était le client) surpris de la justesse de l'observation, demanda à Lavater quel était le motif de son jugement ! Modeste autant que savant, le bon ministre, croyant n'avoir rien dit de remarquable , répondit naïvement : — *La tournure du col !*

Tout autre que le savant médecin du roi d'Angleterre , eût été étonné de l'originalité et du laconisme de cette réponse ; bien loin de là, ce génie profond et sans préjugés, devina *tout Lavater*. Non seulement il encouragea ses essais, mais, usant habilement de l'influence que son savoir et sa réputation exerçaient sur l'esprit du timide novateur, il se montra si affectueux et si pressant, que force fut à Lavater de lui accorder sa confiance.

Deux génies comme Zimmermann et Lavater ne pouvaient s'occuper d'une science sans que les *moraliseurs, déclamateurs, diseurs de lieux communs* ne fussent dans la confidence ; Lavater s'en aperçut bien vîte aux clameurs des Zoïles. Simple, timide, il s'en affligea sérieusement et se découragea : (grand triomphe pour les ennemis nés de toute innovation). Bientôt Zimmermann apprit avec chagrin, que non content de ne plus écrire, Lavater se moquait lui-même de ses essais physiognomoniques.

Ainsi se passèrent plusieurs années, ainsi tombaient dans l'oubli, les premiers succès de la science, lorsque le hasard, de sa main puissante, secoua de nouveau le flambeau de la Physiognomonie ; une seule et faible étincelle en jaillit, mais elle fit briller la science d'un nouvel éclat ; voici à quelle occasion :

Lavater avait été reçu membre de la société de physique de Zurich ; son tour étant venu de fournir un discours à cette société, le récipiendaire, long-temps indécis sur le choix du sujet, se décida tout-à-coup pour la Physiognomonie et se mit au dernier instant à écrire sur ce thème. On comprend facilement que l'œuvre dut se ressentir de la précipitation et du pis aller ; on va voir comment l'auteur en fut puni.

Quelqu'un demanda à Lavater son manuscrit ; Lavater qui n'y attachait aucune importance, le prêta sans difficulté ; mais Zimmermann, jaloux de venger la science de l'oubli où elle était tombée par la faute de l'homme qui en avait fait la découverte, et voulant aussi l'arracher à son apathie, livra sans plus de façon le malencontreux discours à l'imprimeur.

On ne saurait dire la confusion du pauvre sectateur, contraint par ce guet-à-pens, à se déclarer hautement le défenseur des doctrines physiognomoniques. Néanmoins, remis de son trouble, Lavater défendit son système avec tant d'esprit que les rieurs passèrent de son côté.

Le *Lavatérisme* serait une seconde fois tombé dans l'oubli, si, indigné d'entendre prononcer d'absurdes jugemens contre la science, Lavater ne se fût décidé à donner le jour aux observations qui forment le texte de cet article, et dont le lecteur trouvera l'application dans les esquisses phrénologiques et physiognomoniques que nous recommandons à sa bienveillance.

Ici finit notre tâche d'historiographe, car nous n'avons pas l'intention de parler de cette œuvre aimable et consciencieuse qu'on nomme *l'art de connaître les hommes par les traits du visage*, bien que nos pères lui aient fait la même réception qu'au Magnétisme et à la Phrénologie, accueil aussi injuste que peu mérité. Ce livre charmant, où l'auteur, à la fois

dessinateur et écrivain, a fait pour le visage
de l'homme ce que La Bruyère avait fait pour
son caractère et pour son esprit, nous est parvenu par de nombreuses réimpressions qui
mettent le public à même de juger, plus con-
sciencieusement que nous ne pourrions le faire,
ce qu'il y a, dans le système physiognomonique,
d'utile ou de blamâble.

CHAPITRE V.

UTILITÉ DE LA PHRÉNOLOGIE.

.... A tous!
Le professeur A. DUMOUTIER,

L'étude de la Phrénologie est utile au moraliste et au médecin.

Au *moraliste,* parce qu'elle lui fait comprendre comment la morale est indispensable à notre bonheur. Elle le convaincra que les lois morales sont inhérentes à la nature humaine, tout autant que les principes des arts et des sciences, et les lois végétatives de l'organisation ; elle lui montrera la difficulté de juger les autres avec exactitude et justesse, et la faute que nous commettons tous lorsque nous nous prenons pour modèles et pour types de l'espèce humaine ; louant ce que nous aimons, blâmant ce qui n'est pas conforme à notre manière de sentir et de penser.

La phrénologie lui expliquera encore la nécessité de l'indulgence mutuelle en tout ce qui n'est pas contraire aux règles éternelles de la raison et de la vertu.

Des causes morales dérangeant fréquemment les fonctions végétatives, la Phrénologie est *utile* au *médecin*. Sans la Phrénologie, la doctrine de l'aliénation mentale ne peut être que conjecturale et empirique, puisqu'on n'a pas une connaissance exacte des phénomènes mentaux dans l'état de santé. C'est conformément à ce principe que, dans les premiers siècles on a eu recours à l'exorcisme, lorsqu'on a cru que les aliénés étaient possédés de mauvais esprits; on les abandonnait à leur sort et à la nature, persuadé qu'on était, que l'esprit agissait indépendamment du corps. Par la Phrénologie, convaincu enfin que les causes de l'aliénation mentale sont toujours corporelles, et que la cause immédiate réside dans le cerveau, le médecin traitera les aliénés d'après les principes de la pathologie en général.

La Phrénologie est encore utile au bonheur

des hommes, en indiquant la marche à suivre pour perfectionner la nature humaine.

Nous n'hésitons pas à le dire, avec le temps la phrénologie deviendra comme en Allemagne la science des sciences, elle améliorera le sort des individus, des familles, des nations; elle rectifiera tous les systèmes philosophiques, elle établira une psychologie positive, invariable, et servira de base à toutes les institutions sociales à venir.

CHAPITRE VI.

DE L'UTILITÉ DE LA PHYSIOGNOMONIE.

« C'est une chose admirable et qu'à mon advis
on ne considère pas assez. »

DE LA CHAMBRE.

Entre toutes les sciences qui traitent de la connaissance de l'homme moral. La Physiognomonie est une des plus naturelles et des plus faciles à savoir.

La Physiognomonie intéresse tous les hommes, mais surtout le père de famille qui a des enfans à diriger dans une bonne voie, l'instituteur qui répond de l'avenir de ses élèves, le négociant qui doit traiter des plus grands intérêts avec les hommes ; la Physiognomonie est la science de tous les hommes, de tous les lieux, de tous les langages.

3

Puisque nous sommes enfin arrivés à la Physiognomonie, disons un mot de l'intérêt, ou plutôt des intérêts qui se rattachent à cette science. S'il est vrai, comme nous n'en doutons pas, que le tact physiognomonique soit la sensation du beau et du laid, combien cette source de connaissances nouvelles doit-elle réveiller dans l'âme l'amour de ce qui est noble et grand? et en même temps lui faire horreur de toutes les laideurs physiques qui annoncent la laideur morale. Ce noble penchant doit prendre des forces nouvelles pour ceux qui s'occupent de la recherche des caractères des signes de la vertu, et de la difformité du vice.

Je ne sais quel attrait magnétique, puissant et doux, varié mais continuel, entraîne le physiologiste, même à son insu, vers tout ce qui tend à la perfection de la nature.

Croyons-en le bon et naïf Lavater, la Physiognomonie est et sera toujours, pour celui qui la cultive, une source de sentimens délicats et élevés. En effet, grâce à notre science, nous marchons de découvertes en découvertes dans la

sagesse et la bonté de Dieu. Comment sommes-
nous arrivés à ces découvertes précieuses qui
échappent à l'œil de l'indifférent? Dieu le sait!
N'arrive-t-il pas aussi, qu'à l'aide de la Physiognomonie, on comprend mieux la langue
des langues, celle de l'esprit et du cœur,
de la sagesse et de la vertu. La Physiognomonie, nous apprend à lire sur le visage de
ceux qui parlent, sans s'en douter ce langage
éloquent? La Physiognomonie perce le masque affreux de l'hypocrite et le nuage com-
pact derrière lequel la vertu se plaît parfois
à se cacher.

Nous sommes souvent bien heureux lorsqu'à
l'aide des deux systèmes dont nous faisons
l'application dans ces esquisses, nous reconnaissons chez un enfant le germe de nobles
dispositions ou de grandes vertus ; mais aussi
comme notre pauvre cœur s'attriste, quand
nous nous prenons à penser que cette organisation si belle aujourd'hui, ne se développera
jamais peut-être, et sera perdue pour la société, faute d'avoir été encouragée et connue.
Que de Vaucanson, que de Talma, que de

Gros, que de Bozio, que de Dupuytren et de Lamartine qui, pour avoir échappé à l'investigation de notre science, sont aujourd'hui perdus pour le monde, perdus pour les beaux arts, perdus pour la science, perdus pour la poésie : ils sont peut-être bergers ou chiffonniers à l'heure qu'il est !

En toute autre occasion, nous aimerions à rendre hommage à la verve spirituelle de M. Népomucène Lemercier, mais, comment applaudir le mémoire contre l'éducation Orthophrénique, lu par lui à l'académie des sciences, le 23 février 1835, la conscience et le cœur s'y refusent.

M. le docteur Voisin a fondé, à Vanvres, une institution dans laquelle, en bon père de famille, il classe les enfans confiés à sa direction, suivant leur inclination. Ainsi, et par sa méthode, l'enfant doué irrésistiblement du penchant à la peinture ne sera pas musicien; le musicien, médecin; le médecin, mécanicien ; le mécanicien, commerçant, et le commerçant, soldat, comme cela se voit tous les jours. En

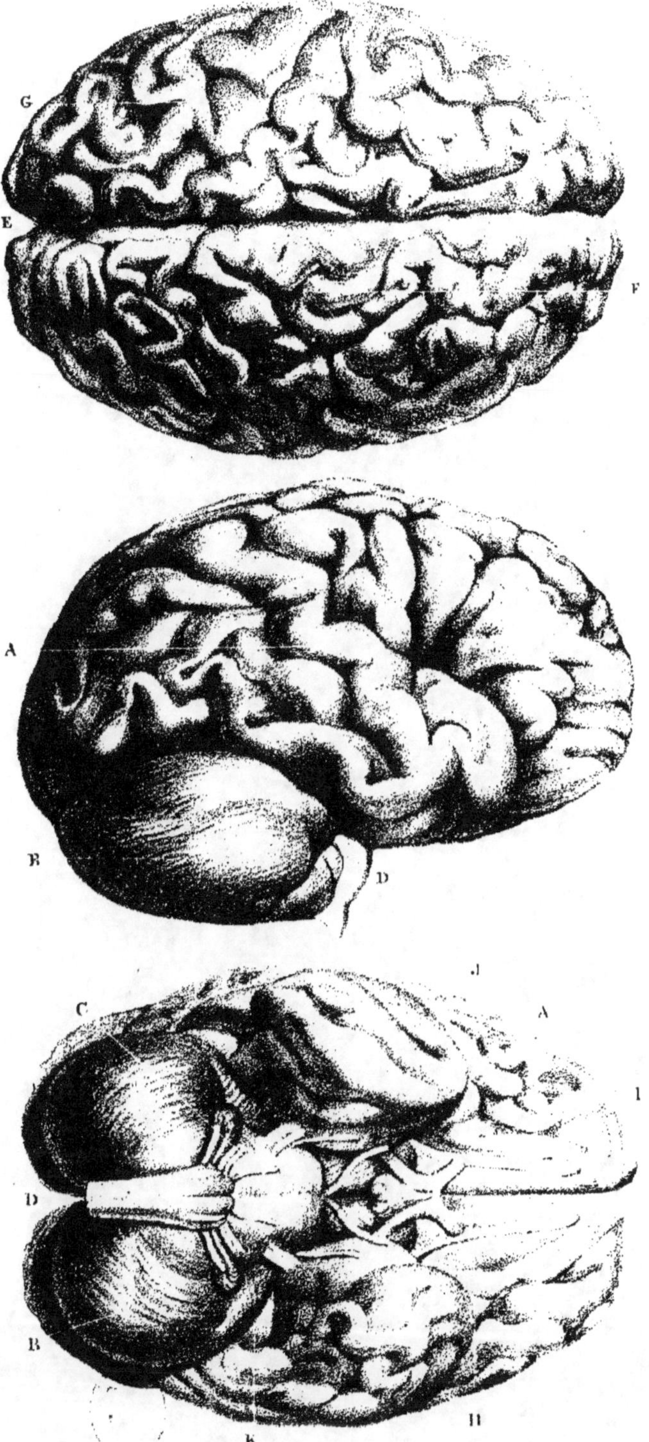

outre, cet ami de l'humanité ne veut pas qu'on abandonne l'idiot à sa nature. S'il n'a qu'une seule faculté ou qu'un seul penchant, le bon docteur veut qu'il soit cultivé ou modifié suivant l'urgence; nous ne voyons là rien que de très-louable, et pourtant ce n'est pas l'opinion de M. Népomucène Lemercier.

N'en déplaise à Messieurs de l'académie des sciences, nous trouvons la mission de M. le docteur Voisin noble et sainte; nous en comprenons toutes les difficultés, nous prévoyons tous les dégoûts qui doivent l'assaillir, mais nous pensons qu'il ne se découragera pas; espérons au contraire que ce fauteuil, où siége aujourd'hui M. Lemercier, pourra être occupé un jour par un des élèves de l'institution orthophrénique; ce serait une grande et belle réfutation des paradoxes du fougueux et savant académicien!

CHAPITRE VII.

PHYSIOLOGIE DU CERVEAU.

DE L'APPAREIL DES PHÉNOMÈNES MENTAUX.

En parlant de cet appareil, nous ne prétendons pas donner au lecteur une anatomie détaillée de chacune des parties qui le composent, c'est l'ensemble du cerveau que nous analyserons; ensemble aride et difficile, analyse que nous ferons claire et précise s'il se peut.

L'appareil des phénomènes mentaux se compose de l'Encéphale et de ses enveloppes.

Encéphale (PLANCHE Iere).

L'*Encéphale*, appelé communément le cerveau, est composé de quatre parties principales, qui sont : 1°. Le Cerveau proprement dit (A). 2°. Le Cervelet (B). 3°. Le Pont de Varole ou Mésocéphale (C). 4°. La Moëlle allongée (D).

Le *Cerveau* est divisé, à sa partie supérieure et dans son diamètre antéro-postérieur, en deux parties égales, *Lobe droit* (F) et *Lobe gauche* (G), par une fente qui pénètre à peu près les deux tiers de son épaisseur et qu'on nomme grande scissure interlobaire (E); ladite scissure loge un repli de la dure-mère appelé la faulx du cerveau, parce qu'il imite en effet la forme de cet instrument.

Chacun de ces deux lobes est divisé dans sa longueur en trois parties dont la première, séparée de la deuxième par une fente appelée scissure de Sylvius (H), porte le nom de lobe antérieur (I), la seconde s'appelle lobe

moyen (J), et la troisième lobe postérieur (L).
Elle est séparée de la seconde par une ligne
droite fictive (K) qui longe le bord antérieur
du cervelet.

Le *cerveau* est sillonné par un grand nombre d'anfractuosités dont la profondeur varie,
qui augmentent de beaucoup sa surface, plus
le nombre de ces anfractuosités est grand, et
plus est grande l'activité du cerveau (1).

Le *cervelet* (B) est un organe analogue au
cerveau, mais beaucoup plus petit, dont les
anfractuosités sont beaucoup moins profondes
et les circonvolutions moins étendues, il occupe la longueur du lobe postérieur du cerveau
sous lequel il est placé.

Le *pont de varole* ou mésocéphale (C), placé
sous le cerveau à l'union de ses deux tiers
antérieurs avec son tiers postérieur, joint en-

---

(1) Témoins le cerveau de M. Cuvier et de plusieurs autres
célébrités contemporaines.

semble les deux lobes du cerveau, ceux du cervelet et, de plus, ces deux organes entr'eux ; son étendue est d'environ un sixième de la longueur du cerveau.

La *moëlle allongée* (D) part de la partie postérieure du pont de varole ; elle a primitivement une forme cannelée qu'elle perd en entrant dans le canal vertébral.

C'est de la partie inférieure de l'encéphale que partent tous les nerfs destinés à transmettre au cerveau les impressions reçues par les sens.

Enveloppes de l'Encéphale.

Elles sont au nombre de quatre, savoir (de dedans en dehors) :

1°. La Pie-mère ou membrane vasculaire ; 2°. L'Arachnoïde ou membrane séreuse; 3°. La Dure-mère ou membrane fibreuse ; 4°. Le Crâne ou enveloppe osseuse.

La *pie-mère* est une membrane extrêmement

fine, composée presqu'entièrement de vais-
seaux très-déliés, qui couvre immédiatement
le cerveau et s'enfonce dans toutes ses anfractuosités.

L'*arachnoïde*, plus épaisse, suit partout la
pie-mère (elle lui est parfois intimement unie),
excepté dans les anfractuosités du cerveau, au-
dessus desquelles elle passe sans s'y enfoncer.

La *dure-mère* est une membrane très-épaisse
et difficile à rompre; elle suit toutes les impressions de la surface interne du crâne auquel elle adhère assez fortement et se replie
deux fois, la première pour former la grande
faulx du cerveau qui entre dans la scissure
interlobaire, et une seconde fois pour former
la tente du cervelet qui sépare cet organe du
cerveau.

Toutes ces membranes pénètrent dans le
canal vertébral et accompagnent la moëlle épinière dans toute sa longueur.

La plus importante des enveloppes du cerveau est sans contredit le *crâne*, puisque c'est

lui qui reproduit au dehors le plus ou moins grand développement des organes cérébraux ; en conséquence nous le décrirons avec plus de soin.

Du Crâne (PLANCHE IIe).

Le *crâne*, enveloppe osseuse du cerveau, a une forme ovoïde et se compose de deux parties principales, la première est le crâne proprement dit ; la seconde est la face.

Si la connaissance du crâne est indispensable à l'étude de la Phrénologie, celle de la face ne l'est pas moins à la Physiognomonie ; examinons donc avec attention les os qui composent ces deux parties et leur position respective.

Vingt-deux os composent la tête, sept forment le crâne, quinze composent la face.

La partie supérieure du crâne s'appelle voûte, vertex ou bregma ; l'antérieure, front ou sinciput ; la postérieure, occiput ; les deux parties latérales, tempes ; et l'inférieure, bâse du crâne.

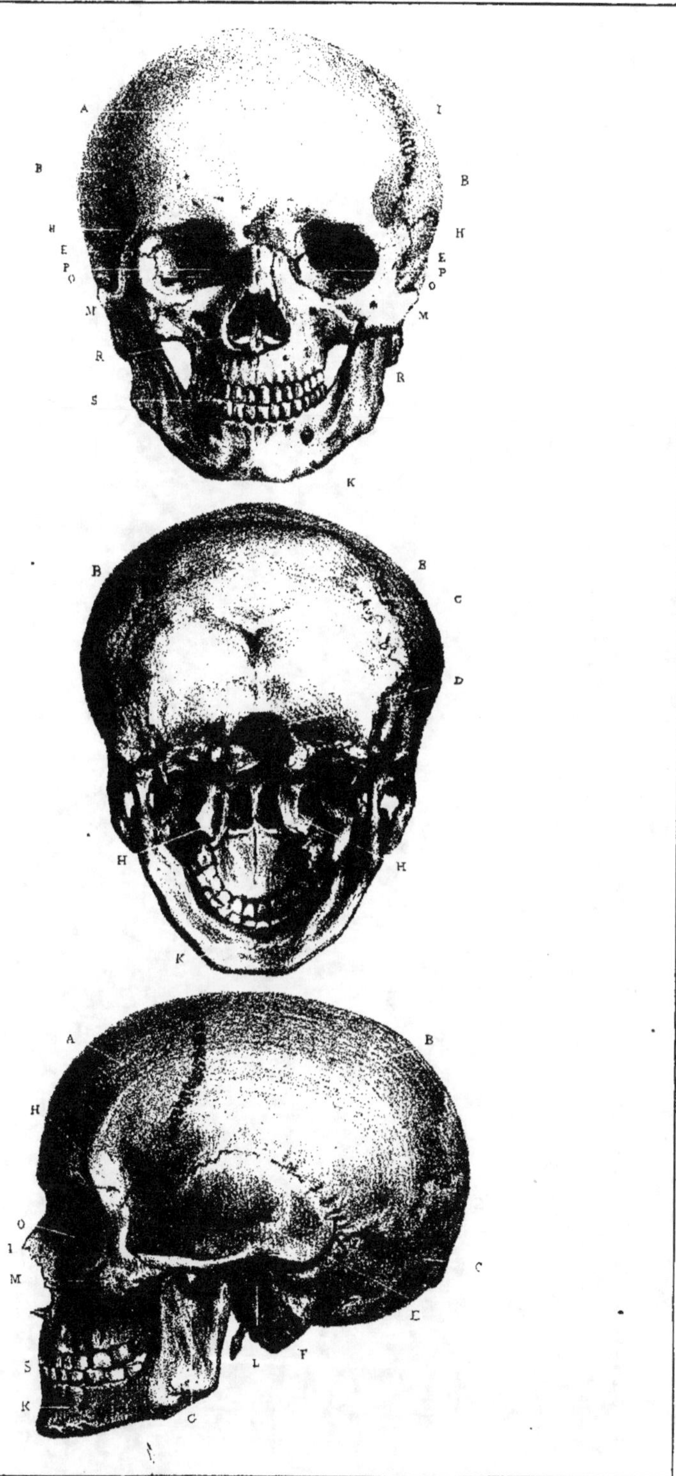

The Crane.

Les sept os qui forment le crâne, sont :

Le frontal ou coronal, les deux pariétaux, l'occipital, les deux temporaux et le sphénoïde.

Le *frontal* (A), os quadrilatère, dont la moitié inférieure appartient à la face, est situé à la partie antérieure du crâne, et constitue le front. Il est toujours formé de deux pièces latérales, chez les enfans, et cette suture, qu'on appelle coronale et qui s'efface habituellement avec l'âge, existe encore quelquefois chez les adultes. Remarquons aussi qu'à la partie inférieure et antérieure de cet os se trouvent, dans son épaisseur, des cavités qu'on nomme sinus frontaux, et dont la grandeur peut influer sur l'extension de la table externe de cet os et faire ainsi croire à un développement du lobe antérieur qui n'existe pas pour cela (1).

Les *pariétaux* (B) sont quadrilatères et placés de chaque côté du crâne dont ils forment

____

(1) Nous ne parlerons des rapports de chaque os, qu'autant que ceux avec lesquels il s'articulent seront déjà connus.

les parois latérales et supérieures; ils s'articulent supérieurement entr'eux au moyen de la suture sagittale , et antérieurement avec le frontal.

L'*occipital* (C) , os triangulaire placé à la partie postérieure et inférieure du crâne, s'articule supérieurement et antérieurement avec les deux pariétaux.

Il est percé, à sa partie inférieure, d'un trou qu'on appelle trou *occipital* (D) , et qui donne passage à la moëlle épinière. Le cervelet repose entièrement sur cet os.

Les *temporaux* (E) placés à la partie latérale et inférieure du crâne, très-irréguliers dans leur forme, offrent, sur leur face interne, une élévation appelée le rocher , qui marque la séparation du lobe moyen avec le lobe postérieur, ils s'articulent postérieurement et inférieurement avec l'occipital , et supérieurement avec les pariétaux , à la partie postérieure et inférieure de ces os. Derrière le trou auditif externe (L) sont placées les Apophyses mastoïdes (F) dont la grosseur peut quelquefois faire croire à un développement cérébral qui n'existe pas réellement. Du milieu de ces os partent les parties postérieures des Arcades zygomatiques (G) pour joindre les parties antérieures qui appartiennent aux os de la face.

Le *sphénoïde* (H), ainsi appelé du mot grec σφὴν, coin, parce qu'il se trouve enclavé dans les os de la tête comme un coin dans une pièce de bois, est placé à la partie inférieure de la tête, et ses deux côtés en forme d'ailes et, pour ce, appelées ailes du sphénoïde, remontent jusqu'à la moitié inférieure du crâne. Le sphénoïde s'articule postérieurement avec l'occipital et les temporaux, supérieurement avec le frontal.

Arrivons à la face.

La *face*, avons-nous dit, est composée de quinze os, savoir :

Les os propres du nez, les unguis, les maxillaires supérieurs, les os malaires ou de la pommette, l'ethmoïde, le vomer, le maxillaire inférieur, les cornets inférieurs du nez et les palatins. En voilà bien long, n'est-ce pas?

Tranquillisez-vous, lecteur, cinq de ces os ne peuvent en aucune façon influer sur l'impression de la physionomie, nous n'en parlerons pas.

Les os propres du nez sont au nombre de deux, ils forment la partie antérieure et supérieure de la cavité nazale (R), s'articulent avec le frontal et occupent le milieu de l'espace inter-orbitaire.

Les maxillaires supérieurs (S), placés à la partie antérieure de la face, ont une forme irrégulièrement triangulaire, leur angle supérieur s'articule supérieurement avec le frontal, antérieurement avec les os propres du nez. Ils s'écartent plus bas pour former les parois latérales de la cavité nazale et se réunissent à leur partie inférieure, pour former l'arcade alvéolaire de la mâchoire supérieure.

Le *maxillaire inférieur* (K), composé de deux parties chez les enfans, n'en forme plus qu'une dans les adultes. Isolé de tous les autres, cet os s'articule seulement avec les temporaux, au-devant du trou auditif, par le moyen de ligamens ; il est situé à la partie inférieure de la face et forme le menton et l'arcade alvéolaire inférieure.

Les *os de la pommette* (M) quadrilatères, sont placés de chaque côté de la face, et, comme leur nom l'indique, forment la pommette des joues.

Supérieurement ils s'articulent avec le frontal, postérieurement avec le sphénoïde et aussi avec les temporaux, par le moyen de l'arcade zygomatique (G), dont ils forment la partie antérieure, et inférieurement avec les maxillaires supérieurs.

Les *unguis*, dont le nom indique la forme (ongles), placés dans la paroi interne de l'orbite et articulés supérieurement avec le frontal, antérieurement et inférieurement avec les maxillaires supérieurs, sont creusés d'une petite gouttière qu'on appelle canal nazal (O).

L'*ethmoïde* (P) de forme cubique, est situé à la partie supérieure de la face, derrière les os propres du nez, les maxillaires supérieurs et les unguis, avec lesquels il s'articule antérieurement, supérieurement avec le frontal, et postérieurement avec le sphénoïde ; sa partie inférieure est libre dans la cavité nazale.

Les *dents* étant tout-à-fait étrangères au sujet que nous allons traiter dans le cours de ces esquisses, nous n'en parlerons pas.

Les *cavités orbitaires* (Q), destinées à loger les yeux, sont de forme à peu près ronde ; elles sont formées, dans leur moitié supérieure, par le frontal, leur côté interne l'est par les maxillaires supérieurs, les unguis et l'ethmoïde ; leur côté inférieur par les maxillaires supérieurs et les os de la pommette, leur côté externe par les os de la pommette et le sphénoïde.

La *cavité nazale* (R), de forme triangulaire, est formée supérieurement par l'ethmoïde et les os propres du nez, latéralement et inférieurement par les maxillaires supérieurs : elle est séparée verticalement en deux par le voiner.

Enfin la *bouche ou cavité buccale* (S) est

formée à sa partie supérieure par les maxillaires supérieurs et les palatins, et à sa partie inférieure par le maxillaire inférieur.

Tout ceci est long, sans doute, et surtout peu amusant, mais cette description était nécessaire aux personnes qui ne se sont point encore occupées d'anatomie ou, au moins, d'ostéologie. L'intelligence des chapitres suivans dépendait de celui-ci. Mieux vaut encore douze pages scientifiques ennuyeuses à lire, qu'une suite de chapitres qui seraient inintelligibles, faute de ce même chapitre anatomique, dont nous vous demandons très-humblement pardon.

CHAPITRE VIII.

INFLUENCE

DES TEMPÉRAMENS SUR LES PHÉNOMÈNES AFFECTIFS ET INTELLECTUELS.

> « Les anciens considéraient le mélange des élémens
> physiques et la constitution organique comme la cause
> des manifestations spéciales de l'âme. »
>
> SPURZHEIM.

Il faut que le lecteur veuille bien se transporter pour un moment dans un riche et gothique boudoir du faubourg St-Germain, et là, caché derrière d'amples rideaux de lampas, qu'il écoute la conversation suivante entre l'auteur de ces esquisses et l'écrivain à la fois le plus aimé et le plus détesté de notre temps.

— A votre avis dit ce dernier, Mirabeau et Barnave, n'ont été courageux, éloquens, fermes et réservés, que parce qu'ils étaient doués d'un tempérament bilieux ?

— Oui, et conformément à mon système,
je pense encore que les personnes d'un tempérament sanguin comme vous, mon cher Jules, ont pour l'ordinaire, la conception facile,
la mémoire fidèle, l'imagination riche et vive,
qu'elles sont tout à la fois bienveillantes, caus-
tiques et joviales, ennemies nées de la mauvaise chère, de la piquette et du chagrin.

— Voilà à présent que vous faites de moi un
second Grimod de la Reynière.

— Impossible !

— Vraiment?

— Si j'osais, j'ajouterais.... un mot.

— Ne vous gênez pas.

— L'homme sanguin, est ordinairement léger et inconstant....

— Deux jolis défauts de plus à ajouter à ceux
de M. Scribe.

— Pourquoi donc?

—N'a-t-il pas fait dire à Bertram: *le bonheur*

est dans l'inconstance ; mais revenons à l'influence des tempéramens.

— Prenez-y garde, je vais être ennuyeux.

— Serait-ce la première fois?

— Toujours railleur !

— Vous voulez dire sanguin.

— L'un et l'autre ; je poursuis : tous les phrénologistes reconnaissent l'influence des tempéramens et l'influence de la constitution organique du cerveau, sur les modifications des phénomènes affectifs et intellectuels sous le rapport de leur qualité et de leur quantité; mais ils ne font dériver des tempéramens aucune qualité spéciale. Selon eux, le tempérament donne plus ou moins d'activité et de perfection aux facultés dont chacun est doué; vous m'écoutez toujours?

— Continuez.

— On reconnait quatre tempéramens principaux :

Lymphatique, sanguin, bilieux et nerveux.

Le *lymphatique,* s'annonce par une grande pâleur, une peau épaisse, une chair molle, compressible sans élasticité, une figure boursoufflée, des lèvres épaisses et pendantes, une bouche presque toujours entr'ouverte, des cheveux ordinairement blonds et lisses et des yeux bleu-clairs.

Chez les personnes douées d'une telle constitution, toutes les fonctions sont lentes, l'activité cérébrale est également faible.

Le *sanguin,* en général assez gros, a la figure colorée et fleurie, la peau souple et ferme, les membres arrondis, les chairs élastiques, une chaleur douce de la peau, une transpiration facile, des lèvres vermeilles, des yeux bleus, des cheveux châtains parfois, mais rarement noirs comme les vôtres, et les traits de la figure animés; je vous ai précédemment dit les merveilles qu'on pouvait attendre du tempérament sanguin.

Le tempérament *bilieux* a pour signes diagnostiques : un visage sombrement coloré, la peau sèche et serrée, des formes saillantes et dures, la chair ferme, les cheveux et les yeux noirs, un regard magnétique et pénétrant.

Enfin le tempérament *nerveux* a pour signes caractéristiques : un corps maigre peu coloré, pâle même, la peau mince et délicate, point ou peu de cheveux, une grande susceptibilité nerveuse et les traits de la figure mobiles et délicats.

Ces quatre tempéramens sont rarement simples et purs, mais ils sont presque toujours plus ou moins mélangés, j'ai dit.

— Tant mieux, allons dîner.

CHAPITRE IX.

DE LA CLASSIFICATION

DES PHÉNOMÈNES MENTAUX

ET DE L'ÉTUDE DE LA PHRÉNOLOGIE.

> « J'ai fait tous mes efforts pour rendre clairement ma pensée, mais je ne me flatte pas de n'avoir laissé aucune obscurité. »
>
> *(Esquisses de la nature humaine.)*

Le cardinal du Bellay méprisait souverainement quiconque n'avait pas lu Gargantua, Pantagruel, et autres traités de *mocqueries, folâtreries et menteries joyeuses* du révérend curé de Meudon.

Loin d'imiter une intolérance aussi condamnable, nous déclarons n'avoir écrit les chapitres I, III, V et VII de notre section première, et plus particulièrement celui-ci, que pour les personnes qui, n'ayant jamais lu les ouvrages du docteur Gall, voudraient se convaincre sommairement de l'existence, des principes et de l'utilité de la Phrénologie ; pour ceux qui déjà s'en sont occupés, convaincus que nous ne leur apprendrons rien qu'ils ne sachent parfaitement, nous les engageons à sauter à pieds-joints sur notre section première, et à vouloir bien accueillir avec indulgence la seconde partie de ce travail.

Gall a divisé les fonctions cérébrales en espèces, mais il a admis dans chacune de ces fonctions les mêmes modes d'action, et il en a parlé, d'après les situations locales des organes, en commençant de bas en haut.

Selon le docteur Spurzheim, les fonctions qui ont lieu dans l'homme avec connaissance, peuvent être divisées en deux ordres ; on a même reconnu ces deux sortes de facultés dès la plus haute antiquité et on leur a donné différens noms, tels que le *cœur* et la *tête*, les *facultés de l'âme* ou *de l'esprit*, ou *facultés morales* et *intellectuelles*, que nous désignerons dans ces esquisses avec Spurzheim,

sous le nom de *facultés affectives et intellectuelles.*

Chacun de ces deux ordres de facultés
peut être lui-même subdivisé en plusieurs
genres, quelques facultés *affectives* ne donnent
qu'un désir, un penchant, si vous aimez mieux
ce qu'on appelle instinct chez les animaux ;
nous les nommerons penchans.

D'autres facultés affectives ne sont pas bor-
nées au simple *penchant*, elles éprouvent quelque chose de plus : c'est ce quelque chose que
nous appelons *sentimens.*

Le second ordre des facultés renferme celles
de l'entendement ; on peut les subdiviser en
trois genres :

      1°. Sens extérieurs ;

      2°. Facultés perceptives ;

      3°. Facultés réflectives.

Ces dernières agissent sur l'activité de toutes
les autres facultés affectives et intellectuelles.

Chaque genre de facultés affectives et intellectuelles, offre plusieurs espèces, et chaque espèce présente des modifications de quantité et de qualité, même des *idiosyncrasies.*

La nomenclature des facultés mérite encore
une attention particulière, elle doit être conforme à la tendance spéciale de chaque faculté,
sans indiquer une action quelconque. On peut
aussi considérer les désordres de chaque faculté et l'influence de son activité sur les fonctions des autres facultés.

Pour bien se convaincre de la réalité de la
phrénologie, il faut étudier :

1°. La situation de chaque organe spécial ;

2°. La tendance spéciale de chaque faculté ;

3°. Le tempérament de chaque individu.

Ensuite on divise la tête en quatre régions :
occipitale, latérale, sincipitale et frontale; puis
on compare la base de la tête avec la moitié
coronale, et les trois grandes divisions, de l'a-

nimalité, de l'humanité et de l'intelligence ;
en dernier lieu , on remarque le développement proportionné des organes particuliers.

Nous admettons avec notre maître Spurzheim, quatre degrés de développement, en
distinguant les organes qui prédominent,
ceux qui sont grands, ceux qui sont moyens et
ceux qui sont petits.

Les personnes qui voudront bien prendre
ces indications pour guides de leurs premiers
travaux, trouveront, nous n'en doutons pas,
que la phrénologie est une science positive, et
reconnaîtront avec le chapitre V de ces esquisses, qu'elle est non-seulement utile mais indispensable au bien-être de la société.

Nous avons fait tous nos efforts pour bien
rendre notre pensée, avons-nous été toujours lucides? c'est ce dont nous n'osons nous flatter, *all
cover, all lose* (1), dit un vieux physiologiste au-

____

(1) Qui trop embrasse, mal étreint.

glais, et en effet, résumer en quelques feuilles, l'étendue de trois ou quatre gros volumes, était tâche difficile, après avoir fait de notre mieux, nous croyons faire bien encore, en renvoyant le lecteur, aux œuvres de Gall et Spurzheim.

CHAPITRE X.

DE L'ÉTUDE DE LA PHYSIOGNOMONIE.

> ...... *Labor omnia vincit,*
> *improbus.*
>
> HORACE.

Nous avons dit dans notre chapitre VI que la Physiognomonie était entre toutes les sciences qui traitent de l'homme une des plus naturelles et des plus faciles. En effet elle offre peu de difficultés, ses élémens se réduisent à-peu-près à ces deux mots: *observer, comparer.* Si l'on est doué, ce qui n'est pas rare, de ces deux facultés, on est apte à lire le langage de la nature.

Pourquoi l'étude de la physiognomonie offrirait-elle plus de difficultés que les autres connaissances? Les modèles abondent et ne coûtent même pas un remercîment. Si les caractères se nuancent à l'infini , nous avons souvent l'avantage inappréciable de les connaître sans l'aide de la science physiognomonique ; ainsi , nous savons que M. Laffitte est généreux , que M. Gustave Drouineau pousse à l'extrême les idées religieuses ; nous savons aussi , que leurs visages varient autant que leurs caractères ; déterminer , décrire ou dessiner les différences de leurs physionomies ne nous semble pas plus difficile que d'établir les différences qui existent entre les caractères que nous leur connaissons.

Nous sommes toujours en position d'étudier nos semblables , à chaque instant du jour leurs intérêts se confondent où se croisent avec les nôtres ; l'hypocrite a beau grimacer pour nous tromper , si nous nous laissons sagement guider par l'instinct subtil de la Physiognomonie, instinct inné en nous, nous découvrons bientôt et sans efforts sa fourberie.

Est-il une science qu'on ne puisse posséder avec le temps et une application soutenue ?

Nous le répétons, pour connaître l'âme de l'homme par les traits de son visage, il ne faut que peu de chose; il s'agit seulement, d'un côté, d'être convaincu du besoin de connaître les hommes, et de l'autre, de croire que ce besoin peut être satisfait par l'observation : plein de cette double conviction, on applanira toutes ces difficultés qui, pareilles aux bâtons flottans de la fable, semblent d'abord insurmontables.

La marche que nous avons suivie pour arriver à une connaissance satisfaisante du système de Lavater a été lente et progressive, nous y sommes parvenus d'échelon en échelon, passant du connu à l'inconnu ; en un mot, nous avons analysé la Physiognomonie ; persuadés que nous étions que *l'analyse est la clef de toutes les sciences.*

Ici finit la première et la plus aride partie de nos esquisses ; la tâche était rude pour un coup d'essai. Fatigués par l'ingratitude de ce travail élémentaire, nous eussions de bon cœur renoncé à être *imprimé vif;* mais notre éditeur, homme d'esprit et de cœur, nous a fait honte de notre pusillanimité, nous rappelant cet axiôme de classique mémoire :

Labor omnia vincit, improbus !

SECTION DEUXIÈME.

SPÉCIALITÉS

MENTALES.

APPLICATION DES PRINCIPES

PHRÉNOLOGIQUES

ET PHYSIOGNOMONIQUES.

—

ORDRE Iᵉʳ.

FACULTÉS AFFECTIVES.

—

Ces facultés agissent du dedans et elles ne sont nullement acquises par les impressions extérieures. Elles doivent être senties pour être comprises, mais elles ne s'apprennent pas. En général elles sont le grand mobile de nos actions; mais elles ne connaissent pas les objets qui peuvent les satisfaire, et elles agissent sans jugement.

GENRE Ier.

PENCHANS.

Il y en a de plusieurs espèces. Toutes ces facultés sont communes aux animaux et à l'homme; elles produisent des désirs, ce qu'on nomme instinct chez les animaux.

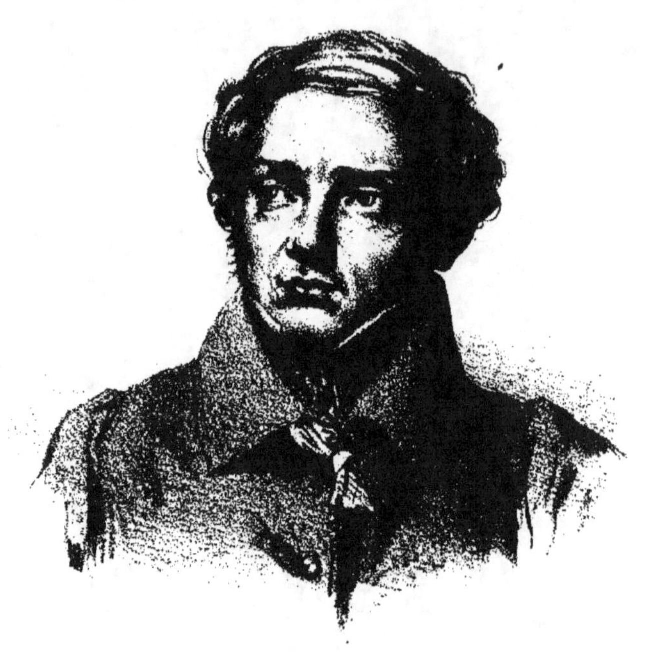

Léopold Robert

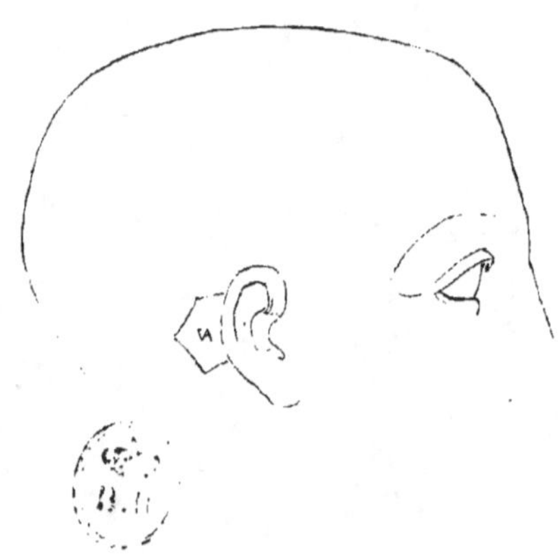

Amour de la vie

A.V.

AMOUR DE LA VIE.

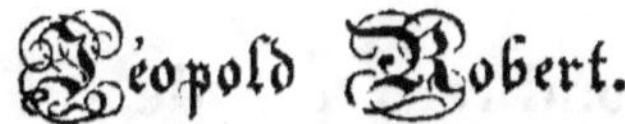

Ami, ce rien est tout !

LAMARTINE.

Le docteur Spurzheim a proposé, le 27 mai 1832, à la société Anthropologique de Paris, la reconnaissance d'un nouvel organe, correspondant à une faculté fondamentale présumée, qui, dans l'ordre génésiaque, serait la première de toutes les facultés, celle de l'amour de la vie.

Cet organe a été reconnu et adopté par M. le professeur Dumoutier; il est situé à la bâse du

cerveau, au-dessus du cervelet; l'amour de la
vie se lie avec l'*Alimentivité,* la *Destructivité,*
la *Combativité,* la *Philogéniture,* l'*Amativité,*
enfin avec cette circonvolution qui, longeant le
bord interne et inférieur des hémisphères cérébraux, et aboutissant à l'*Alimentivité,* semble
faire communiquer entre eux tous les organes,
en favorisant l'unité de leurs fonctions.

De trop nombreux cas de suicide hérédi-
taire (1) et des exemples d'un attachement ex-

----

(1) Jamais, peut-être, cette funeste monomanie ne fut plus
caractérisée que dans la famille Lebas. Madame veuve Leba
avait deux fils : l'aîné, Edouard Lebas, s'était brûlé la cervelle
dans le courant de 1832; il ne lui restait plus qu'un fils sur lequel les affections de cette malheureuse femme s'étaient toutes
concentrées.

Madame Lebas et son fils vécurent dans la retraite, soutenus
par leur attachement réciproque, pendant près de dix-huit
mois. Mais dans les premiers mois de l'année 1834, Lebas fils
fut atteint d'une maladie cruelle, qui produisit surtout les plus
grands ravages dans les voies de la respiration. L'infortuné ne
put résister au sentiment de ses douleurs, ni au spectacle de
l'affliction profonde que son état causait à sa mère; il résolut
de mettre fin à ses jours, et le 23 mai 1833, il instruisit de son

cessif à la vie, rendent pour le moins probable
l'existence de ce penchant ; mais il faudra pour

---

projet sa mère, alors à Rouen pour quelques jours, par une
lettre conçue en ces termes :

« Ma bonne mère,

« Depuis quelques jours je ne t'ai pas épargné le récit de mes
souffrances physiques et morales. C'était pour te préparer au
dénoûment inévitable d'une aussi affreuse situation : je meurs en
te demandant pardon des chagrins que j'ai pu te causer, en te
regrettant au-delà de toute expression, et en te priant d'être bien
persuadée que si je ne savais pas combien je puis te devenir à
charge de plus en plus, je n'aurais jamais pu me résoudre à te
causer une telle douleur.

« Et cependant comment vivre dans l'état où je suis ! Ne prenant de repos ni jour ni nuit, incapable de rassembler deux
idées, chaque minute sont des heures, et chaque journée sont
des siècles de souffrances pour moi.

« Adieu pour la vie ! Puissions-nous nous trouver réunis dans
un monde plus heureux ! Je t'embrasse mille fois avant de mourir ; car c'est toi seule que je regrette au monde ; je frémis à
l'idée de t'abandonner! Aussi mon dernier soupir sera-t-il pour
toi, ma bonne, mon excellente mère.

« Ton malheureux fils,

LEBAS. »

Frappée de terreur à la lecture de cette lettre, madame Lebas

arriver à la certitude , multiplier encore les observations en distinguant avec soin ce qui peut tenir à cette faculté présumée , de ce qui est le résultat des circonstances ou de l'aberration d'autres facultés (1).

---

revint à la hâte à Paris, et, s'il était trop tard pour faire abandonner à son fils sa funeste résolution, la pauvre mère eut le triste bonheur de venir encore à temps pour mourir avec lui. En effet, à dater de ce moment, leur porte resta fermée, et le silence de lugubre présage qui régna dans l'appartement, éveilla aussitôt les soupçons des voisins. On enfonça la porte et on aperçut, couchés sur deux lits qui étaient placés l'un près de l'autre, la mère et le fils ! . . . .

Auprès de ce dernier se trouvait un réchaud dont tout le charbon était consumé. Tous deux avaient cessé de vivre depuis long-temps.

(1) On nous écrit de Châlons-sur-Marne : notre ville vient d'offrir de nouveau le déplorable spectacle d'un suicide Un apprenti de 14 ans s'ennuyait de ne plus voir ses parens et répétait souvent qu'il se détruirait, mais on ne faisait pas grande attention à ses paroles. Le 24 février, son maître l'envoie au grenier, à huit heures du matin. *Bon*, dit-il , *je me pendrai;* et en effet il se pendit. Le hasard voulut que la fille de la maison montât au grenier avant qu'il n'eût rendu le dernier soupir ; on coupe la corde, on le frictionne, on le saigne au pied, on le rappelle à la vie, et la première parole qu'il prononça fut : *Il fallait me laisser mourir.*

Pour suivre fidélement la route que nous
nous sommes tracée, il faut que nous vous
parlions de la *mort;* mais comment définir cet
instant redoutable où l'homme cessant d'exister en apparence, va s'unir à la poussière que
nous foulons aux pieds ? Le courage nous
manque au moment de vous expliquer la
prompte et terrible métamorphose qui se fait
en nous quand la vie n'est plus qu'un souffle
qui s'en va. Quand le corps n'est plus qu'un
cadavre. Hélas ! nous pouvons aujourd'hui
traiter savamment de la mort et de ses symp-

On se demande quelle est la cause qui occasionne un si grand
nombre d'aliénations mentales et de suicides à Châlons. Vers
1833, outre trois hommes et trois femmes en démence, cinq
femmes se sont précipitées des fenêtres, dont trois sont mortes
sur place; une sixième s'est noyée dans le canal, et deux autres dans leurs puits; une neuvième s'est donné la mort de la
même manière. Enfin, un jeune homme s'est enfoncé un morceau
de verre jusque dans le cœur. Depuis ce temps d'autres suicides
ont eu lieu : un jeune homme s'est pendu ; un juif, un vétéran
et une autre personne ont suivi le même exemple. Mais l'aliéné le
plus terrible, c'est celui qui, avant de s'ouvrir les quatre veines,
a tenté d'assassiner son maître et sa maîtresse, qu'il servait depuis long-temps.

Gazette des Tribunaux.

tômes, puisque nous écrivons ces tristes lignes sous les yeux de notre aïeul agonisant. Depuis long-temps ses facultés intellectuelles se décomposent une à une, déjà sa raison l'abandonne ; non seulement il perd la puissance d'associer des jugemens, mais encore celle de comparer, d'assembler, de combiner ensemble plusieurs idées, pour prononcer sur leurs rapports. Dans son délire le malheureux vieillard nous appelle, il nous donne les noms les plus tendres, il nous parle d'avenir, et demain une tombe s'ouvrira pour lui !

Tel est l'ordre dans lequel les facultés intellectuelles se décomposent ; le raisonnement et le jugement meurent en premier, puis c'est la faculté d'associer des idées qui se trouve frappée de la destruction successive, bientôt la mémoire s'éteint, et le malade qui, dans son délire, reconnaissait encore sa femme et ses enfans, finit par les méconnaître. Il cesse enfin de sentir ; mais les sens s'éteignent dans un ordre successif et déterminé, le goût et l'odorat d'abord, puis les yeux qui se couvrent d'un nuage et prennent une expression vitreuse horrible à voir : rarement l'oreille est encore sensible aux sons et au bruit, mais le mourant ne flaire, ne goûte, ne voit et n'entend plus, qu'il lui reste encore la sensation du toucher, *tactus enim , tactus !* Il s'agite dans son lit, étend les bras au dehors comme pour conjurer la mort, mais c'est plutôt par instinct que par crainte, car elle ne peut lui en inspirer puisqu'il n'a plus d'idées; l'homme finissant presque toujours sa carrière comme il l'a commencée, sans en avoir la conscience.

On accuse la Phrénologie de conduire au matérialisme, accusation banale et mensongère. Le Phrénologiste remonte facilement de la créature au créateur, le Phrénologiste ne craint pas la mort quelque hideuse qu'elle soit, parce qu'il pense que si le limon qui compose notre corps appartient et retourne à la terre, notre âme appartient et retourne à Dieu.

Cependant, tout en attendant la mort en paix et avec le calme qui convient à un homme, le Phrénologiste est bien loin de partager l'opinion de ceux de nos contemporains qui prêchent, comme certain mélodrame du théâtre Français, le mépris de la vie. A notre sens, dédaigner la vie et ses douceurs, parfois mêlées d'épines, c'est une faute; s'en débarrasser, est une lâcheté et un crime (1).

---

(1) Ceux qui se tuent, nous l'apprenons chaque jour, ce sont les faibles d'esprit, ce sont les âmes sans énergie, ce sont les vanités impitoyables ; quelquefois même ce sont les plus heureux , les plus honorés, les plus aimés. Le suicide, cet affreux abîme qu'il ne faut pas regarder de trop près, de peur d'y tomber; espèce de gouffre sans garde-fous, où se précipitent pêle-mêle les passions sans espérances et les passions trop satisfaites, le vieillard qui n'attend plus rien et le jeune homme qui ne sait pas attendre; folie qu'on ne peut définir et qu'on ne pourrait guérir que par la honte ou par l'opprobre. Mais le moyen de jeter l'opprobre sur la tombe d'un mort ! Le moyen de vouer au ridicule ce malheureux qui a porté sur lui-même des mains violentes et criminelles! A cet affreux spectacle, la société entière se voile la face, et elle reste sans parole et sans courroux. On ne songe pas alors que si le suicide affranchit le mort de tout devoir envers lui-même, il ne l'affranchit pas de ses devoirs envers ceux qui lui survivent. Le suicide est bien plus qu'un crime, c'est un mauvais exemple d'autant plus dangereux que, vu d'un certain côté, il ressemble à un acte de courage. Calme frénésie que chacun se met à expliquer et à excuser à sa manière, celui-ci par un chagrin d'amour, celui-là par un chagrin d'ambition, cet autre enfin par un peu d'eau qu'on a trouvée dans le crâne du malade. En même-temps les

Il est cependant des circonstances où l'ab-
négation de soi-même peut être utile à sa

---

regrets et les vers pleuvent sur la tombe de ces pauvres fous dont
le suicide entraîne tant de suicides. On raconte leurs vertus , on
raconte leur courage, on fait des drames en leur honneur, et
quels drames ! On violente à ce sujet la société qui les a laissés
mourir ; comme si la société y pouvait quelque chose ! Chacun
déclame à son aise , celui-ci sur le malaise social, celui-là sur
l'absence des croyances religieuses; chaque opinion jette à l'autre
opinion le suicide comme un crime qu'on lui reproche. Celui-ci
dit au cadavre : — Tu es mort parce que tu étais un fanatique !
— Celui-là dit au cadavre : — Tu es mort parce que tu ne croyais
pas ! Chaque opinion déclare hautement qu'elle est innocente du
sang de cet homme et qu'elle se lave les mains de cette mort. Ce
que voient les têtes faibles qui n'ont pas d'idées arrêtées , les
poëtes manqués qui ne savent où trouver leur poésie , les politiques sans croyances qui crient en vain *da punctum* , *et terrum
movebo* , un point d'appui et je soulève le monde ! Les enfans
qui trouvent que cela est beau de se battre en duel avec soi-
même , les malades qui souffrent , les malades qui rêvent , ceux
qui ne pensent pas assez et ceux qui pensent trop , et tous ceux
qui n'ont pas d'autre état dans le monde que d'être malheureux,
tous ceux-là , voyant l'intérêt qui s'attache au suicide , et que
tout suicide devient aussitôt un champ de bataille où les opinions
descendent pour se disputer à qui pleurera à qui ne pleurera pas le
mort ; tous ceux-là qui ne font rien et qui ne sont rien, tous
ceux-là qui ne peuvent avoir ni une passion, ni un travail, ni une
vertu, ni même un vice ; tous ceux-là qui veulent à tout prix se

patrie , c'est alors qu'il faut mourir ; alors
seulement la mort est un devoir, alors il est

---

faire quelque chose, ils font quelque chose par le suicide, quelque chose qui dure une heure et que l'oubli emporte.

La société se manque à elle-même toutes les fois que par une
pitié mal entendue , elle encourage le suicide. La société ne
doit au suicide qu'un extrait mortuaire au bas de quelques colonnes obscures de ses registres. De quel droit parlez-vous de
celui qui est sorti de la vie sans congé , plus long-temps et avec
plus de complaisance , que de celui qui est mort à la tâche! Voila
deux enfans qui se tuent par le charbon , et leurs vers que vous
trouviez mauvais la veille , vous les imprimez le lendemain avec
éloge ! Voilà un jeune homme qui se jette à l'eau aujourd'hui ,
et le lendemain vous dites : *C'était un poëte !* C'est-à-dire vous en
faites le plus grand éloge qu'on pût en faire ! En voici un autre
qui était un homme jeune et sensé , il aimait les lettres pour lui-
même , et comme il faut aimer les lettres. Il ne pensait ni à la
gloire , ni à la renommée , c'est-à-dire qu'il était aussi heureux
qu'on peut l'être en ce monde. Eh bien ! la folie le prend , il
quitte Paris , il dit adieu à ses amis , à sa mère , il va se tuer
dans un silence inconnu et dans les ruines d'un vieux château ;
et celui-là encore la publicité le prend tout entier , et elle raconte avec les plus minutieux détails , toute cette mort digne de
Werther ! Imprudens , ne voyez-vous pas que l'oubli seul , mais
l'oubli sans publicité et sans retentissement , peut arrêter les
autres folies qui vont venir ! car c'est là une folie contagieuse
comme les autres. Enfin , enfin , car l'autre jour encore , à l'in-

beau de la braver, s'y soustraire serait le
comble de l'infamie. Si l'homme sage doit

---

stant même où tout Paris s'inquiétait d'un tableau de Léopold
Robert, ce grand peintre de trente-cinq ans, voilà qu'on nous
apprend que Léopold Robert est mort, et qu'il s'est tué de ses
propres mains; et au milieu de la pitié générale, pas un cri d'in-
dignation ne s'est élevé.

Et cependant pourquoi celui-là s'est-il jeté dans le suicide! De
quel droit a-t-il voulu mourir! Qui donc le lui a permis ? Et direz-
vous encore que c'est la faute de la société ? Qu'a-t-elle refusé, je
vous prie, la société, à Léopold Robert ? Elle a tout fait pour
lui : elle l'a applaudi avec transport, elle lui a donné un grand
nom ; encore un peu de temps, elle allait lui donner une grande
fortune et le charger d'honneurs. Vous faites de grandes préfaces
sur l'état des poëtes dans la société moderne, et vous vous
évertuez à démontrer que l'homme de talent est aujourd'hui le
plus malheureux des êtres créés ! Paradoxe ! Quel est le grand
poëte qui ne soit pas à sa place aujourd'hui ? Quel est le grand
peintre qui ne soit pas à sa place? Qu'a-t-il manqué à Léopold
Robert ? Il y a aujourd'hui des peuples entiers qui n'ont pas de
patrie et qui vivent; mais lui, il avait trois patries : la Suisse qui
lui donna le jour, la France qui l'adopta et qui l'éleva de son
argent et de ses conseils ; enfin la grande patrie italienne qui
l'entoura de ses lumineuses clartés qui lui prêta son grand soleil
et les nobles modèles de sa nature morte et de sa nature animée.
Que manquait-il à Léopold Robert pour aimer la vie ? il avait
trois patries, il avait une mère, il avait un frère, il avait la

savoir vivre, l'homme sage aussi doit savoir
mourir.

---

gloire, il avait la fortune, il avait la jeunesse, il avait le présent,
il avait l'avenir ; bien p'us , il avait une grande passion dans le
cœur, il aimait l'Italie. L'Italie, voilà sa passion, voilà son rêve ,
voilà son idéal.

Les tableaux de Léopold Robert sont comme les chants divers
d'un grand poëme à la louange de la beauté italienne. Dans les
Moissonneurs, il a célébré la beauté romaine, grande et forte
beauté brunie au soleil ; dans l'*Improvisateur napolitain*, Léopold Robert a célébré la beauté napolitaine, déjà plus blanche
et plus délicate ; enfin son dernier tableau, les *Pêcheurs*, est
consacré à la louange de la beauté vénitienne, maladive beauté
que voile la vapeur des lagunes. C'est la dernière œuvre de Robert.
Il a jeté là, non pas sa dernière pensée, mais ce qu'il a voulu être
sa dernière pensée. Que cette toile est triste ! Le désespoir y est
partout. La figure principale, c'est une jeune mère qui tient un
enfant dans ses bras et qui regarde le ciel ; deux autres enfans
dans la foule et sur le devant du tableau une vieille femme dé-
solée. Regardez bien la tête de cette vieille femme : c'est la tête,
c'est le désespoir de Léopold Robert ! Il s'est jeté là comme son
dernier adieu à ce monde qu'il voulait quitter. Après quoi il s'est
tué, l'ingrat qu'il est, sans penser à sa famille et à la France , et
à la gloire ici-bas, et à Dieu là-haut ! Mais le suicide n'a pitié de
personne : il est froid, il est inflexible, il est impitoyable, il est
sans cœur. Goëthe lui-même, voulant idéaliser le suicide, a fait
de son héros un homme sans entrailles, un homme de vanité et

Bernardin de Saint-Pierre , vers les derniers temps de sa vie, disait que toutes les terreurs que la mort nous inspire viennent de ce

rien de plus ; et, pour nous servir d'un exemple récent, savez-
vous un être plus odieux que le *Chatterton* du Théâtre-Français ?

Voilà ce qu'il fallait dire à-propos de ce déplorable suicide ! Il
fallait dire : Venez voir le tableau d'un fou qui s'est tué après
avoir fait presqu'un chef-d'œuvre. Il fallait dire : Venez, et
quand vous aurez admiré les belles parties de cet ouvrage, remarquez aussi ce qui lui manque, et soyez bien persuadés, jeunes
gens, que l'homme qui se tue n'est jamais un être complet ;
l'homme qui se tue n'est pas l'homme qui fait un chef-d'œuvre ;
l'homme qui se tue avait encore quelque chose à produire avant
de mourir, quelque chose de plus parfait qu'il ne produira pas,
première punition de son suicide ; l'homme qui se tue, tue à la
fois son corps et son esprit, et son âme et sa pensée, il se tue
tout d'un coup et tout entier. Que si vous demandez comment il
faut s'y prendre quand on veut mourir, il n'y a qu'un moyen qui
soit permis. Il faut avoir le dernier mot de son génie. Il faut jeter
en dehors tout ce qu'on a dans son âme, il faut accomplir toute
son œuvre, il faut accomplir toute sa tâche ; il faut faire comme
Raphaël : il devait mourir à trente-huit ans, à l'âge de Léopold
Robert, et à trente-huit ans Raphaël a fait sa *Transfiguration* ;
Léopold Robert avait peut-être encore quarante ans à vivre et il
n'a produit que les *Moissonneurs* et les *Pêcheurs de l'Adriatique !*

J. JANIN.

que sa pensée n'entre pas assez familièrement dans notre éducation. On en parle toujours comme d'une chose extraordinaire, comme d'un malheur, on s'en étonne souvent, en sorte qu'il semble que la mort n'est qu'un accident, bien qu'elle soit partout et que tout nous la rappelle.

> C'est l'ombre pâle d'un père
> Qui mourut en nous nommant;
> C'est une sœur, c'est un frère,
> Qui nous devance un moment;
> Sous notre heureuse demeure
> Avec celui qui les pleure
> Hélas! ils dormaient hier!
> Et notre cœur doute encore
> Que le ver déjà dévore
> Cette chair de notre chair (1)!

Nous avons cité Bernardin de Saint-Pierre, qu'on nous permette de retracer ici ses derniers instants; la dernière fois qu'il se fit porter dans son jardin, il remarqua un joli rosier

-----

(1) Lamartine, Poésies.

du Bengale tout chamarré de fleurs , mais
dont une partie des feuilles étaient jaunies par
l'approche de l'automne. Il le regarda attentivement et le montrant à sa femme il lui dit :
« Demain les feuilles jaunes n'y seront plus. »
Et comme il vit que ces paroles lui faisaient
répandre un torrent de larmes , il ajouta doucement: « Pourquoi te livrer à d'inutiles regrets? Ce qui t'aime en moi vivra toujours ;
souviens-toi des diverses périodes de notre vie,
et tu verras qu'il doit encore me revenir quelque chose. N'ai-je pas été petit enfant entre les
bras de ma nourrice? N'ai-je pas ensuite bal-
bùtié des mots et répondu , par mes caresses ,
aux caressses de mes parens? Jeune, j'ai par-
couru le monde avec des plans de République,
j'étais alors plein d'ambition et malheureux,
ensuite ma raison s'est éclairée , elle s'est rap-
prochée de la nature et de Dieu , et voilà que
mon âme est prête à se joindre à lui; tu le vois,
la fin d'une période a toujours été le commen-
cement d'une autre , comme la fin du jour est
l'annonce d'une nouvelle aurore , ainsi la mort
est suivie d'une existence immortelle. »

Quelques heures avant d'exhaler son dernier soupir, sortant d'une longue faiblesse, et
trouvant tous ses proches et ses serviteurs en
pleurs autour de son lit, il leur tendit la main,
sa voix n'était plus qu'un souffle, à peine put-il
leur dire : « Ce n'est qu'une séparation de quelques jours, ne me la rendez pas si douloureuse !
Je sens que je quitte la terre et non la vie ; »
et comme s'il eût cédé à la plus tendre conviction, il ajouta : « *Que ferait une âme isolée
dans le ciel même?* » Ces mots touchants
furent presque les derniers qu'il prononça, peu
d'heures après Bernardin de St.-Pierre n'était
plus.

Pourquoi le grand peintre des Moissonneurs
a-t-il hâté sa mort ?

Nous laissons aux Phrénologistes et aux
Physiognomonistes le soin de répondre à cette
grave question, puisque le monde semble ignorer les motifs qui ont poussé ce jeune homme
de génie à commettre un crime; c'est à la Phrénologie, qui juge ordinairement en dernier
ressort, à expliquer ces faciles excès.

La Physiognomonie de Léopold Robert est aisée à établir, nous ne disons pas qu'il est impossible de trouver un second homme qui ait de tels yeux, un front, un nez, un menton et une bouche aussi expressifs; mais ce que nous croyons, c'est que l'homme doué de cet ensemble n'est dépourvu ni d'un franc talent, ni d'un grand génie! S'il en était autrement, et nous ne craignons pas de le dire, nous renoncerions pour jamais à la science des physionomies. Hélas! pourquoi Dieu a-t-il allié si peu d'espérance, si peu d'amour de la vie à tant de talent et de génie?

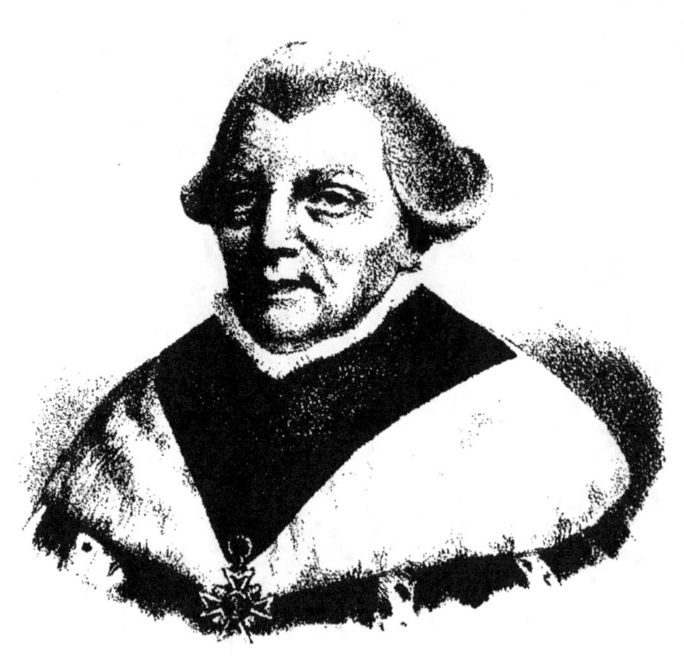

Henrion de Pensey

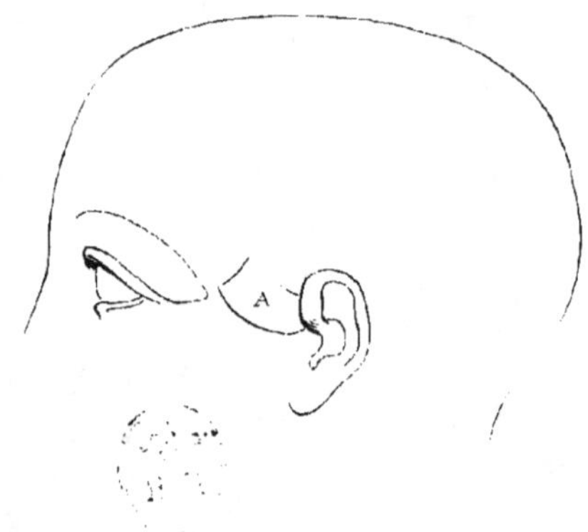

Alimentivité

A.

ALIMENTIVITÉ.

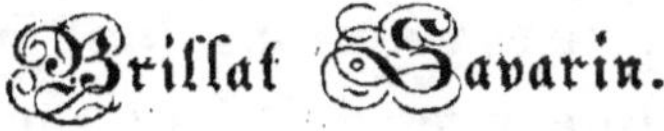

> « Ce sont surtout les gens d'esprit qui tiennent
> la gourmandise à honneur, les autres ne sont pas
> capables d'une opération qui consiste dans une
> suite d'appréciations et de jugemens. »
>
> (*Variétés gastronomiques.*)

Cet organe est situé en avant de l'oreille et au dessus de l'arcade zygomatique. On attribue assez généralement l'appétit aux nerfs de l'estomac, mais il est de toute évidence que les instincts dépendent de l'organisation cérébrale.

M. le professeur Dumoutier nous a démontré que l'instinct de l'Alimentivité , invariablement affecté à la portion antérieure des lobes moyens, est toujours plus large chez les jeunes enfans que chez les adultes, qu'il se développe de très-bonne heure et devient très-prédominant chez les gourmands.

Depuis les *inimitables* , dont parle Plutarque, jusqu'à cette société des *bons diables* que nous avons vus l'an dernier comparaître en police correctionelle pour contravention à la loi contre les associations, il y a eu, de tout temps, de joyeuses réunions dont la table était le centre, et que présidait une tourmente de bouteilles. Cette passion , qui fait les délices des enfans et des vieillards, compte aussi bon nombre de jeunes gens parmi ses adeptes. Voici même une lamentable histoire à ce sujet:

Un jeune homme bien né , mais que l'intempérance a perdu, lassé de vivre à trente-quatre ans , ou plutôt n'en pouvant plus, végétait dans une sorte d'abrutissement, lors qu'il fut, un jour, convoqué à un festin solennel : c'était la nuit , dix heures sonnaient , Charles B..... se traîne au joyeux rendez-vous; la table était déjà dressée : *murida aupellex ,* comme dit Horace, le cristal étincelait, les fleurs étaient fraiches écloses , les femmes ardentes et légérement parées, nous vous laissons à penser la joie des buveurs !

Chacun se met à table et tout va bien jusqu'à onze heures et demie; mais à minuit, au plus fort de sa soif, Charles se trouve mal, il appelle à son aide ses amis les plus chers, vain appel ! L'orgie s'était emparée de toutes les âmes, les plaintes du patient n'excitent que des cris de joie, on se moque de sa douleur; mais le malheureux Charles se sent mourir, il pousse un long cri de rage, des rires stupides lui répondent; alors l'infortuné blasphème et maudit, sa tête s'égare, la fièvre lui donne une énergie factice, il se roule contre ses compagnons hébétés, saisit un couteau et se frappe au cœur. Il fallut du sang pour faire croire à ses dignes amis que le malheureux avait bu trop de vin !

Le surlendemain un char funèbre cheminait vers le cimetière du Montparnasse, une femme âgée le suivait de loin, c'était la mère de Charles B..... ; ses amis de l'orgie ne l'avaient pas accompagné!

Suites déplorables et inévitables de l'intempérance ! Nous n'en dirons pas davantage sur ce vice honteux. Hufland et de Gérando ont traité trop savamment de ses dangers et de ses résultats funestes. D'ailleurs l'ivrognerie est le vice des laquais et non pas la passion des honnêtes gens. Celui qui s'enivre est indigne de boire, celui qui s'indigère ne sait pas manger. L'Intempérance est un vice, la gourmandise est tout au plus un défaut.

La Gourmandise est une préférence raisonnée par le goût, c'est le plus innocent et le plus joli des vices; c'est une aristocratie à part qui a ses philosophes, ses poëtes, ses orateurs, ses fanatiques, ses grands écrivains et ses grands hommes dans tous les genres. La Gourmandise est vieille comme le monde, elle est le plus solide des liens sociaux. La Gourmandise c'est l'égalité à table, c'est la liberté à table, que dis-je? c'est le bonheur à table.

La Gourmandise, considérée au physique, est le résultat et la preuve de l'état sain et parfait des organes destinés à la nutrition. La Gourmandise est une résignation implicite aux ordres du créateur, qui, nous ayant or-

donné de manger pour vivre, nous y convie
par l'appétit, nous soutient par la saveur, et
nous en récompense par le plaisir.

La Gourmandise unit les peuples par l'é-
change réciproque des objets qui servent à la
consommation journalière.

« La Gourmandise est l'âme du commerce,
elle fait voyager d'un pôle à l'autre, les vins,
les eaux-de-vie, les sucres, les épices, les salai-
sons etc.; elle soutient le courage, l'espoir,
l'émulation des pêcheurs, chasseurs, horti-
culteurs et autres *artistes* qui remplissent
journellement les offces les plus somptueuses,
du résultat de leurs travaux et de leurs découvertes ; c'est elle qui fait vivre honorablement
cette multitude industrieuse de cuisiniers,
pâtissiers, rôtisseurs, confiseurs, restaura-
teurs, qui, à leur tour, emploient, pour leurs
besoins journaliers, d'autres ouvriers de toute
espèce. »

Heureuse, aujourd'hui, l'industrie qui a la
gourmandise pour objet ! Elle présente d'autant plus d'avantage qu'elle s'appuie d'un côté

sur les grandes fortunes, de l'autre sur des besoins sans cesse renaissans.

Voici ce qu'un illustre gourmand, qui s'est rendu immortel à force de bonne chère, raconte dans son livre, pour prouver l'utilité politique de son défaut favori :

« Lorsque le traité du mois de novembre 1815 imposa à la France l'obligation de payer à nos amis les alliés plus de sept cents millions, les gens les plus sages craignirent, avec raison, qu'un paiement aussi considérable et qui s'effectuait jour par jour, en numéraire, n'amenàt la gène dans le trésor, la dépréciation de toutes les valeurs fictives et par suite tous les malheurs qui menacent un pays sans argent; l'événement démentit ces terreurs et on eut bientôt la preuve arithmétique qu'il entrait plus d'argent dans Paris qu'il n'en sortait. »

Qui opéra ce miracle? La Gourmandise !

Quand les Germains, les Bretons, les Teutons, les Cimmériens, les Scythes et autres vainqueurs entrèrent dans cette France, qui,

Dieu merci, n'était pas faite pour eux, ils y apportèrent une voracité rare et des estomacs d'une capacité peu commune; leur gourmandise septentrionale ne se contenta pas longtemps de la chère officielle d'une hospitalité forcée. Vainqueurs, ils aspirèrent à des jouissances plus délicates que l'ordinaire des vaincus; bientôt la métropole devint un vaste restaurant où ces barbus se gorgèrent de viandes, de poissons et de pâtisseries, qu'ils arrosaient des meilleurs vins, tout comme si les barbares s'y connaissaient.

Ils restèrent jusqu'au dernier moment sous le charme de *l'Alimentivité,* rendant au commerce, chaque soir, plus d'argent que le trésor public ne leur en avait compté le matin.

Ce fut le bon temps de la cuisine parisienne, les fourneaux faisaient de l'or. Véry, Achard, Beauvilliers, Sullot, qui vous a faits riches? La Gourmandise, à qui vous n'avez pas même élevé le plus simple autel.

La Gourmandise est là à chaque octroi, à

Appelé à lui donner ses soins, Gall fut frappé de la chaleur de la nuque et de sa largeur qui s'écartait de la dimension ordinaire ; c'en fut assez pour lui faire penser qu'il pourrait bien y avoir un organe de *l'amour physique ;* il dirigea, avec la sagacité qui lui était particulière, ses recherches de ce côté là, comparant les têtes des hommes les plus enclins à *l'Amativité* avec celles des personnes chez lesquelles ce penchant était peu actif : il se convainquit, par des observations réitérées, que la nuque était toujours large et saillante chez les hommes d'une complexion amoureuse ; étroite et petite chez ceux qui avaient une disposition inverse ; que le cervelet offre plusieurs degrés d'activité presque toujours en rapport avec son développement, et en effet, peu de personnes demeurent constamment indifférentes à l'amour physique ; d'autres (c'est le plus grand nombre), à l'exemple de Gall, vantent bien haut leur fidélité conjugale en présence de leurs femmes, mais pour ne pas se montrer ingrats à leur organisation, n'en paient pas moins leur tribut au beau sexe.

Il est encore des hommes, espèces de brutes, tellement portés à ce penchant, qu'il les entraîne non seulement au cynisme, mais au crime : ainsi le fils d'Agrippine, n'accomplissant ses orgies nocturnes que baigné du sang des chrétiens ; au dix-huitième siècle, un grand seigneur professait publiquement les vices les plus infâmes, et, écrivait Justine ; disons-le, à la gloire de l'humanité, de tels exemples sont rares. Néanmoins, de nos jours, ces misérables ont trouvé des émules dans des hommes sanctifiés par le sacerdoce.

Dieu, en soumettant tous les êtres à rentrer dans le néant, leur a accordé le don de la régénération ; aussi de tous les penchans, *l'Amativité* est-il le plus impérieux qui soit dans la nature, et il faut bien le reconnaître, de toutes les causes qui abrègent notre vie, c'est celle qui réunit les moyens de nuire à un plus haut degré.

Les femmes arrivent à l'état de puberté plus tôt que les hommes, mais ces derniers se montrent presque toujours plus enclins à l'a-

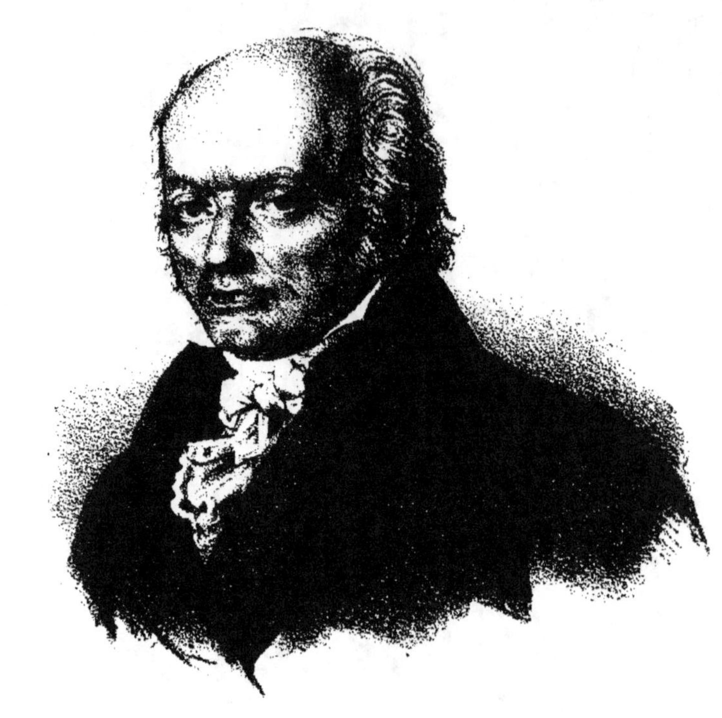

Gall.

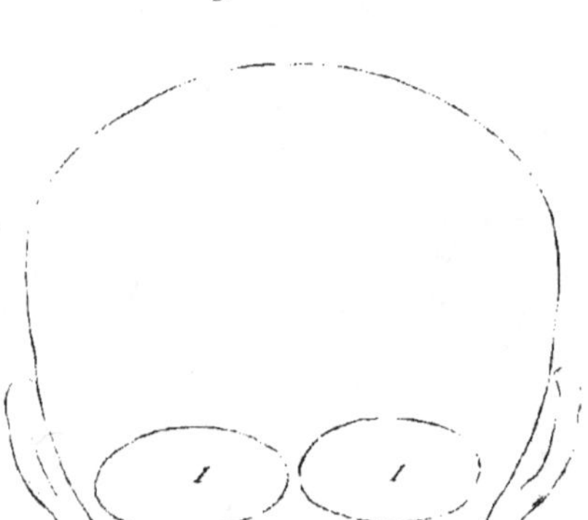

Amativité.

I.

AMATIVITÉ.

Le Docteur Gall.

Cet organe, situé entre la protubérance occipitale, au milieu de la nuque et derrière les
apophyses mastoïdes, fut découvert par le docteur Gall, de la manière suivante : il était médecin d'une jeune et sensible veuve, entraînée
par une passion qui la dominait, elle se plaignait
d'une tension et d'une chaleur excessives à la
région du crâne qui correspond au cervelet.

chaque barrière, à chaque douane, payant
en riant les impositions indirectes et remplis-
sant le trésor public sans se plaindre jamais.

Du palais des Tuileries à la dernière Sous-
Préfecture de France, la Gourmandise réunit,
encourage, concilie, amadoue et endort les
hommes les plus intraitables ; elle est le grand
conseil de la diplomatie et de la politique européenne. Quand M. Rothschild a bien dîné, il
dit à son cuisinier ! *Toi et moi nous sommes
deux grands hommes,* et S. M. Rothschild ne se
trompe qu'à demi.

Voulez-vous connaître la Physiologie d'un
gourmand ? la voici : stature moyenne, visage
rond ou carré, œil luisant, front petit, nez
court, lèvres charnues et menton arrondi.
Tout au rebours, l'homme assez simple pour
ne manger que pour vivre, à le visage long,
le nez long, les yeux longs ; tout est long chez
lui, excepté l'heure des repas.

Parmi nos contemporains, il est deux noms
justement célèbres dans les fastes de la gastro-
nomie, MM. Henrion de Pensey et Anthelme

Brillat-Savarin, conseiller à la cour de cassation, membre de la légion d'honneur et de plusieurs sociétés mangeantes.

L'un se montra toujours gastronome émérite, l'autre a légué à la postérité les recettes merveilleuses de *l'omelette au thon, de la fondue et du faisan à la sainte alliance ;* le premier disait à de la Place, Chaptal et Berthollet : « Je regarde la découverte d'un mets nouveau « qui soutient l'appétit et prolonge nos jouis- » sances, comme un événement bien plus in- » téressant que la découverte d'une étoile, car » on en voit toujours assez. » Mais le second a écrit l'ouvrage qui forme le fonds de cet article, *la Physiologie du goût,* un de ces livres qui peignent admirablement un homme et une époque, une sorte d'encyclopédie à la fois morale, médicale, chimique, mais surtout gourmande, où l'auteur, avec une franchise toute gastronomique, se déclare *Galliste et Lavatériste.*

Cicéron définit l'orateur un honnête homme qui sait parler, on peut dire que Brillat-Savarin était un honnête homme qui savait manger.

mour physique ; nous avons pourtant connu quelques jeunes filles tellement dominées par ce penchant, qu'elles en perdaient toute retenue, et se livraient, au seul aspect d'un homme, aux actions les plus lascives, rien ne pouvait les arrêter dans cette honte, ni la présence de leur mère, ni les travaux les plus assidus, ni les remontrances et les châtimens. La frénésie cessait, comme par enchantement, dès lors qu'elles demeuraient seules avec des femmes.

En présence de pareils faits, établir que Dieu a voulu renfermer notre existence en nous-mêmes, serait absurde, pourquoi aurait-il accordé à toute la création une surabondance vitale propre à reproduire de nouvelles vies ?

Mais cette grande et éternelle passion du cœur de l'homme, prenez garde ! si vous ne la guidez, elle vous entraîne ; si vous ne la modérez, elle vous perd. L'amour a produit de grandes vertus, mais qu'il a produit de grands crimes ! Quand le sang du jeune homme gronde en bouillonnant dans ses veines, quand la passion lui monte au front, quand il jette ses rêves çà et là, les rêves brûlans de sa dix-huitième année, alors malheur à cette pauvre tête si la raison ne vient à son secours !

Nos penchans, abandonnés à eux-mêmes, ne produisent jamais qu'une flamme légère, que le moindre souffle éteint, mais fortifiés par le feu de l'imagination, aliment inépuisable des sens ; ils ne connaissent plus de bornes.

Voici un double suicide avec des circonstances qui prouvent jusqu'à quel point l'*Amativité* peut dominer et égarer le cœur d'un jeune homme, alors même que l'instruction a éclairé son esprit et développé ses facultés intellectuelles.

C'est un homme de lettres, qui, devenu l'amant d'une fille publique, et désespéré de ne pouvoir l'arracher à son ignoble métier, aime mieux mourir avec elle que d'endurer chaque jour le supplice de la voir appartenir à d'autres qu'à lui !

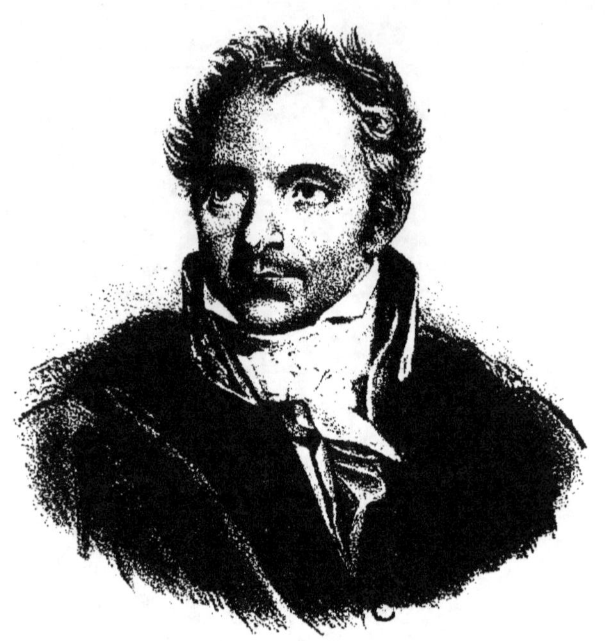

Casimir Périer.

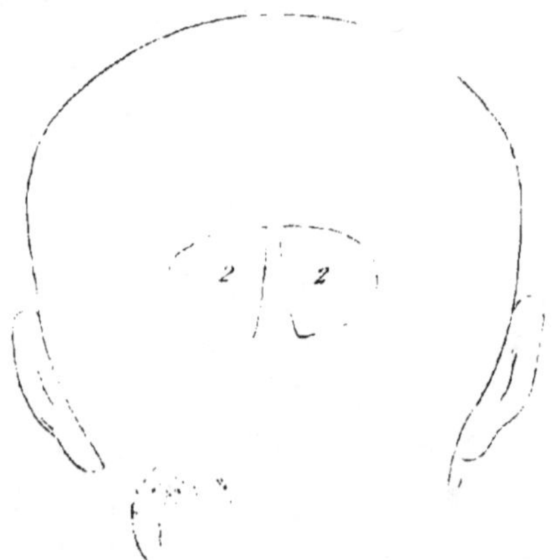

Philogéniture.

II.

PHILOGÉNITURE.

Casimir Périer.

« L'amour des pères pour leurs enfans varie beaucoup ;
quelques-uns considèrent leurs enfans comme leur plus
grand trésor , d'autres comme leur plus grand fardeau »

SPURZHEIM.

L'organe de la Philogéniture est situé dans les lobes postérieurs. Les deux organes forment souvent une protubérance simple quand les deux lobes sont rapprochés, quelquefois il y a deux protubérances, une de chaque côté, quand les lobes sont un peu écartés.

ce penchant qui nous procure de si douces jouissances, se change par l'abus, en un poison lent et devient une des principales causes de la mortalité excessive qui règne parmi nous. Combien de ravages ne fait pas, chez les enfans cette passion physique développée trop vite ! Quand l'enfant, livré à ses sens, porte sur lui des mains meurtrières(1); quand dans l'isolement de ses nuits coupables il rejette loin de ses yeux fatigués le doux sommeil, alors on voit le malheureux mourir peu à peu. Son bel œil bleu s'éteint et languit sans flamme et sans larmes; ses joues, si vives, perdent leurs belles et naïves couleurs sa lèvre rose tombe et se décolore ; déjà il n'a plus ces cheveux blonds, bouclés et soyeux, l'orgueil et la joie de sa pauvre mère, et puis enfin quand l'enfant est devenu un cadavre, il meurt; heureux encore qu'il soit mort, car il eût traîné une horrible et languissante vie, sans peines, sans honneur, sans esprit, sans passions, sans bonheur !

---

(1) Le curé de Saint-Roch nous a assuré qu'il enterrait annuellement quinze cents enfans victimes de cette misérable passion.

Dès le premier examen, on reconnait chez le docteur Gall uu esprit lumineux. Peu de fronts renferment des idées plus solides et plus précises, l'œil de cet homme pénêtre à travers la surface des objets; on trouve autour de la bouche une expression indéfinissable d'amour, de bon goùt et d'élégance, et l'on distingue surtout dans l'ensemble du visage une empreinte profonde de malice, de prudence et d'habileté.

Remarquons aussi la position horizontale des yeux, du nez, de la bouche, et en général la proportion de tout l'ensemble, proportion facile à sentir, mais difficile à décrire. Remarquons et analysons avec soin toutes ces choses, parce qu'elles annoncent indubitablement le calme et la confiance d'une âme ferme.

Tel était le docteur Gall, notre maître !

Hâtons-nous de le dire, toutefois, *l'habitude de la débauche* n'a pas peu contribué à éteindre les sentimens d'honneur qu'une bonne éducation avait dû faire germer dans l'âme du jeune Pouillet ; depuis long-temps il s'occupait beaucoup plus de ses plaisirs que de ses travaux littéraires. Parmi les femmes dont il faisait sa société habituelle, Marceline avait su prendre sur lui un empire irrésistible, et il ne pouvait la voir auprès d'un autre sans être saisi d'une fureur jalouse. Pendant quelque temps, ils s'efforcèrent de pallier et de dissimuler tout ce qu'il y avait de cruel et de honteux dans cette position. Marceline, pour lui dérober la vérité, employait tout ce que l'adresse d'une femme peut avoir de ressources; le jeune homme, de son côté, essayait, par quelques sacrifices pécuniers, de la mettre au-dessus du besoin.

Cependant devenu presqu'incapable de se livrer au travail, il ne put long-temps continuer ces secours, et alors l'un et l'autre semblèrent avoir pris leur parti et se résigner. A ce calme apparent succéda bientôt chez Pouillet un violent désespoir ; déterminé à mourir , mais à mourir avec Marceline , il la fit venir dans son logement , rue Rousselet , N°. 8 , où le charbon mortel était déjà disposé pour tous deux ; là ils tracèrent leurs dispositions dernières , dans un écrit où ils demandent que , puisqu'ils n'ont pu, dans ce monde, être entièrement l'un à l'autre, on veuille bien du moins les enterrer ensemble ; et , peu d'heures après , l'acide carbonique avait consommé le double suicide de ces infortunés !

· L'histoire nous offre à tous les âges de hideux exemples d'immoralité , seront-ils donc regardés comme le pur ouvrage des sens? Croira-t-on que le seul instinct de la nature nous porte à de pareils excès? Non sans doute, une sensation passagère ne sera jamais capable de rendre les hommes féroces et de les faire descendre au rang des brutes ; cependant comme on ne saurait trop avertir la jeunesse du tort irréparable qu'elle fait à sa santé en abusant des plaisirs de l'Amativité, nous ne croyons pas être sorti des limites que nous nous sommes imposées, en montrant aux jeunes gens comment

Philogéniture! C'est le sentiment le plus tendre du cœur de l'homme, c'est le mouvement le plus naturel, le plus généreux qui puisse émaner de l'*Amativité*. La *Philogéniture* communique à l'âme d'une mère un courage qu'on croirait au-dessus des forces de la nature.

Voyez la jeune Isaure, éclatante d'attraits :
Sur un enfant chéri, l'image de ses traits,
Fond soudain ce fléau qui, prolongeant sa rage,
Grave au front des humains un éternel outrage.
D'un mal contagieux tout fuit épouvanté ;
Isaure sans effroi brave un air infecté.
Près de ce fils mourant elle veille assidue.
Mais le poison s'étend et menace sa vue :
Il faut, pour écarter un péril trop certain,
Qu'une bouche fidèle aspire le venin.
Une mère ose tout! Isaure est déjà prête :
Ses charmes, son époux, ses jours, rien ne l'arrête ;
D'une lèvre obstinée elle presse ces yeux
Que ferme un voile impur à la clarté des cieux.
Et d'un fils, par degrés, dégageant la paupière,
Une seconde fois lui donne la lumière. (1)

---

(1) Legouvé, *Mérite des Femmes.*

Nous entendons souvent des pères se plaindre de l'ingratitude de leurs enfans, et ce n'est pas sans motif (1); mais n'en sont-ils pas souvent la première cause?

---

(1) Un parricide a été commis le 18 mars dans la commune d'Agnac, arrondissement de Marmande, sur la personne de M. André Miquel.

Un parricide! le crime des crimes, que les anciens législateurs avaient oublié à dessein, comme impossible.

Le 17 mars 1835, M. Miquel se trouvant très-indisposé, se retira dans sa chambre et pria son fils Donatien de bassiner son lit et de lui apporter un verre d'eau sucrée. Le lendemain, le malade dit à la fille de service, qui venait allumer le feu, qu'il avait été *tracassé* pendant la nuit par de vives coliques. Donatien entra peu d'instans après, fit avaler à son père un verre d'eau chaude sucrée, avec un léger mélange de vin, et sortit de l'appartement.

Le père se leva et ressentit alors de violentes coliques.

— « Marie, dit-il à la servante, je soupçonne *mon* Donatien de m'avoir empoisonné? » — Oh Monsieur! comment pouvez-vous dire une telle chose! Oui mon enfant je le crois! Le fils rentra. « Donatien, lui dit son père, goûte l'eau sucrée que tu m'as fait prendre; vois comme elle est bonne!... *Tu m'ennuies,* » répondit le fils, et il se retira.

M. Miquel voulut se convaincre du crime; il se fit apporter la

Les enfans sont presque toujours ce qu'on les fait. Il n'est point de caractère si vicieux, si altier qu'il sott, qu'on ne puisse plier au bien, avec une assiduité et des soins paternels.

---

cafetière où son fils avait fait chauffer l'eau sucrée ; il ramassa l'écume qui s'était formée sur les bords , la mit sur un morceau de papier et jeta dessus un charbon ardent.

Cette matière répandit une forte odeur d'ail. « Je n'en veux pas savoir davantage , dit le malade ; tu le vois , Marie , c'est de l'arsenic : mon fils m'a empoisonné ! » Le misérable était aux aguets ; il revint auprès de son père. « Ah ! Donatien , mon ami , lui dit ce dernier , en le serrant entre ses bras , que je te plains, tu m'as empoisonné ! »

Le fils repoussait son père en lui disant : « *Allons donc, tu m'ennuies,* » et il sortit encore ; alors la fille crut s'apercevoir qu'il allait et venait dans la maison´, qu'il faisait même son porte-manteau ; elle en prévint le père , qui lui dit : « Où veux - tu qu'il aille ? »

Le poison faisait de violens ravages. Tourmenté par la douleur , M. Miquel se promenait dans la maison , et dit plusieurs fois à ses domestiques : « Oh ! je suis bien malheureux , mon fils m'a empoisonné ; je ne me trompe point , ce n'est que trop vrai. » A l'instant même il fut pris d'un vomissement très-violent ; il rentra dans sa chambre , suivi de Marie , et alla un moment après aux latrines. Donatien saisit ce moment pour pénétrer dans la chambre de son père , ouvrit un petit meuble attaché au

Honte et malheur au père et à la mère qui se croyent quittes avec leurs enfans quand ils leur ont donné le jour. L'enfant ne vit pas seulement du lait de sa mère, mais encore de

---

mur, s'empara de tout l'argent qu'il renfermait, commanda le secret à la fille, d'une voix menaçante, et sortit.

Bientôt après il alla dans la cuisine où il rencontra Marie, et lui demanda si son père n'avait pas dit qu'il l'avait empoisonné ; Marie hésitait à répondre. « Eh bien oui, continua-t-il, c'est vrai, je lui ai fait prendre de l'arsenic ; mais n'en dites rien. »

Le misérable se dirigea vers la chambre de son père, à peine était il entré qu'on entendit une forte détonnation. Tout le monde accourut, et l'on vit l'infâme Donatien qui s'enfuyait par un corridor. Marie entra dans la chambre de M. Miquel et le trouva mort sur son fauteuil !

On se mit à la poursuite du parricide ; mais celui-ci, jeune et alerte, fut bientôt hors de toute atteinte ; la nuit commençait.

L'autorité se transporta dans la soirée au domicile de M. Miquel, pour dresser procès-verbal de l'assassinat. On trouva le cadavre assis dans un fauteuil, vis-à-vis la cheminée ; le sang coulait encore par la bouche et par les narines ; l'œil gauche était sorti de l'orbite. Cette affreuse blessure provenait d'un coup d'arme à feu tiré sur la nuque et se dirigeant transversalement vers l'œil gauche ; le coup avait été tiré de si près que le

l'éducation qu'on lui donne; il a une âme et un corps qu'il faut élever doublement.

Veillez donc avec toute sollicitude sur ces jeunes plantes, si vous voulez qu'un jour elles portent de bons fruits. Faites avant tout que votre enfant vous aime, si vous voulez qu'il vous respecte. L'amour engendre l'amour, point de supplices pour l'enfant, mais aussi point de faiblesses, mais aussi de tendres paroles, de bons conseils, de doux reproches; vous qui êtes père, sentez, non pas derrière votre cœur, mais dans votre cœur; le sentiment de la Philogéniture, c'est la voix de la nature qui vous crie *aimez vos enfans!* Or, aimer ses enfans, c'est les faire des hommes de bonne heure.

En effet, qu'est-ce qui nous attache à nos pa-

---

plomd de chasse, dont cette arme avait été chargée, avait produit l'effet d'une balle : le collet de la rédingotte et la cravatte étaient troués par la charge. Dans un coin de la chambre on trouva un fusil double à piston, dont le côté gauche avait été tout fraîchement déchargé!

Gazette des Tribunaux.

rens? Ce sont moins les liens du sang que la tendresse dont ils nous donnent des marques, le bien être que nous en recevons et celui que nous en attendons.

Vous savez dans Virgile ce que dit Énée à son père, vous savez ce que fait le pieux Énée dans l'incendie de Troie:

Ergo age, care pater, cervici imponere nostræ;
Ipse subibo humeris, nec me labor iste gravabit:
Quòrescumque cadent, unum et commune periclum
Una salus ambobus erit (1).

Et avant Énée, Antigone, la chaste fille du criminel OEdipe, Antigone la plus charmante créature de la Grèce antique ; la fille qui tremble et qui prie pour son père, celle qui prête sa blanche épaule à un vieux père aveugle,

---

(1) Eh bien! mon père, au nom de mon amour pour vous.
    Laissez-moi vous porter; ce poids me sera doux:
    Venez, qu'un même sort tous les deux nous rassemble;
    Venez, nous périrons, ou nous vivrons ensemble.
DELILLE.

dont la voix douce et plaintive met en fuite les furies acharnées, Antigone enfant charmante, placée à côté du vieux roi de Thèbes, pour faire résoudre la fatalité qui le poursuit. O l'amour filial! le plus beau des amours après l'amour paternel. C'est l'honneur du monde, c'est la sauve-garde du monde. Aussi les enfans qui ont aimé leur père ont-ils laissé un nom respecté et chéri dans l'avenir. Enée, fils d'Anchise, donne la main à la douce Antigone, fille du malheureux Œdipe.

Tout au bout de cette mémorable liste de dévouemens est placé avec orgueil le nom de mademoiselle de Sombreuil qui, pour sauver son père de la hache révolutionnaire, boit un verre de sang humain!

Il est vrai que tous les hommes ne sont pas des Malherbe, des Cazotte, des Bois-Bérenger, des Sombreuil! Beaucoup de pères ne désirent des enfans, ne les aiment, ne les élèvent que pour eux; ils ne les établissent souvent que pour satisfaire à leur ambition ou à leur amour-propre ! A cela nous répondons avec Pierre Corneille :

> . . . Un père est toujours père ;
> Rien n'en peut effacer le sacré caractère (1).

Beaux exemples et qui tiennent tous au même organe, ou plutôt au même principe ; car en général celui-là est un bon père qui toute sa vie a été un bon fils.

Arrivons à la physiognomonie de Casimir Périer.

Mis en parallèle avec vingt autres archetypes, ce portrait conservera toujours le caractère unique et distingué de celui qu'il représente ; quelle harmonie, quelle unité, quelle justesse de rapport dans l'ensemble du visage, nous ne dirons pas tout ce que nous en pensons ; mais quelle énergie dans le nez seul, où, si l'on veut, dans son élévation presqu'imperceptible, assurément si nous en croyons l'expression de l'arc

---

(1) Polieucte.

que forme le contour du visage, cet homme,
la plus ferme volonté de la révolution de juillet,
était accoutumé à dicter la loi aux autres, mais
à ne la recevoir de personne. Pour être franc,
nous ne dissimulerons pas que l'indulgence et
la modération qu'on y remarque nous parais-
sent plutôt l'effet de vertus acquises, qu'une
prédisposition naturelle ; et pourtant M. Casimir Périer adorait ses enfans et en était adoré,

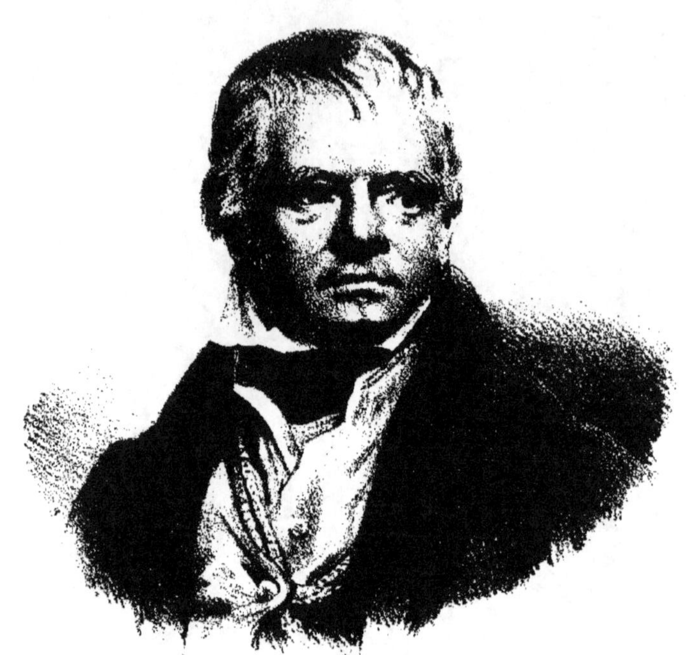

Walter-Scott.

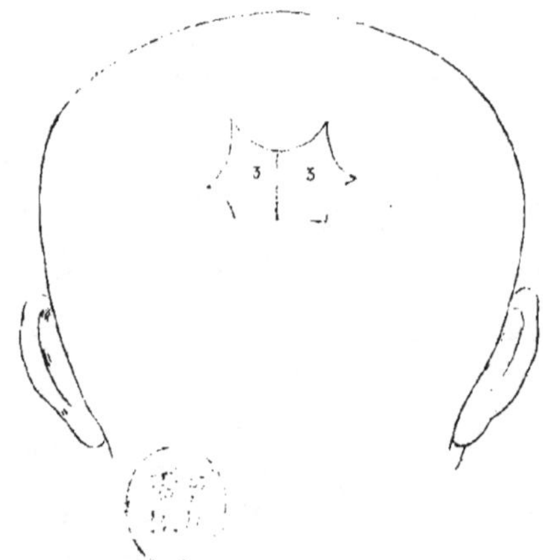

Habitativité.

III.

HABITATIVITÉ.

—

Sir Walter Scott.

O Patria!

TANCREDI.

Cet organe est situé immédiatement au-dessus de l'organe de la *philogéniture.*

Nous avons entendu reprocher à la philosophie d'avoir éteint dans nos cœurs l'amour de la patrie et du foyer domestique; misérable et ridicule reproche! Quand on n'aimera plus la France, il n'y aura plus de Français en France, il n'y aura plus de patrie. La patrie, c'est le feu sacré qui brûle toujours, c'est le sang en nos veines, c'est le battement de notre cœur. La patrie! la patrie! c'est le dernier mot français que nous dirons quand le monde croulera.

Il est d'autres hommes qui regardent l'*habitativité* comme un fanatisme; gardez-vous de parler devant eux du village où vous avez vu le jour, de votre attachement au sol, à l'air, au clocher de votre hameau, au grand fleuve qui murmure là-bas; ce sont là autant de mystères impénétrables pour ces âmes froides et égoïstes; dans ces âmes, le *moi* domine; ces gens-là n'aiment rien qu'eux-mêmes; ils n'ont pas une association d'idées qui soit bienveillante : à les entendre, on dirait qu'ils n'ont pas eu d'enfance et qu'ils n'auront pas de tombeau.

Cela est si bon, cependant, d'avoir un coin de terre privilégié pour y placer la scène de ses beaux rêves, de ses jeunes amours et de son heure dernière! Cela est si doux d'arranger la vie là-bas dans la petite maison blanche recouverte de tuiles rouges, comme faisait Jean-Jacques! Là, vous êtes connu par le dernier arbre du hameau, le coq qui chante a salué votre berceau, cette croix de bois a présidé à votre baptême, cette étoile au ciel s'est levée entre les nuages pour défendre votre vie; la vieille église vous a ouvert ses deux portes bienveillantes. Là seulement vous êtes chez vous et avec votre famille; car c'est là que repose votre père, là s'est endormie votre mère, là vous avez été un enfant, là vous serez un vieillard !

O village charmant, ô riantes demeures!
. . . .
Il semble qu'un autre air parfume vos rivages;
Il semble que leur vue ait ranimé mes sens,
M'ait redonné la joie et rendu mon printemps.

« Je me rappelle, dit Bernardin de Saint-
» Pierre, que lorsque j'arrivai en France sur
» un vaisseau qui venait des Indes, dès que
» les matelots eurent parfaitement distingué
» la terre de la patrie, ils devinrent pour la
» plupart incapables d'aucune manœuvre. Les

» uns la regardaient sans pouvoir en dé-
» tourner les yeux , d'autres mettaient leurs
» beaux habits , comme s'ils avaient été au
» moment d'y descendre ; il y en avait qui
» parlaient seuls et d'autres qui pleuraient.
» A mesure que nous approchions, le trouble
» de leur tête augmentait. Comme ils étaient
» absens depuis plusieurs années , ils ne pou-
» vaient se lasser d'admirer la verdure des
» collines, le feuillage des arbres, et jusqu'aux
» rochers du rivage couverts d'algue et de
» mousse, comme si tous ces objets leur eussent
» été nouveaux. Les clochers des villages où
» ils étaient nés qu'ils reconnaissaient au loin
» dans les campagnes qu'ils nommaient les
» uns et les autres, les remplissaient d'allé-
» gresse. Mais quand le vaisseau entra dans le
» port, il fut impossible d'en retenir un seul à
» bord, tous sautèrent à terre, et il fallut
» suppléer aux besoins du vaisseau par un
» autre équipage. »

L'habitant des grandes villes est naturellement cosmopolite : pour lui, l'amour de la

patrie n'est qu'un mot sonore (1), un lieu commun, comme les *plaisirs purs et sans nuages d'une existence champêtre*. Cet organe serait en effet un fardeau bien pesant pour le citadin qui naît, grandit et meurt au milieu du bruit et du changement, voyageant dans la vie, comme l'Arabe dans le désert, dressant sa tente là où se trouvent les meilleurs pâturages, mais sans jamais y fixer ses affections. C'est au fond d'une province, dans quelque coin de terre ignorée, où les rameaux de la foi de nos pères et de l'esprit de famille ombragent encore le berceau du nouveau-né, c'est en Bretagne, en Vendée, en Suisse; en Irlande ou en Écosse, qu'il faut chercher des types remarquables d'habitativité.

---

(1) On sent bien que l'auteur parle en général ; car il y a de nombreux exemples de citadins qui naissent et meurent dans la ville qui les a vus naître. Montaigne , dont les Essais trouveront toujours des lecteurs, dit , en parlant de la ville de Paris : « Elle » a mon cœur, dès mon enfance, et m'en est advenu des choses » excellentes ; plus j'ai vu depuis d'aultres villes belles , plus la » beauté de celle-cy peut et gaigne sur mon affection ; je l'ayme » tendrement jusques à ses taches , je ne suis Français que par » cette grande cité. »

Tirez le Breton, le Suisse, le Vendéen, l'Irlandais, ou l'Écossais, de ses belles montagnes,
placez-le au milieu de la foule la plus brillante, le monde ne sera pour lui qu'un triste
désert; car il n'y trouvera plus ces douces affections de la famille dont il a contracté l'habitude, et il éprouvera bientôt le désir de
revoir son hameau, sa maison, son père et son
enfant.

Vous connaissez cet air de l'Helvétie, antique et simple, appelé le *Ranz des vaches?*
Eh bien, à une certaine époque, on cessa de
le jouer en France et en Hollande, parce que
les soldats suisses désertaient par compagnies;
c'est qu'il y a dans cette musique quelque
chose de magnétique pour un cœur monta-
gnard; pour lui, le *Ranz des vaches,* c'est le
retentissement des échos, le son harmonieux
des mille clochettes du troupeau; c'est aussi
les pâturages, les vallons, les lacs, les montagnes de la Suisse; c'est le souvenir des veil-
lées au chàlet, des premières amours et du
gazon où reposent ses pères.

L'*habitativité* se montre avec plus d'énergie chez les sauvages que chez les hommes
policés. Nous ne citerons pas les sages Sa-
moïèdes, que la cour de Russie n'a pu déterminer à quitter les bords de la mer Glaciale
pour s'établir à Saint-Pétersbourg ; ni ces
Groenlandais qu'on amena comblés de bienfaits à Copenhague et qui moururent de chagrin au milieu des magnificences de la cour de
Danemark ; mais nous vous entretiendrons des
derniers guerriers Charruas échappés par miracle au massacre général de leur tribu.

Pauvres Charruas , que nous avons vus
mourir ! sans doute , avant d'être esclaves ,
c'étaient de farouches et vindicatifs guerriers ;
mais le malheur , lien sacré de toutes les nations, les unissait à nous. Armés pour la défense
du territoire injustement envahi , leurs frères,
plus heureux , étaient tombés massacrés , mais
non vaincus, par la discipline et par le nombre;
parmi ces sauvages héros , quatre restaient
comme pour attester de l'adresse et du courage de leur horde; tous les quatre sont morts
à Paris , en 1834 , de froid et de faim ' Péru,

le cacique, et Sénaqué, son vieux compagnon
d'armes, abandonnés de tous, mourant d'ina-
nition, dans le transport de l'hôtel garni à
l'Hôtel-Dieu, d'une misère à une autre misère,
jetant un dernier et douloureux regard sur le
passé, comparaient encore les haridelles qui
les voituraient péniblement aux bonds joyeux,
à l'allure sauvage de leurs coursiers andaloux
(1); au souvenir de leurs forêts, filles vierges
de la création, ils souriaient avec dédain à la
végétation rabougrie de nos boulevards. Nous
les vîmes détourner les yeux de l'égout fangeux
qui baigne et mine sourdement la vieille cathédrale; car devant leur imagination déli-
rante se déroulaient majestueusement les flots
argentés de la Plata et de l'Uraguay. Malgré
leur affreuse résignation, de grosses larmes
brûlantes s'échappaient de leurs yeux, lorsqu'ils comparaient notre sèche pitié à l'hospitalité franche et cordiale des Yaros, leurs
voisins des rives du San-Salvador.

---

(1) Telle est l'origine de leurs chevaux.

Oh! comme l'amour sacré de la patrie tenait au cœur de ces malheureux! comme ils regrettaient le désert où dorment à jamais leurs frères et le chaume de leur hutte d'argile! Nous avons vu *Péru , Péru ,* le plus brave guerrier de la tribu , pleurer amèrement le tronc d'arbre qui fut son canot , ses filets pour la pêche de nuit, et ses *lassos* pour la chasse du taureau sauvage.

Tout était pour lui beau et regrettable dans sa patrie, tout, même les jaguars, ces féroces et redoutables ennemis, contre lesquels il avait plus d'une fois lutté victorieusement corps à corps.

Nous pensons que, sous le point de vue de l'habitativité, les sauvages doivent être pour les phrénologistes et les physiognomonistes un sujet important de méditation.

Arrivons à sir Walter Scott ; son amour exclusif pour les sujets Écossais prouve son attachement pour Abbotsford et pour l'É-

cosse (1) ; passionné pour les vieux us de
sa patrie, le noble baronnet se dédomma-
geait, en les peignant, du chagrin de ne pouvoir

---

(1) Notre promenade nous conduisait sur des hauteurs qui
dominent une perspective étendue. « Nous y voici, dit Scott ; je
vous ai amené, comme le pélerin dans *The Pilgrims'progress* (1),
au sommet des montagnes délectables, pour pouvoir étaler à
vos yeux toutes les merveilles de nos pays. Là, vous avez Lam-
mermoor et Smailholme ; ici, c'est Galashiels et Torwoodlee,
puis Gala-Water, et dans cette direction, regardez ! voilà Te-
viotdale, voici le bras de Yarrow ; et ce filet d'argent qui ser-
pente sous vos yeux, c'est le limpide courant d'Eestrick qui va
se jeter dans la Tweed. »

Il poursuivit, passant en revue tous les noms célèbres jadis
dans les chants de l'Ecosse, et qui ne doivent aujourd'hui leur
vif intérèt qu'à sa plume. En effet, une grande étendue du pays
des frontières se prolongeait à l'horizon devant moi, et je pouvais
distinguer les lieux où s'étaient passées les scènes de ces poëmes,
de ces romans qui ont en quelque sorte ensorcelé le monde.

Je regardai quelque temps autour de moi dans une muette
surprise, je pourrais presque dire dans un muet désappointe-
ment. Une succession de collines grises, à cimes ondulantes et
monotones, les unes derrière les autres aussi loin que ma vue
pouvait atteindre. On aurait presque distingué une grosse
mouche marchant le long de leurs profils arides, tant elles étaient

(1) Ouvrage allégorique de John Bungan, vieil auteur anglais.

les suivre religieusement, et son admiration
pieuse pour le caractère national, admiration
qui nous l'a fait choisir pour type, perce encore
dans la complaisance que met maître Jedediah

---

dépourvues de végétation, et cette Tweed si renommée coulait
entre des montagnes stériles, sans un taillis, sans un bouquet
d'arbres pour ombrager ses rives. Cependant il y a une telle
magie dans le reflet jeté par la poésie et l'imagination sur toute
cette contrée, que je la préférais aux plus beaux sites que j'eusse
admirés en Angleterre. Et je ne pus m'empêcher d'en dire toute
ma pensée.

Scott chantonna quelques minutes entre ses dents et devint
fort grave. Il n'entendait nullement que sa muse fut louée aux
dépens de ses montagnes natales. « Ce peut être entêtement,
prévention, dit-il enfin ; mais ces collines grises, ces frontières
sauvages, ont à mes yeux des beautés qui leur sont propres :
*J'aime jusqu'à la nudité de cette terre, j'aime jusqu'à sa physiono-
mie sévère, agreste, rustique.* Quand j'ai passé quelque temps au
milieu de ces riches campagnes d'Edimbourg, semblables à un
jardin de luxe surchargé d'ornemens, j'en viens à me souhaiter
de nouveau au milieu de mes honnêtes, de mes naïves collines
aux teintes grisâtres. *Vrai, si je ne voyais les Bruyères au moins
une fois l'an, je crois que j'en mourrais !*

Il accompagna ces derniers mots, dits avec une verve qui
partait du fond du cœur, d'un bon coup de canne frappé sur le
sol, comme pour ajouter à l'énergie de ses paroles.

WASHINGTON IRVING.

Cleishbotham (1) à en détailler jusqu'aux moindres défauts. On dit que lady Morgan rivalise avec sir Walter Scott ; à la vérité, elle traite, comme lui, des sujets nationaux ; mais il y a dans les écrits de la spirituelle lady beaucoup plus d'*approbativité* que d'*habitativité*. Et, avouons-le aussi (la chose est peu galante et indigne d'une plume française), lady Morgan nous paraît douée de moins d'orgueil national que de vanité personnelle ; elle parle avec plaisir des Irlandais ; mais il est, dit un contemporain, une Irlandaise dont elle parle surtout et partout avec enthousiasme; on ajoute encore, par médisance sans doute, que cette Irlandaise, c'est elle! Ainsi mis O'Halloran du roman *O' Donnell* et la séduisante lady Clancare de *Florence Mac Carthy* ne seraient autre chose que lady Morgan, peinte en pied et considérablement embellie par l'auteur !

Quoi qu'il en soit, les gouaches de lady Morgan sont loin d'égaler les tableaux pleins de

---

(1) Pseudonyme de Sir Walter Scott.

vie et de chaleur de sir Walter Scott; et miss
O'Halloran est aussi loin de miss Rowena que
lady Clancare l'est de la belle Rebecca.

Les romans historiques de l'Irlandaise se
lisent, les histoires romanesques de l'Écossais
excitent l'enthousiasme. Pourquoi? Laissons à
M. Victor Hugo le soin de répondre :

« La raison en est simple, dit-il, lady Mor-
» gan a assez de tact pour observer ce qu'elle
» voit, assez de mémoire pour retenir ce
» qu'elle observe, et assez de finesse pour
» rapporter à propos ce qu'elle a retenu ; sa
» science ne va pas plus loin. Voilà pourquoi
» ses caractères, bien tracés quelquefois, ne
» sont pas soutenus ; à côté d'un trait dont la
» vérité vous frappe, parce qu'elle l'a copié
» sur la nature, vous en trouvez un autre
» choquant de fausseté, parce qu'elle l'invente.
» Walter Scott, au contraire, conçoit un ca-
» ractère après n'en avoir souvent observé
» qu'un trait; il le voit dans un mot et le peint
» de même ; son excellent jugement fait qu'il
» ne s'égare point, et ce qu'il crée est presque

» toujours aussi vrai que ce qu'il observe.
» Quand le talent est poussé à ce point, il est
» plus que du talent; aussi peut-on réduire le
» parallèle en deux mots. Lady Morgan est
» une femme d'esprit; Walter Scott est un
» homme de génie. »

Voilà ce qui s'appelle trancher en maître
une difficulté, renvoyer les parties dos à dos,
jugées et contentes.

C'est une belle et noble figure que celle de
sir Walter Scott : elle annonce un esprit créateur, plein des grandes images qu'il a répan-
dues avec tant de profusion dans ses œuvres;
c'est ce que nous découvrons dans le contour
du nez, et dans la lèvre supérieure qui est
suspendue sur celle d'en bas sans la toucher.
Toute la lèvre de dessus est aussi caractéris-
tique, aussi décisive que possible; elle indique
une application soutenue et un goût exquis.
La cavité entre le nez et le front renferme
autant d'expression poétique que l'arc du nez
fait pour les sensations délicates. Le front lui
seul est un trésor d'observations; enfin le men-

ton, avancé en saillie, imprime en quelque sorte le sceau à l'ensemble de ce noble et sérieux caractère, que soutenait un si grand génie.`

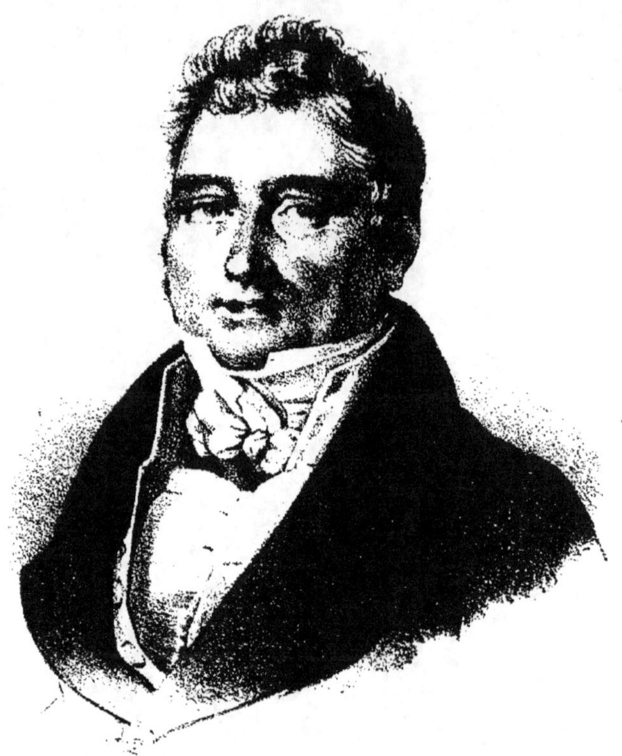

Jacques Laffitte

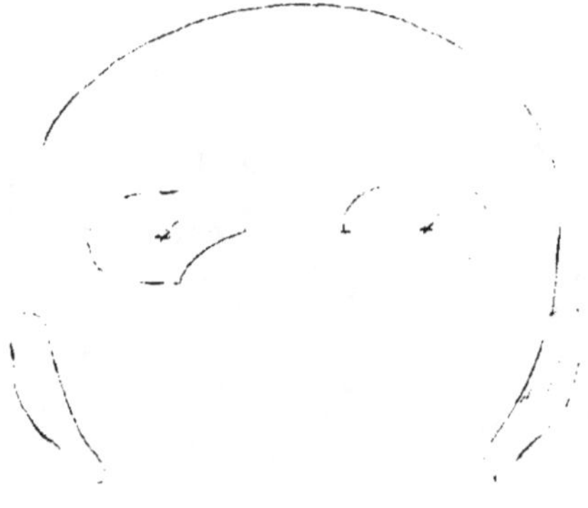

Affectionné

IV.

AFFECTIONIVITÉ.

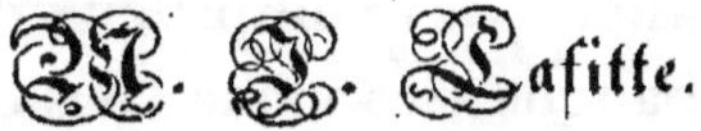

O mes amis, il n'y a point d'amis !

Aristote (1).

Cet organe, situé de chaque côté du crâne, à l'extérieur de la *Philogéniture* et de l'*Habitativité*, est plus développé chez les femmes que chez les hommes. Il produit la sociabilité, mais il ne détermine pas le choix des amis et de la société, ce choix dépend généralement des facultés qui l'accompagnent.

---

(1) Vita Aristotelis, lib. 5.

L'une des plus belles facultés de notre âme est assurément l'Affectionivité ; nos sens n'ont point part à ce sentiment, notre âme seule en est affectée. L'Affectionivité est le lien des cœurs *vertueux* et *sensibles*. Nous disons *sensibles*, car on peut être bon et obligeant et ne pas connaître les douceurs de l'Affectionivité ; nous disons *vertueux* parce que les méchans ont des complices, les voluptueux des compagnons de débauche, les riches des courtisans, les oisifs des liaisons, mais les cœurs vertueux ont seuls des amis.

Il n'est point sans vertu de solide amitié (1)

Quoiqu'il ne soit pas nécessaire d'être supérieur aux autres hommes par son génie ou par ses talens, pour connaître et goûter le bonheur de l'Affectionivité, nous pensons, avec Labruyère, qu'il faut cependant une finesse de tact qui est incompatible avec la médiocrité, car c'est l'élévation de l'esprit qui

---

(1) DE PAGEZ, *Délices de l'amitié.* VOLTAIRE a dit aussi, discours V :

Pour les cœurs corrompus l'amitié n'est point faite.

donne au sentiment cette fermeté et cet agrément qui le rendent inaltérable, et, nous le répétons, si les qualités de l'esprit resserrent les
nœuds de l'Affectionivité et y répandent des
charmes, la vertu doit en être la bâse, puisque
c'est le goût de l'honnête et du beau ; c'est
l'amour de la vertu qui fait naître en nous le
besoin d'aimer , pour trouver dans un ami un
soutien contre nos propres faiblesses.

L'Affectionivité est fondée sur la sympathie
naturelle et sur le besoin que nous avons de
faire partager nos sensations pénibles ou agréables. Sans cette heureuse *passion* (1), aban-

---

(1) C'est , ce me semble , une erreur échappée à la plume de
madame de Staël , d'avoir dit que l'amitié n'est point une passion , puisqu'elle n'ôte point à l'homme l'empire de lui-même.
Elle s'est exprimée sur ce point autrement qu'elle ne sentait ;
car l'amitié , telle qu'on la voit se développer spontanément
dans le fond des cœurs , est une inspiration forte , entraînante ,
irrésistible ; elle est le résultat d'une morale intérieure qui a son
code , ses maximes , ses devoirs ; c'est une faculté magnétique ,
inséparable d'une volonté ferme , instituée par la nature pour
établir le commerce des âmes et pour embellir les destinées du
genre humain.

(J.-L. ALIBERT.)

donnés à nous-mêmes, errans sans cesse de désirs en désirs, nous cherchons par un admirable instinct, un objet digne de notre attachement pour satisfaire ce besoin que nous avons d'aimer.

Dans le monde on a tellement l'habitude de se tromper réciproquement, qu'on ne craint pas de porter la fourberie jusque sur les choses les plus secrètes, et souvent l'Affectionivité n'a pas de retraite assez obscure pour se dérober à la corruption générale. Il existe des mensonges de convention sur cet objet comme sur tant d'autres, contre lesquels les hommes, même les plus sensés, n'osent point réclamer (1). Le sentiment de l'Affectio-

(1) Combien d'hyperboles, d'hypocrisie et d'impostures, au vu et su de tous, de qui les donne, qui les reçoit et qui les suit, tellement que c'est un marché et complot de se moquer, mentir et piper les uns les autres, et faut que celui-là qui sait que l'on lui ment impunément, dise grand merci; et celui-ci qui sait que l'autre ne l'en croit pas, tienne bonne mine effrontée, s'attendant et se guettant l'un l'autre qui commencera, qui finira, bien que tous deux voudraient être retirés.

(CHARRON, *de la Sagesse*, liv. 1er.)

nivité n'a donc, trop souvent, parmi nous, d'existence que dans nos discours; le monde a substitué à sa place cette politesse de convention, compagne inséparable de la perfidie. La noble et rude franchise de nos pères, quelquefois grossière, mais toujours respectable, est bannie de nos cœurs, et l'Affectionivité n'est plus muette que pour quelques âmes privilégiées.

Pour rendre cette réflexion plus sensible, présentons en peu de mots le tableau abrégé des différentes formes que l'art emprunte pour favoriser nos passions, en les décorant du nom d'Affectionivité qu'elles méritent si peu.

La crainte que les pères se croient obligés d'inspirer à leurs enfans pour les contenir dans le respect qui leur est dû, permet rarement à ces derniers un sentiment assez tendre pour pouvoir porter, à juste titre, le nom d'Affectionivité (1).

____

(1) Voir à ce sujet l'article Philogéniture.

Les grands-pères ne voient quelquefois dans leurs petits-enfans que de nouveaux objets sur lesquels ils pourront exercer encore ce pouvoir despotique dont ils ont été déchus depuis que l'âge en a fait secouer le joug à ceux qui leur devaient le jour.

Les enfans s'aiment entr'eux sans arrière-pensée , mais ils sont communément inconstans ; le peu de mérite ou de talent de ceux qui les élèvent s'oppose à l'Affectionivité qu'ils pourraient avoir pour leurs professeurs.

La *jalousie* éteint presque toujours l'Affectionivité entre frères et sœurs , et , lorsque l'intérêt s'en mêle il en fait des ennemis irréconciliables (1).

––––––––––

(1) Le nommé Joseph Lecorvoisier , laboureur , habitant le village de la Gommerais, commune de la Chapelle-Bouexie, avait un frère du nom de Jean , dont le domicile était à Carentoir (Morbihan), et avec lequel Joseph était en *différent pour affaires* d'intérêt. Jean arriva chez son frère vers le milieu de décembre dernier , dans l'intention, assure-t-on , de terminer à l'amiable la difficulté qui les divisait. Joseph n'ayant voulu consentir à

L'expérience nous a démontré que l'Affectionivité de parenté n'est qu'un mot eupho-

---

aucun arrangement, Jean dut se rendre à Guichen, ou menacer d'y aller trouver un huissier; mais il revint bientôt au domicile de Joseph, auquel il finit par annoncer qu'il allait se marier, invitant son frère à en faire autant, et l'engageant à épouser la sœur de sa fiancée, qui était, selon lui, un excellent parti.

Les deux frères paraissaient dans de meilleures dispositions, mais bientôt Jean disparut; et Joseph, interrogé par les voisins, sur cette disparution subite, répondit que son frère était allé à Rennes pour se consulter; qu'il ne savait pourquoi il ne revenait pas, etc.; mais il y avait quelque chose de si embarrassé dans ses réponses que la rumeur publique l'accusa, et que la justice s'en émut; des recherches actives eurent lieu, elles furent infructueuses.

Cependant, le 16 ou le 17 de ce mois, des voisins de Joseph, passant près d'un vieux four abandonné, assez peu éloigné de sa demeure, remarquèrent que les pierres et les ronces qui encombraient l'entrée avaient été dérangées; une odeur infecte s'en exhalait. Surpris et soupçonnant l'affreuse vérité, ils coururent avertir la brigade de gendarmerie voisine, qui se hâta de les suivre. On déblaie l'entrée du four rempli de pierres et de terre nouvellement placées. Bientôt un spectacle hideux et déchirant à la fois, vient frapper les regards des spectateurs: on arrache des décombres un cadavre d'homme à moitié putréfié; les bras, les jambes, sont séparés du tronc, au moyen d'un instrument tranchant; des lambeaux de chair pendent de toutes

nique ; celle des époux est peut-être la seule vraie , et souvent encore!..... qu'est-ce que l'Affectionivité des femmes pour les hommes

---

parts. Un frémissement d'horreur, un cri général d'accusation s'élève contre Joseph , qu'on arrête à l'instant.

Bientôt prévenue de cette affreuse découverte , l'autorité judiciaire arrive et commence l'information. Joseph ne cherche point à nier son crime , il cherche seulement à en pallier la cause , en affirmant que dans la soirée où l'on vit son frère avec lui, Jean voulut lui asséner un coup de bâton qu'il parvint à esquiver ; qu'il riposta par un coup de hache qui lui donna le coup mortel , et qu'après l'avoir enterré d'abord dans son jardin, il s'était décidé , dans le courant de la semaine dernière , à le déterrer, à le mettre en pièces et à le transporter dans le four, présumant que la gendarmerie , qui rôdait sans cesse dans les environs , parviendrait moins vite à le découvrir en ce lieu. Ce misérable employa trois voyages et une partie de la nuit à effectuer cet affreux transport.

Rien ne saurait peindre l'espèce de stupidité féroce avec laquelle Joseph Corvoisier avoue son crime et ses circonstances. Quand on l'a conduit auprès des restes défigurés de sa victime : *Le b.... de c.... pue diantrement* , s'est-il écrié en sentant les murs du four. Conduit à Loheac , où il est arrivé au lever du jour , il a réclamé une chopine de cidre , et en l'avalant : *à la santé de Jean !* s'est-il exclamé.

Une personne qui l'a vu partir de Loheac, nous le peint comme

et celle de ces derniers pour elles? l'impulsion des sens.

L'Affectionivité qui succède à l'amour est vraie sans doute, mais son origine n'est pas pure.

Celle des femmes entr'elles, est un phénomène.

Celle des hommes entr'eux, n'est pas moins rare.

La puissance est un obstacle presqu'invincible pour l'Affectionivité entre les supérieurs et les inférieurs; nous disons presqu'invincible, et pourtant la révolution nous a fourni de grands actes de dévouement de la part des

---

un homme de 45 à 48 ans, aux cheveux noirs et fournis, au visage sauvage, au regard sinistre, aux formes athlétiques. On le dit allié à cette famille Oresve, du même pays, fameuse dans nos fastes criminels par l'assassinat de Denier

(*Gazette des Tribunaux.*)

inférieurs envers les supérieurs : des domestiques se sont dévoués corps et âme pour leurs maîtres ; mais il y a de cela quarante ans !

Les grands , occupés de leurs titres et de leurs rubans, ne voient que des rivaux dans ceux qu'ils nomment leurs amis.

Les gens du monde sont trop frivoles pour connaître l'Affectionivité.

La bourgeoisie n'aime guère que par devoir.

Le peuple, plus affectueux , ne sent que sa misère ; il n'a pas le temps d'aimer.

Les beaux esprits ne connaissent que la haine et l'envie.

Les gens ordinaires, à la vérité, croient de bonne foi sentir ce qu'ils ont entendu dire qu'on sentait quand on aimait ; mais que sentent-ils en effet ?

Les sots n'ont que de la prétention.

Les hommes qui vivent en communauté ne s'aiment que par nécessité (1).

Généralement les vieillards n'aiment qu'eux, et ne témoignent de l'affectionivité que pour exciter celle des autres.

L'Affectionivité qui nait de la reconnaissance est trop contraire à la plus forte de nos passions, l'*ingratitude*, pour être commune; il faut tant d'élévation dans l'âme pour aimer ceux à qui l'on doit quelque chose !

L'Affectionivité de convenance, besoin machinal que l'âme sent à peine, meurt par l'absence. (2)

L'Affectionivité de choix n'a que l'amour-propre pour objet.

------

(1) Lire à ce sujet, dans le premier volume du Père Goriot, *La Pension Bourgeoise.*

(2) Nous avons connu des employés qui, après avoir travaillé trente ans avec les mêmes collaborateurs, ont oublié, au bout d'une année de retraite, jusqu'à leurs noms.

Enfin celle que fait naître l'estime est trop sainte, trop respectable pour vouloir la proscrire; mais il faut bien l'avouer, sans attrait, elle devient froide et insipide.

Ce tableau véridique ne paraîtra à bien des gens que la critique amère d'un misanthrope chagrin qui répand sur tout ce qu'il touche le fiel dont il est abreuvé (1). C'est qu'en effet, jusqu'ici, nous n'avons trouvé de véritable amitié que dans notre intérieur. C'est que dans les premiers temps de la vie où l'Affectionivité est pleine d'abandon et de dévouement, généreuse et sublime, nous avons été trompé.

C'est qu'arrivé à l'âge où l'homme met dans ses liaisons la réserve d'une expérience péniblement acquise, après avoir long-temps souffert des souffrances de nos amis, pleuré, lors-

____

(1) Si nous n'avons pas donné à l'appui de chacune de nos assertions des exemples authentiques, comme nous l'avons fait pour l'amitié entre frères ou sœurs, c'est seulement par crainte de fatiguer nos lecteurs.

qu'ils pleuraient, nous nous sommes aperçu que nos amis ne nous donnaient en échange de notre dévouement que l'ombre de l'Affectionivité. Mais peut-être avons-nous dédaigné la véritable amitié pour nous jeter tête baissée dans les filets de sa caricature ?

En ces temps, enfance de la société, où l'empire des lois était sans force, l'Affectionivité a dû être un sentiment énergique : alors peut-être on pouvait compter sur l'amitié ; aujourd'hui :

Chacun se dit ami, mais fou qui s'y repose ;
Rien n'est plus commun que le nom,
Rien n'est plus rare que la chose (1).

Le Français, toujours ami de la gloire, en a mis au bonheur d'aimer : dire qu'on aime, qu'on est capable de dévouement, c'est faire l'éloge de son cœur ; non seulement il est permis, mais il est beau de se vanter sur cet

____

(1) LAFONTAINE, Fab. 7, Lib. IV.

article. C'est parfois un moyen d'attirer sur soi les yeux du public, et il est dans Paris bien des hommes qui usent d'une pareille ressource pour n'être pas ignorés.

Souvent le nom d'ami cache le cœur d'un traître. (1)

Mais ce n'est point l'histoire des souffrances et des déceptions que nous avons éprouvées qu'il importe d'analyser, après avoir souillé notre plume par l'esquisse imparfaite des faiblesses et des passions que le monde décore du nom d'Affectionivité, pour faire impunément respecter jusqu'à ses vices. Avouons qu'au fond de l'âme nous plaignons ceux qui ne comprennent pas, et ceux qui n'ont point éprouvé les souffrances, les illusions et l'enthousiasme irrésistible de l'Affectionivité; ô qu'il y a encore de bonheur dans les regrets d'une amitié déçue!

Convenons aussi, tout en reconnaissant que presque toutes les amitiés ne sont fondées que

____

(1) Du Belloy, *Titus.*

sur les passions, qu'il en est une qui ne participe en rien des faiblesses qui dégradent l'homme, qu'elle élève notre âme au-dessus d'elle-même, et nous rend à la félicité dont elle nous fait jouir. Cette amitié si rare et seule digne d'en porter le nom, qui embellit tout ce qui nous environne (1), n'est point l'effet de l'estime, ni même de la réflexion. Elle ne combine pas, elle entraîne; deux cœurs faits pour être unis se trouvent liés par un attrait invincible dont ils ne démêlent pas eux-mêmes le principe. Ils sentent qu'ils sont nécessaires l'un à l'autre, (2) que leur bonheur ou leur malheur réciproque est inséparable; en un mot, ils sentent qu'ils s'aiment; tout le leur dit, ils n'en cherchent point la cause; la jouissance de leur bonheur leur tient lieu de tout: en voulant l'analyser ils ne feraient que l'affaiblir (3).

C'est cet attrait inexplicable qui faisait

---

(1) Lacépède, *Poëtique de la musique.*

(2) Platon.

(3) Montaigne, Liv. I, Chap. 27.

dire à Montaigne, quand on lui demandait pourquoi il avait tant aimé la Boë-
tie : C'est parce que c'était lui, c'est parce
que c'était moi (1). Réponse sublime dictée
par le sentiment même, et seule capable d'exprimer celui qui l'unissait à son ami. Quels
termes en effet pourrait-on employer qui ren-
dissent mieux cette amitié d'instinct qui de
deux âmes n'en fait plus qu'une dès que le
goût les a jointes ?

Tout est et doit être commun entre deux
amis (2), l'activité réciproque de leurs sentimens ne laisse jamais de vide dans leur cœur ;
les témoignages d'affection qu'ils se donnent
mutuellement, sont d'autant plus vrais et plus
tendres qu'ils n'attendent d'autres récompenses
que celle d'aimer et d'être aimés. Ils n'ont pas
besoin d'avoir recours, aux paroles toujours
inférieures à ce qu'elles veulent exprimer,

---

(1) Essais de Montaigne, de l'Amitié, liv. 1, chap. 27.

(2) La Bruyère.

quand on aime véritablement ; le langage du
cœur , cent fois plus énergique , méprise ces
expressions vulgaires qui n'ont de force que
lorsqu'elles sont les interprètes de sentimens
faibles. Sans se parler, on se dit qu'on s'aime;
sans se voir , on se le dit encore : la seule
existence en est la preuve.

> Que je hais entre amis ces protestations ,
>   Cette impétueuse caresse ,
>   Ces bruyans transports de tendresse ,
> Ces élans, ces baisers et ces contorsions !
>   Lorsqu'un événement funeste
>   Livre notre âme à la douleur ,
>   Pour nous marquer sa vive ardeur ,
>   Le bon ami ne fait qu'un geste
>   Qui part de la bourse et du cœur. (1)

Si l'on rencontre dans le monde beaucoup de
visages qui n'invitent pas à l'amitié et qui
semblent aussi peu faits pour exprimer ce sentiment que pour l'inspirer , il s'en trouve
d'autres , au contraire , qui portent un carac-

----

(1) PANNARD.

tère d'honnèteté, de candeur et d'affectionivité, auquel on ne peut refuser sa confiance,
M. J. Lafitte est de ce nombre.

M. J. Lafitte est doué d'une de ces physionomies rares dont l'expression n'est bien comprise
que d'un petit nombre de personnes. L'observateur judicieux peut y lire sans effort les signes
caractéristiques suivans : Capacité, *Affectionivité dominant tout, même la prudence*; force
d'esprit, bienveillance inaccessible à l'envie et
supérieure aux revers. Le physionomiste re-
connaîtra dans les traits principaux et dans
l'ensemble du visage, l'homme qui partage la
félicité comme l'infortune, et pour qui les
sacrifices ne coûtent rien quand il s'agit de
l'élévation et du bonheur de l'objet aimé.

Qui que vous soyez, sachez qu'il ne faut
point, comme Mallebranche, analyser l'Affectionivité, parce que si vous disséquez morale-
ment le meilleur ami qui soit au monde, vous
serez presque toujours réduit à un résultat
qui vous fera douter de sa sincérité, si Dieu
vous a donné un ami vertueux, affable, com-

plaisant et généreux, aimez-le aveuglément, sans jamais chercher les motifs de son affection, cette imprudente recherche vous conduirait infailliblement au scepticisme, et *l'Affectionivité*, comme la religion, n'est une source de bonheur et de consolations que pour celui qui y croit fermement.

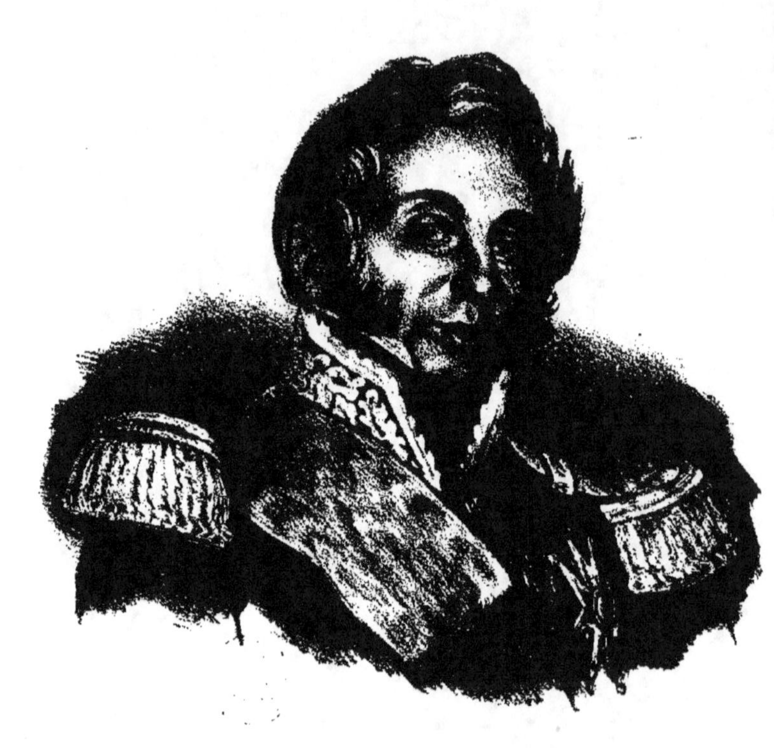

Lamarque.

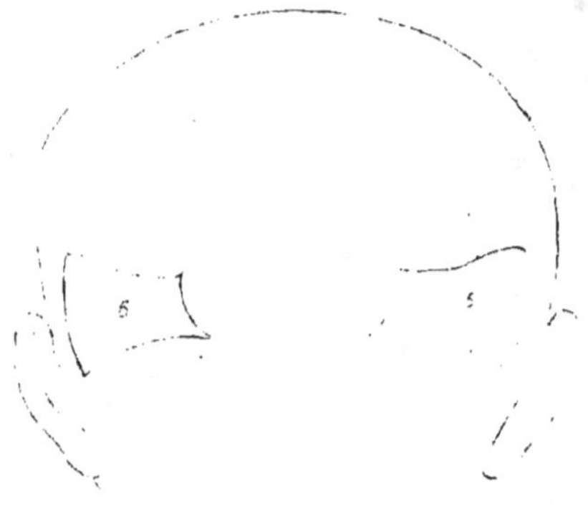

Combativité.

V.

COMBATIVITÉ.

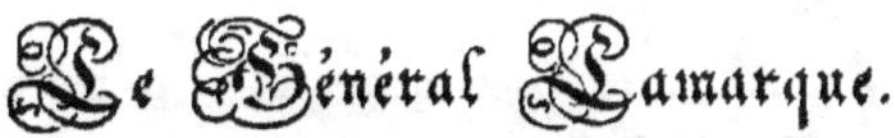

A moi! Auvergne, ce sont les ennemis !
Le chev. d'Assas (15 octobre 1760).

Cet organe est situé à l'angle postérieur inférieur de l'os pariétal, au niveau du bord
supérieur de l'oreille. On croit d'ordinaire que
le courage est la conséquence de la force musculaire, et c'est à tort, nous avons vu beaucoup
d'hommes faibles et bienveillans doués d'un
courage invincible, et nous rencontrons tous
les jours des hommes d'une force colossale qui
sont en même-temps d'une poltronnerie plus
qu'exemplaire.

Gall avait parfois une singulière façon d'étudier les hommes ; à Vienne, par exemple, pour reconnaître l'organe de la combativité, il rassemblait les gamins qui jouaient dans les rues, puis, après avoir adroitement soufflé la discorde parmi ces héros en herbe, il les mettait aux prises, les excitant comme on excite les jeunes dogues,

> . . . . . aux âmes bien nées
> La valeur n'attend pas le nombre des années.

aussitôt la bataille commençait.

Les courageux battaient les pacifiques, qui faisaient prudemment retraite. Gall remarquait toujours chez les vainqueurs que la partie de la tête qui correspond à l'angle mastoïdien des os pariétaux, était saillante ; quant aux pacifiques, tout était plat. Nous avons nous-même vérifié l'activité de ce fait chez de braves officiers, ainsi que chez quelques paysans qui ne rêvent que plaies et bosses, et dont le plus grand plaisir est de se faire craindre de leurs voisins.

Nous vivons en un temps d'effervescence où le courage militaire ou le courage civil est une vertu indispensable à l'homme et à la société.

Malheur à celui qui ne sait pas défendre sa famille, son bien, sa patrie, son honneur; malheur au lâche qui ne sait pas faire respecter les lois de son pays, malheur enfin à celui qui s'abandonne dans une société ainsi mêlée d'élémens divers.

Le courage n'est pas seulement la faculté de vaincre le sentiment de la peur, ce trouble de l'âme à l'aspect de quelque péril fictif ou inévitable, il existe deux sortes de courages principaux : le courage militaire et le courage civil. Intrépide, le général Lamarque va au devant de la mitraille accomplir un simple devoir de soldat ; c'est d'un grand cœur ! Mais le chancelier de l'Hopital ou le président Mathieu Molé opposent le plus noble sang-froid aux vociférations d'un peuple en délire. Voilà suivant nous, le vrai courage et le plus difficile de tous.

On ne saurait le nier, le courage civil est le plus rare, et le plus utile des courages, c'est le courage à son plus haut degré de sang-froid et d'intelligence.

Quand on cite les grands noms des l'Hopital, des Harlay, des de Thou, des Mathieu Molé, des d'Aguesseau, des Malesherbes, des Boissy d'Anglas, on a tout dit, car nous sommes loin, bien loin de la chaleur et de l'énergie de ces hommes à jamais illustres. Bien plus, c'est à peine si nous osons prononcer ces grands noms.

Toutefois rendons à Boissy-d'Anglas ce qui est à Boissy-d'Anglas, mais aussi rendons à César ce qui est à César. La France peut à bon droit être fière de ses guerriers, car elle a une noble part pour la guerre. La gloire est un des plus beaux produits de notre sol, n'y portons pas une main téméraire. Ne soyons pas moins fiers du grand Condé et de Turenne que de Sully et du chancelier de l'Hopital.

Les temps de trouble et de discorde, qui semblent menacer les états d'une ruine certaine, ont du moins cet avantage qu'ils pressent tous les ressorts intellectuels des hommes, et les font se déployer avec toute leur énergie. C'est peut-être l'une des causes les plus vraies de ces siècles brillans qui étonnent la terre par leur prodigieuse fécondité, et qui arrivent toujours après des temps qui l'ont glacée de terreur.

C'est dans les grands périls qu'éclate un grand courage. (1)

Enfant de la révolution, capitaine dans l'une des quatorze armées de la république, ayant bien mérité deux fois de la patrie, *Lamarque*, fils d'un député à la Convention nationale, était un de ces hommes d'élite chez qui l'intelligence égale la valeur ; aussi reconnaîtra-t-on facilement dans la forme de son visage, dans le contour des parties et le rapport qu'elles ont entr'elles, l'homme supérieur né pour conquérir. Le seul contour du front, depuis la pointe des cheveux jusqu'à l'angle,

―――――――――

(1) Regnard, le Légataire.

au-dessus de l'œil gauche, cette légère émi-
nence qui se trouve au milieu du front, sans
parler de l'oreille, ce nez, considéré séparément d'abord, puis dans sa liaison avec le
front, n'annoncent-ils pas le courage civil et
militaire, la résolution et la dignité naturelle
du patriote mort Waterloo sur le cœur, enfin
le soldat qui disait : « Vienne la guerre, et je
me mesurerai avec Wellington ! J'ai étudié sa
manière, je le battrai ! » C'était l'idée fixe
du brave général !

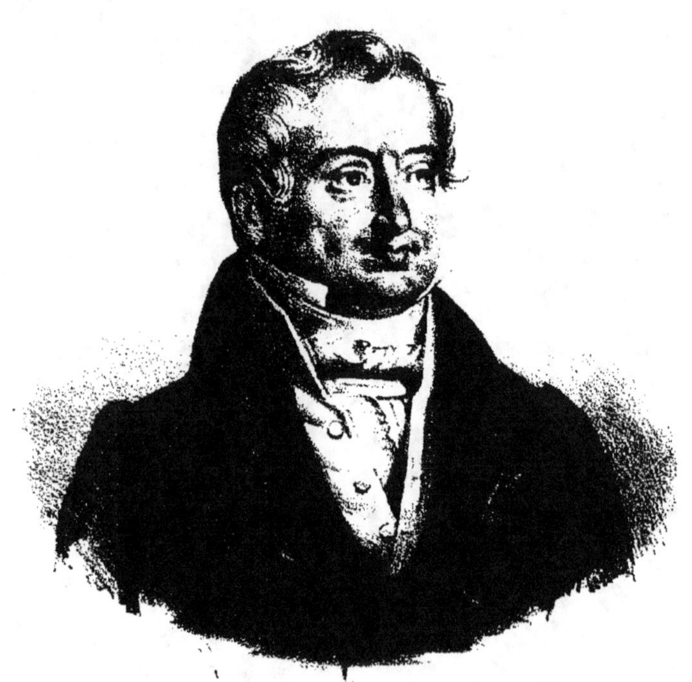

Dupuytren

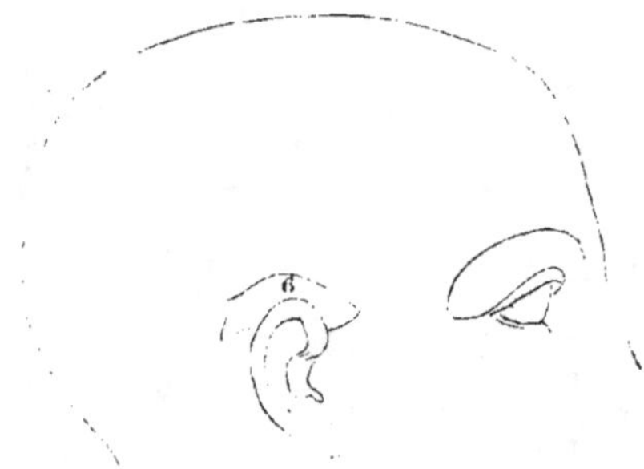

Destructivité

VI.

DESTRUCTIVITÉ.

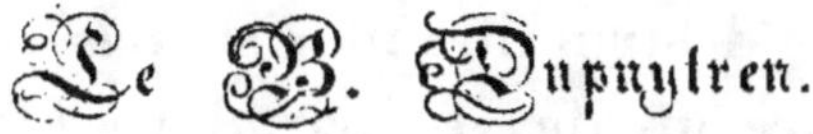

Tu ne tueras pas !

Situé sur le côté de la tête, immédiatement au-dessus des oreilles, à l'endroit qui correspond à l'os temporal, cet instinct porte à la destruction en général, sans spécifier l'objet ni la manière de détruire. L'action déterminée dépend entièrement des circonstances extérieures de celui qui agit.

L'instinct de la Destructivité présente plusieurs degrés depuis la simple indifférence à voir souffrir les animaux, jusqu'au désir de tuer. On observe l'instinct de la destructivité chez les enfans comme chez les adultes, chez l'homme du peuple et chez le dandy, on le retrouve encore chez les idiots.

Une sensibilité inqualifiable porte certains hommes à nier et à rejeter comme immorales l'existence et la puissance de ce penchant. « Cet instinct de destruction n'existe pas, disent-ils, c'est encore un de vos paradoxes ! Pourquoi donc nier avec tant d'obstination ce qui n'est malheureusement que trop bien établi ; comment, je vous prie, juger sainement des phénomènes de la nature, si l'on n'a pas le courage de les avouer ?

Le penchant à la Destructivité existe puisqu'il y a des individus qui, à l'exemple du baron Dupuytren, choisissent leur profession d'après cette inclination. S'il fallait une seconde preuve de l'existence et de la puissance de ce penchant, nous la trouverions dans l'impression que produit l'horrible guillotine sur les spectateurs. Les uns tremblent ou s'évanouissent à sa vue, d'autres, au contraire, alléchés par le sang, la recherchent avidement.

Si l'organe de la Destructivité n'existe que dans l'imagination malade des phrénologistes, pourquoi, alors, ces combats de coqs en Amérique, ces boxeurs en Angleterre, ces toréadors en Espagne? Pourquoi existe-t-il une ignoble arêne entre la barrière de la petite Villette et celle de la Chopinette? Est-ce que, par hazard, elle aurait été construite pour le plaisir et la plus grande gloire des chiens, des vaches et des ânes étiques qui s'y déchirent? Non pas; car toutes les fois qu'un grand combat doit avoir lieu, on y voit accourir à pied et en voiture, une foule nombreuse. Ces jours-là l'enceinte réservée aux spectateurs peut à peine contenir tous ceux qui sont amenés par l'instinct de la Destructivité, ou, si le mot parait trop rude à quelques-uns de nos lecteurs, par le besoin d'émotions fortes et hors nature.

Si, attiré par le bruit des fanfares, vous vous arrêtez un instant au dehors, vous entendez des cris de joie et des applaudissemens au dedans, alors vous pouvez vous écrier avec Hamlet : *Horrible! horrible!* car dans ce bouge sanglant, l'horrible seul excite la joie et ses trépignemens.

Les hommes assistent en grand nombre à cet infâme spectacle, mais les femmes n'y manquent pas non plus ; n'allez pas croire qu'elles appartiennent aux dernières classes de la société, non ; on rencontre à cette école du meurtre, d'élégantes et nobles dames, et, ce qu'il y a de bien affligeant, on y voit aussi de jeunes enfans. D'abord on les plaint, et en effet est-ce la faute de ces petits êtres si un père brutal ou une mère stupide les a trainés à cet ignoble spectacle? Mais on éprouve bientôt un sentiment douloureux lorsqu'on voit ces enfans si blonds, si frais, prêter une attention soutenue au drame affreux qui se joue devant leurs yeux; on frémit d'épouvante, en les voyant calmes et assurés se hisser sur leur banquette pour dominer les spectateurs qui gênent leur vue, et aussi pour mieux voir le sang qui coule, les chairs qui pendent et

qui palpitent, les blessés qui hurlent et les
mourans qui râlent. Alors, la pitié n'est plus
pour eux; la beauté de leurs cheveux chatoyans,
le velouté de leur œil bleu, tout cela disparait;
la pitié est acquise toute entière à ces pauvres
animaux que l'on immole ainsi aux plaisirs
dégoûtans et sanguinaires d'une foule brutale.
Puis on se demande que deviendront ces enfans? Ce qu'ils deviendront? La chose est facile
à prédire, ils finiront, comme finissent ceux
qui jouent avec le sang, comme finissent les
coupe-jarrets et les parricides!

Un historien raconte qu'un jour La Condamine, ce savant aimable, dont les découvertes ont hâté les progrès des sciences et qui
sut en parsemer de fleurs les parties les plus
arides, La Condamine faisant des efforts
inouïs pour percer la foule rassemblée sur la
place des exécutions et les soldats l'ayant re-
poussé en arrière, le bourreau leur dit : laissez
avancer Monsieur, c'est un amateur? Ce mot
du bourreau est mille fois plus flétrissant que
son fer rouge ; mais

Quel homme est sans erreur, et quel roi sans faiblesse ?

La Gazette des tribunaux, ce vaste recueil des misères humaines, contient tous les jours le détail de crimes barbares (1) avec des circonstances si révoltantes, qu'il faut bien croire que ce penchant est inné en nous et qu'il se modifie ou s'exalte suivant l'éducation ou la di-

---

(1) La ville d'Eymet (Dordogne) vient d'être épouvantée par l'exécution d'un crime sans exemple peut-être dans ces paisibles contrées.

Mercredi dernier, à 4 heures du soir, M. Miquel père, médecin au Cause, commune d'Agonal, limitrophe de celle d'Eymet, a été tué d'un coup de feu, par son fils aîné, âgé seulement de 21 ans. Les antécédens de ce parricide sont affreux. Déjà, depuis long-temps, des actes d'une froide et inconcevable cruauté, commis sur des animaux, le signalaient à l'animadversion publique; ses inclinations féroces prenaient de jour en jour un développement plus rapide. Son jeune frère lui-même n'avait pas été à l'abri de ses tentatives d'assassinat. Enfin, pour comble d'horreur, il vient de donner la mort à son père, et la procédure établira, dit-on, que deux jours auparavant il avait voulu l'empoisonner. Il a quitté le pays, et, nous avons honte de le dire, dans sa fuite encore, il a trouvé dans Eymet un conseil et un guide! Nous espérons que la justice saura retrouver ses traces.

Gazette des Tribunaux.

Voir l'article Phylogéniture, page 115.

rection donnée au sujet. Guillaume Dupuytren est une preuve de ce principe. Nul ne fut plus doué de l'organe de la Destructivité (*nous en exceptons toutefois le célèbre docteur Roux*); mais en homme de génie, qu'il était, il fit tourner au profit du plus difficile des arts cette *bosse du meurtre* qui aurait fait de tout autre un scélérat insigne.

Le baron Dupuytren, comme nous le disions tout à l'heure, possédait un assez grand développement de l'organe dont nous traitons, aussi était-il l'homme des douleurs et des amputations.

C'est à coup sûr une grande et irréparable perte que la science vient de faire dans la personne du baron Dupuytren, ce génie tout chirurgical est mort trop tôt pour les progrès de l'art qu'il professait et pratiquait avec tant de zèle et d'éclat; on trouvera difficilement un jugement plus sain et plus prompt, un esprit plus vif et plus pénétrant, un zèle et une persévérance plus infatigables, autant d'éloquence et un entendement plus lumineux !

Jamais les élèves qui l'ont vu et entendu n'oublieront la puissance de son regard noble, fier, altier même ; son front imposant et la merveilleuse facilité de sa parole.

Cet homme illustre a passé sa vie dans le travail, dans l'insomnie et dans le sang. Chaque fleuron de sa couronne triomphale est un membre coupé ; des douleurs maîtrisées, des hommes sauvés de la honte ou arrachés à la mort, voilà ses titres à la gloire. « Toute dou-
» leur s'est abaissée sous ses mains puissantes,
» tout mal caché s'est dévoilé à son regard.
» Son oreille a entendu bien des gémissemens
» que nulle autre oreille n'a entendus; tel était
» cet homme, une des gloires les plus incon-
» testables, et peut-être la gloire la plus utile
» de notre pays. »

Le pauvre enfant de Pierre Buffière, n'obéissant qu'à son organisation, n'eût été qu'un dangereux vaurien ; le hasard, *l'éducation et une volonté ferme* ont fait de l'enfant, devenu homme, un des plus habiles professeurs de l'École de médecine, chirurgien en chef de

l'Hôtel-Dieu, membre de l'Académie de médecine, de l'Institut, un des barons les plus
riches, les plus considérés et les plus considérables de France.

Honneur à ceux qui commandent ainsi à la
nature et qui usent, pour leur gloire et pour
celle de la patrie, de ce grand présent que
Dieu fait à tout homme qui vient au monde.
— La liberté, c'est-à-dire la volonté !

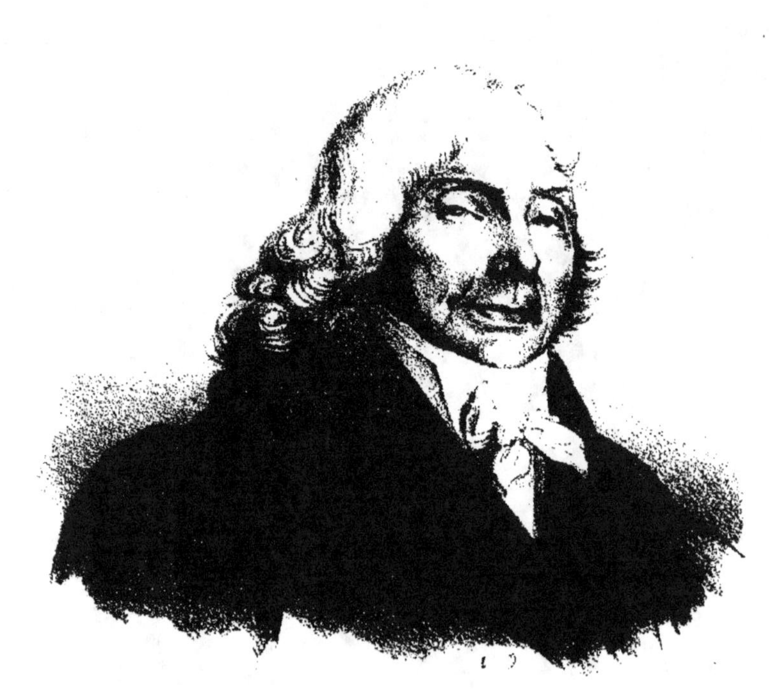

Talleyrand.

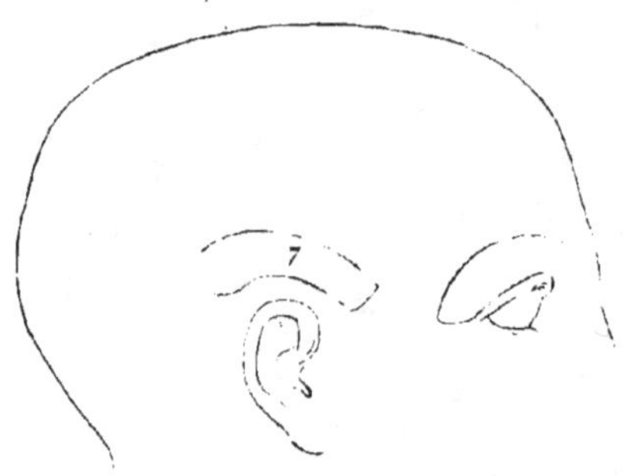

Secrétivité.

VII.

SECRÉTIVITÉ.

—◆—

M. le Prince de Talleyrand Périgord.

> L'air candide de cette belle tête chauve et
> blanchie de lord Grey , contrastait avec l'im-
> passibilité fine et pénétrante du prince de
> Talleyrand.
>
> *Revue des deux Mondes.*

L'organe de la Secrétivité, situé au-dessus
de celui de la Destructivité, élargit latéralement la tête, lorsqu'il est très-développé. La
Secrétivité est du domaine de tous; grands
et petits, abbés ou soldats, riches et gueux,
forts ou faibles, nous possédons plus ou
moins ce penchant qui joue un grand rôle

dans la politique et dans la société. Le bon docteur Gall reconnut, pour la première fois, cet organe, chez un homme qui, ayant plus de dettes sur le corps *que de cheveux sur la tête*, se conduisit d'une manière si adroite et si discrète que chacun de ses nombreux créanciers se crut long-temps seul privilégié.

La Secrétivité se décèle de mille manières. le procureur du Roi plaide le faux pour savoir le vrai ; les dévotes exagèrent charitablement le bien pour connaître le mal, ou donnent des vertus supposées à l'ennemi auquel elles croient des défauts cachés qu'elles veulent connaître.

Ce penchant, très-louable dans sa nature, peut être mal employé ; s'il n'est pas dirigé ou modifié par des sentimens supérieurs, il produit l'hypocrisie, le mensonge, le subterfuge, etc. Il est, dans ce cas, à en croire Charron, une vertu politique indispensable à ceux qui se destinent au grand art de gouverner l'espèce humaine. « La dissimulation qui est vicieuse » aux particuliers est très - nécessaire aux

» princes ; lesquels ne sauraient autrement ré-
» gner, ni bien commander, et faut qu'ils se
» feignent non seulement en guerre aux étran-
» gers et ennemis, mais encore en paix et à
» leurs subjects. Les *simples* et les *ouverts* qui
» portent, comme on dit, le cœur au front,
» ne sont aucunement propres à ce métier. »

Il est presqu'inutile de dire que la politique
des salons et la politique des gouvernemens
doivent leur existence à l'Italie. Ce fut au sein
de la guerre que l'Italie posa les fondemens de
la politique gouvernementale. Ingénieux, sou-
ples, flatteurs, insinuans, les Italiens, plus
poètes que belliqueux, las des dissentions et
des guerres qui, depuis long-temps, rava-
geaient leur belle contrée, craignant aussi la
domination des maîtres étrangers, adoptèrent
la politique des Grecs, qu'ils modifièrent par
toutes les ressources d'un génie inventif.

C'est à l'Italie qu'on doit l'usage des ambas-
sades, à l'aide desquelles elle imagina et établit une espèce d'équilibre entre toutes les
puissances ; équilibre qu'elle sut adroitement

maintenir par toutes les souplesses de l'art des négociations ; mais bientôt les diplomates Italiens outrèrent cet art, et, à force de le voiler sous un extérieur agréable , ils finirent par faire d'une politique sage *une vertu* purement grimacière , un art très-incertain et la plus équivoque de toutes les ressources. En effet la *politique gouvernementale* , qu'un auteur célèbre appelle l'*art de se taire* , est plutôt l'art de tromper, *ars fallendi, potiùs quam regendi.*

Fille de l'Intérêt et de l'Ambition ,
Dont naquirent la fraude et la séduction ;
Ce monstre ingénieux , en détours si fertile ,
Accablé de soucis parait simple et tranquille :
Ses yeux creux et perçans, ennemis du repos ,
Jamais du doux sommeil n'ont senti les pavots.
Par ses déguisemens à toute heure elle abuse
Les regards éblouis de l'Europe confuse.
Le mensonge subtil, qui conduit ses discours ,
De la vérité même empruntant le secours ,
Du sceau du Dieu vivant empreint ses impostures,
Et fait servir le ciel à venger ses injures.

L'histoire nous apprend que ce furent les ruses italiennes, nous voulons dire la politique italienne, qui corrompirent la franchise espagnole, la générosité de quelques souverains de la maison d'Autriche, les règnes malheureux de François II, de Charles IX, et les trop mémorables minorités de Louis XIII et de Louis XIV.

Il est une autre politique dont nous ne parlerons pas, qui dérive de la politique des hommes d'Etat, et nous vient, comme elle, des Italiens ; pour celle-là on ne trouve nulle part son apologie, c'est que rien ne peut l'excuser. Cette politique, d'un usage journalier et fort répandue parmi les gens du monde, consiste dans l'art de nuire adroitement, c'est la science de donner à son visage un masque de douceur et d'affection, c'est, en un mot, la politique des lâches ; la politique des salons !

M. le prince de Talleyrand, ce grand homme d'affaires, qui a eu autant d'esprit que Voltaire, avec cette différence qu'il a été un homme d'action et qu'il s'est attaché au fait avant tout, est certainement le plus beau modèle qui se puisse jamais rencontrer de cette prudence générale et particulière qui dicte les grands

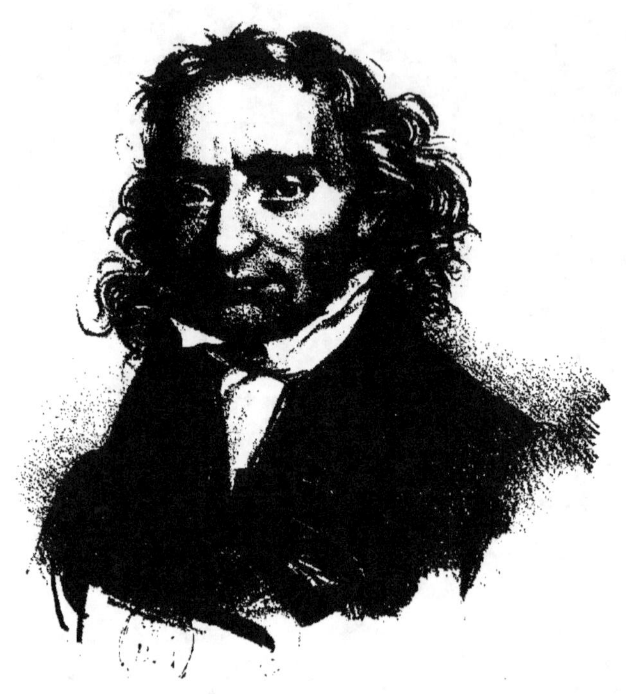

Paganini

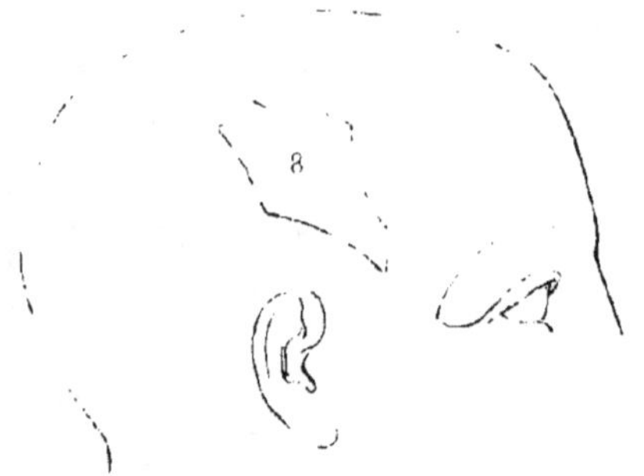

Acquisivité

VIII.

ACQUISIVITÉ.

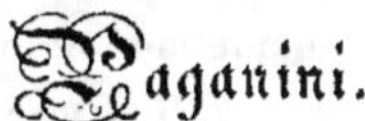

At mihi plaudo
Ipse domi simul ac nummos contemplor in arca.

HORACE.

Cet organe, qui aboutit à l'angle antérieur
inférieur des os pariétaux, ne détermine pas
les objets qu'on désire, il donne seulement le
désir d'acquérir; le choix des objets qu'on acquiert et qu'on amasse, et la manière de le
faire dépendent des circonstances extérieures,

où l'on est placé et de la combinaison des facultés dont on est doué.

L'Acquisivité, moyennement active, est l'âme du commerce, l'homme chez qui cet organe est trop peu développé, et celui chez lequel il l'est trop, sont également à plaindre, car l'un peut être prodigue et l'autre, grand Dieu, peut être avare (1).

---

(1) Nous n'admettons aucune faculté mauvaise en elle-même, et cependant nous pensons avec Gall et Spurzheim que lorsque ce penchant et son organe respectif dominent les autres facultés, *il contribue à produire le vol;* comment expliquer autrement sa présence et son activité chez les idiots et les aliénés.

Quelques publicistes, aux intentions desquels nous aimons d'ailleurs à rendre hommage, prétendent établir qu'il n'y a pas de penchant naturel au vol, et conséquemment pas d'organe de cette espèce, parce que le *vol* suppose la propriété et que la propriété est le résultat de la législation.

Quoique logique en apparence, cette objection n'est pas admissible : pour établir que le sentiment de la propriété ou du mien n'existe pas dans la nature, il faudrait n'avoir jamais observé les mœurs et les habitudes des enfans; bien plus, il faudrait préalablement biffer ligne à ligne, feuille à feuille la zoologie de Buffon, puisque cette œuvre grandiose, d'accord avec la nature, prouve, à peu d'exceptions près, que la plupart des *actions*

L'Avarice et l'Égoïsme naissent de *l'amour excessif de la vie*, c'est-à-dire que la personnalité domine également dans ces deux passions.

---

des animaux portent le cachet du sentiment du *mien*, inhéren à leur nature, par conséquent bien antérieur à la législation des hommes! Ne pensera-t-on pas avec nous que celle-ci semble plutôt avoir été provoquée par le sentiment de la propriété, que ce sentiment ne l'a été par la loi?

Chez les animaux, la propriété est déterminée par le droit du plus fort; l'homme, le seul être doué de sentimens moraux, a compris la nécessité de fixer les conditions auxquelles la propriété doit être reconnue; alors, mais alors seulement, il a senti le besoin d'en assurer la conservation et de la mettre sous la protection des lois.

On a aussi objecté qu'il était immoral et dangereux d'admettre un organe du *vol*, parce que ce serait le légitimer; cette nouvelle objection partagera le sort de la première, ouvrez Gall et Spurzheim, consultez M. le professeur Dumoutier et tous les hommes qui s'occupent sérieusement de phrénologie, tous vous diront, avec nous, que l'homme libre, dans l'état parfait de santé doit toujours être responsable des désordres qui résultent de l'abus de ses facultés, ils vous diront encore, que chez l'homme, dans les conditions sus-énoncées, l'action des penchans n'exclut pas celle des sentimens moraux et de l'intelligence, dont le but est de mettre un frein à l'activité excessive de ces mêmes penchans.

L'Avarice n'est d'abord qu'une prévoyance exagérée pour parer à des malheurs, à des pertes ou à des maladies qui pourraient survenir, puis c'est le besoin de se ménager des ressources pour la vieillesse; nous applaudirions de grand cœur à une prévoyance aussi sage et des plus naturelles, si l'avare ne s'en servait comme d'un bouclier à l'abri duquel il commet ces petitesses et ces ladreries qui le conduisent droit à ce faux raisonnement qui fait dire à certain poëte :

> A l'Avare, il peint l'opulence,
> Comme le seul suprême bien,
> Et dans le sein de l'abondance,
> Par la frayeur de l'indigence,
> Il le réduit à n'avoir rien.

En effet, si le pauvre manque de beaucoup de choses, l'avare manque de tout.

Parmi cent exemples tragiques qui attestent des suites funestes de cette passion, nous ne citerons que le trait suivant, qui est fort con-

nu et qui a été reproduit, avec une grande
vérité, par la peinture (1).

Un riche et vieil avare avait fait pratiquer
dans un coin de sa cave un réduit impénétrable, connu de lui seul, et que lui seul pouvait ouvrir; là étaient ses coffres, c'est-à-dire
son culte, sa vie, son âme, il y passait furti-
vement des journées entières, contemplant,
comptant, recomptant son numéraire, calcu-
lant avec une joie frénétique ce que produi-
raient en dix ans les intérêts des intérêts de ce
trésor sûrement placé. Jouissance inéffable inconnue à la jeunesse, et que peut seule comprendre l'âme d'un avare; mais le sage et bon
Lafontaine a dit :

> L'avare rarement finit ses jours sans pleurs;
> Il a le moins de part aux trésors qu'il enserre,
>   Thésaurisant pour les voleurs,
>   Pour ses parens ou pour la terre.

---

(1) Le tableau qui retrace ce fait appartient au musée du
Luxembourg.

Un jour que, suivant sa coutume, il était entré précipitamment dans sa cellule pour fêter, peser et caresser l'âme de son âme, son or; pendant qu'il s'occupait à compter, la trappe entrebaillée se ferma ; le contre-poids était tombé en dehors, et le secret de cette riche oubliette, toute de fer, ne devait plus s'ouvrir! Vous savez tous les efforts inouis qu'on doit attendre de l'instinct de la conservation, après avoir longuement fait retentir les voûtes silencieuses de son tombeau, de hurlemens et de cris de rage, après une lente et terrible agonie, l'avare mourut en avare, la face sur ce tas d'or qu'il avait tant aimé!

Tous les philosophes, Voltaire (1) excepté, nous ont présenté l'avarice comme le premier germe de tous les mauvais penchans dans l'homme : ils ont, avec raison, démontré que l'orgueil, la vanité, l'ambition se rapportaient à un désir unique : *amor habendi*.

______

(1) Dictionnaire philosophique (Avarice.)

L'avare et l'ambitieux sont insatiables, car la possession n'affaiblit pas l'avarice, elle l'augmente : l'avare a beau être riche, il ne l'est jamais, parce que ses désirs, loin de diminuer, augmentent avec son trésor, et de jour en jour, d'heure en heure, l'appauvrissent davantage.

« Un homme malheureux peut ne l'être
» qu'en partie, et ne l'être pas toujours ; mais
» les événemens n'ajoutent pas au malheur de
» l'avare : il ne laisse rien à faire à l'injustice
» des autres ni aux revers de la fortune ; il
» porte au fond du cœur les premiers prin-
» cipes de toute disgrâce, de toute iniquité ;
» iniquité dont il se punit lui-même, puis-
» qu'il est tout à la fois l'auteur et l'exécu-
» teur de son supplice. »

Nous ne résistons pas au désir de mettre en parallèle deux types bien différens dûs au même pinceau ; le *Médecin de Campagne* et le *Père Grandet*, c'est-à-dire l'homme sage, économe et généreux, et le pauvre riche ou le riche honteux. L'un, franc, doux et humain, toujours riche avec peu ; l'autre, rusé, circonspect et inhumain, toujours pauvre au milieu de l'abondance. Le médecin, toujours égal, toujours tranquille, toujours noble et généreux. Le millionnaire Grandet, toujours sur le qui vive, acquérant toujours et ne jouissant jamais, toujours emprisonné dans sa turpitude et se refusant l'aumône à lui-même. Le premier meurt au comble du bonheur, le second au dernier degré du malheur, comme pour prouver que c'est le jugement sain, le bon esprit, le bon cœur, en un mot, que c'est la sagesse et non le plus de biens qui nous procure, par la tranquillité de l'âme, la véritable abondance, le vrai bonheur et les vrais plaisirs. Maintenant parlons du prodigue qui jette au vent sa fortune et sa vie. L'avare fait sentinelle nuit et jour auprès de son trésor ; le *prodigue*, au contraire, se fait gloire de son déréglement, il s'entoure de faux amis, de fourbes et de libertins qui le méprisent en le pillant.

La dissipation a, sur l'avarice, l'avantage de pouvoir se montrer au grand jour ; mais c'est un triste avantage d'étaler tant de misère et d'imprévoyance. L'avare se fait des jouissances par la privation même qu'il s'impose ; le dissipateur, par une jouissance prompte, éphémère, se prépare des regrets éternels ; l'avare meurt de faim sur sa cassette, le prodigue meurt de faim et de regrets à l'hôpital.

La dissipation, n'est pas la libéralité, noble et généreux penchant ; ce n'est qu'une *perturbation de l'esprit* qui nous ôte le jugement et le goût, et nous porte, sans discernement et sans choix, à mille dépenses criminelles. L'avarice et la prodigalité sont nos ennemies les plus cruelles, puisque toutes deux nous conduisent à la misère.

Nous ne craignons pas de le dire, la prodigalité déshonore l'esprit comme l'avarice déshonore le cœur : celle-ci nous fait ignorer jusqu'au nom de toutes les vertus ; celle-là nous en interdit l'usage ; par l'une et par l'autre nous nous refusons le nécessaire ou nous nous en privons. C'est une misère en partie double.

Terminons par quelques considérations physiognomoniques sur Paganini, ce sournois et mauvais riche qui saluait si bas nos bons écus de France; Paganini, l'ingrat artiste qui, pour quelques coups d'archet, a emporté vingt malles de notre or sans en laisser tomber une parcelle sur nos pauvres. A Paganini l'italien, à lui seul appartenait l'honneur de cet article, car c'est peut-être le seul artiste avare de notre temps.

Regardez cette sombre figure toute empreinte d'inquiétude, de soucis des petites choses et de cet amour sordide que nous avons essayé de peindre, voyez-le vite, bien vite, car le temps des récriminations est passé, et nous ne pouvons plus, sans lâcheté, écraser l'homme tombé. C'est là ce Paganini, l'exilé de la presse, qui l'a chassé de Paris à tout jamais.

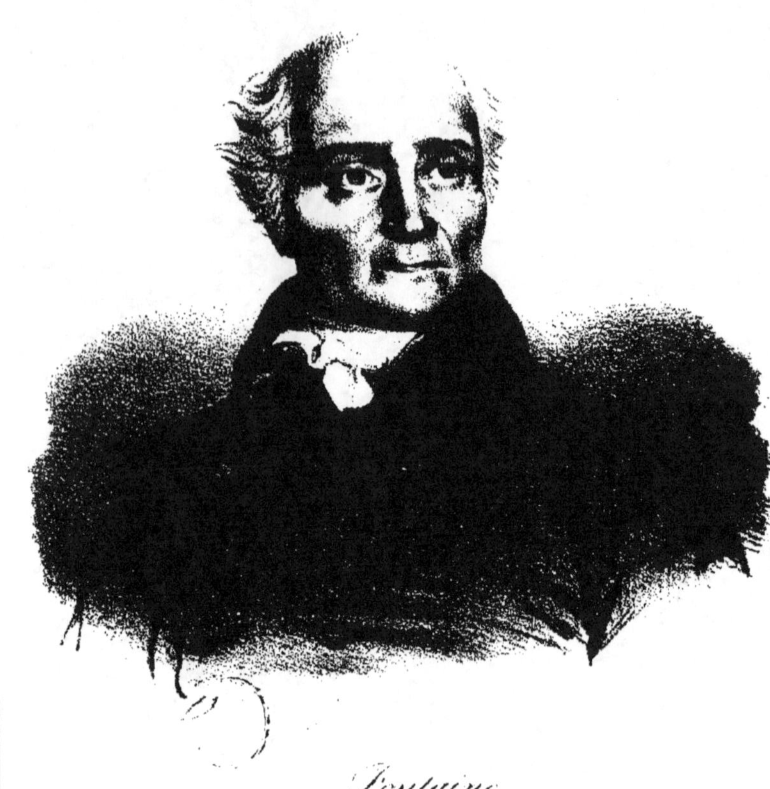

Fontaine.

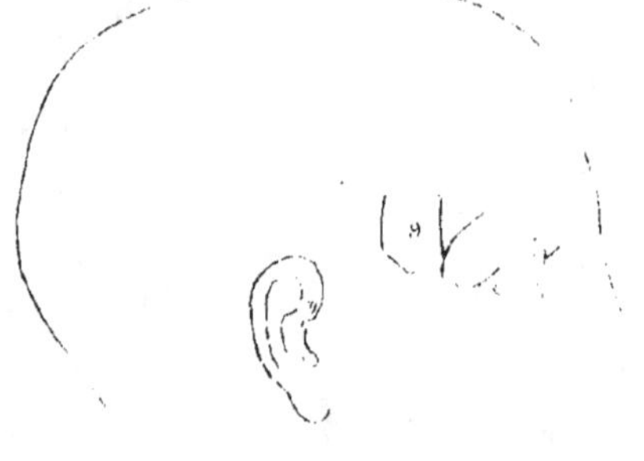

Constructivité

IX.

CONSTRUCTIVITÉ.

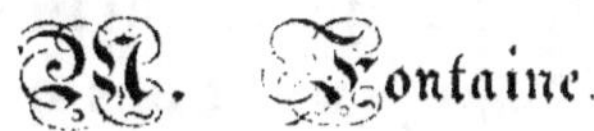

> . . . Vandales, Vandales !!!
>
> Victor Hugo.

La Constructivité est un des premiers organes découverts par le docteur Gall, il aboutit aux tempes, mais sa situation et son apparence extérieures varient d'après le développement de l'une ou de plusieurs parties voisines *(Alimentivité, Tons, Idéalité, Acquisivité et Secrétivité)*. L'organe de la Constructivité est plus difficile à découvrir si les lobes moyens sont très-volumineux, ou si le front est large comme celui de M. Fontaine, ou si l'organe des tons est bien développé, ou enfin si les joues sont très-saillantes. Lorsque la base du crâne est étroite, le front est situé plus haut, dans ce cas il y a souvent enfoncement à l'angle externe de l'œil, entre cet angle et l'organe, surtout si la peau et les muscles qui recouvrent les tempes sont minces. En examinant cet organe de la constructivité, il faut bien considérer l'épaisseur des tégumens et des muscles qui le recouvrent.

Puisque nous traitons de la construction, nous nous permettrons de jeter un coup d'œil rapide sur la naissance, les progrès et la décadence de l'architecture en France.

Nous avons vu, dans le midi de la France, quelques copies, peut-être quelques débris de l'architecture bâtarde, introduite dans la Gaule par les Romains, architecture dont la pureté reçut, si pureté il y a, vers la fin de l'empire d'Occident, de graves atteintes, et qui acheva de se dégrader sous la domination des Francs.

Une église, près de Lamaloue (1), et que nous visitâmes avec M. Auguste Saint-Hilaire (2), nous a vivement intéressés, bien qu'elle n'offre à la vue que de lourds massifs de maçonnerie d'un fort mauvais goût, sans forme ni ornemens caractéristiques. Des meurtrières lui donnent jour, la bâse et le chapiteau des colonnes, si notre mémoire est fidèle, ont les proportions de l'ordre corinthien, seulement les feuilles d'acanthe sont remplacées par de grotesques ornemens assez grossièrement sculptés.

Un nouveau mode d'architecture s'établit en Europe, sous le règne de Philippe-Auguste, et l'antique *Lutèce ou Lucotèce* (3) vit pour la première fois s'élever dans son sein un vaste édifice sarrazin. Ce nouveau genre, que nous

----

(1) Eaux minérales près Bédarieux, département de l'Hérault.

(2) Membre de l'Académie des sciences, section de botanique.

(3) Histoire de Dulaure, tome 1er., période 1ère. Origine de la nation Parisienne.

(*L'éditeur.*)

13

nommons gothique aujourd'hui , fit bientôt
oublier à nos bons ancêtres l'architecture primitive, c'est qu'aussi l'art de bâtir du dou-
zième siècle était bien préférable, à notre avis,
à la maçonnerie *Franco-Romaine*. Est-il rien
de comparable aux formes sveltes et hardies de
l'architecture sarrazine, sa grandeur imposante
fait battre le cœur d'un sentiment de crainte
et de plaisir. Nous n'avons jamais passé devant
Notre-Dame de Paris , sans nous incliner invo-
lontairement devant ces géants de 204 pieds ,
qui semblent postés là pour faire respecter le
génie entreprenant de Maurice de Sully (1).

Honneur à Maurice de Sully ! honneur à
l'homme qui eut le courage d'entreprendre
l'entière reconstruction de la vieille cathédrale.

---

(1) Maurice, fut un de ces pauvres écoliers qui demandaient
l'aumône et auxquels l'espoir d'obtenir un bénéfice ecclésiastique
faisait supporter la faim et les difficultés de l'étude. Lorsqu'il fut
chanoine de la cathédrale de Bourg, le siège épiscopal de Paris
devint vacant, les électeurs, partagés d'opinions, remirent leurs
choix à la décision de Maurice de Sully , qui se nomma lui-même
évêque !

(Gallia Christiana, page 70, tome VII.)

Cette année, 1836, il y aura *six cent soixante-treize ans* qu'Alexandre III, qui institua le mariage du doge de Venise avec la mer Adriatique, posa la première pierre de Notre-Dame ! Dix-neuf ans plus tard, Henri, légat du saint Siège, en consacra le maître autel, ce qui nous fait présumer qu'en 1182 le chœur ou au moins le chevet a dû en être achevé. Maurice mourut en 1196, laissant à ses successeurs le soin de poursuivre son plan monstre. Ceux-ci s'en acquittèrent avec bien peu de zèle ou furent bien mal secondés, puisqu'une inscription, placée sous le portail méridional, atteste que l'édifice n'existait pas encore en 1257, époque où la construction en fut commencée par le maître des œuvres (1) Jean de Chelles.

Aucun historien n'a encore déterminé d'une manière précise, l'époque de l'entier achève-

____

(1) On appelait alors maîtres des œuvres, les maçons ; ce ne fut que sous le règne de Henri III que les hommes qui faisaient état de la construction portèrent le nom d'Architectes.

DULAURE.

ment de cette église, mais on sait qu'au quatorzième siècle on y construisait encore des chapelles ; ainsi on peut dire que les travaux de cet immense et admirable édifice, ont duré près de deux cents ans (1) !

L'architecture sarrazine subit vers le quinzième siècle des améliorations, d'autres disent des altérations notables. Rien n'était comparable à sa richesse et à sa délicatesse, et tout porte à croire qu'elle était parvenue à son apogée, lorsque vers 1423 on commença à innover et à s'en écarter.

---

(1) Les dimensions de Notre-Dame ont été mises en vers. Les voici tels qu'ils étaient gravés sur cuivre et placés sur l'un des piliers.

> Si tu veux savoir comme est ample,
> De Notre-Dame, le grand temple,
> Il y a dans œuvre, pour le seur,
> Dix et sept toises de hauteur,
> Sur la largeur de vingt-quatre,
> Et soixante-cinq, sans rabattre ;
> A de long, aux tours haut montées,
> Trente-quatre sont comptées.
> Le tout fondé sur pilotis,
> Aussi vrai que je te le dis.

Charles V fit gratter et réparer entièrement le vieux Louvre (1) comme on a gratté et réparé l'an dernier nos églises et notre Hôtel-de-Ville ; il fortifia Vincennes et éleva des bastilles autour de Paris. Ces constructions nouvelles amenèrent divers changemens dans l'art de bâtir, l'émulation s'empara des maîtres des œuvres, ils cherchèrent à se surpasser mutuellement et à imprimer un cachet particulier à. leurs travaux, peu à peu on vit l'architecture se parer d'ornemens coquets et pittoresques ; enfin, sous Charles VII, on substitua des voûtes très-surbaissées aux voûtes en ogives.

---

(1) François Ier fit démolir ce vieux monument. pour en construire un nouveau, d'après des dessins plus modernes. Pierre Lescot en conduisit les travaux, avec succès et rapidité ; et le corps de bâtiment, qu'on nomme le *vieux Louvre*, fut, sous le règne de Henri II, et en 1548, presqu'entièrement terminé, comme le prouve cette inscription latine, gravée au-dessus de la porte de la salle des Cariatides :

*Henricus II, christianissimus, vetustate collapsum refici cœptum d patre Francisco I*o *, rege christianissimo, mortui sanctissimi parentis memor, pientissimus filius absolvit, anno d salute Christi* **MDXXXXVIII.**

Le XVIe. siècle amena avec lui de nouvelles améliorations ou plutôt de nouveaux changemens, le genre grec prit tout à coup faveur: tout le monde voulut du grec! néanmoins ce furent Pierre Lescot et du Cerceau, c'est-à-dire les deux plus grands architectes de l'époque, qui l'employèrent, pour la première fois avec succès, dans la construction du Louvre et plus tard dans celle des Tuileries que Jean Goujon orna des gracieuses et admirables productions de son ciseau.

Arrivons au siècle de Louis XIV, au grand siècle, à l'ère des grands hommes et des grandes choses. Ici, dégénère sensiblement l'art de bâtir; Openord contribue à cette décadence en substituant les formes tudesques aux formes grecques, et en introduisant dans l'architecture les *Rocailles*, ornemens stupides, et nous pouvons encore en juger, toujours stupidement employés. Voici, à ce sujet, l'opinion de M. Legrand : « Il serait dangereux, » dit-il, au moment où l'on jette les fonde- » mens de tant de monumens publics, de ne » pas classer à leur véritable nom ces préten-

» dus chefs-d'œuvre du siècle de Louis XIV,
» et de ne pas (en louant l'intention du fon-
» dateur) blàmer le système vicieux de ces
» artistes trop vantés. Que leurs productions
» brillent à Paris où rien ne les efface encore ;
» mais que leur réputation , si long-temps
» usurpée , s'éclipse et disparaisse devant
» les beaux édifices de l'Italie antique et mo-
» derne. »

Les étrangers riches ou savans , qui viennent
visiter la métropole du monde civilisé, demandent chaque jour, ce qui nous reste du
vieux Paris? Ils ne savent pas combien cette
simple question est embarrassante, car, après
Notre-Dame , il ne nous reste rien de
l'antique Lutèce, rien ou à peu près ; pardon, mille pardons, il nous reste encore, en
cherchant bien, Saint-Germain l'Auxerrois,
dont le peuple a voulu faire une Mairie dans
les emportemens du carnaval, mais qui, nous
l'espérons, restera une église en dépit des révolutions ; n'oublions pas non plus Saint-
Jacques de la Boucherie , fabrique de plomb ;
Saint-Pierre aux Bœufs, magasin de chiffons ;

l'hôtel de Sens, roulage ; la maison de la Couronne d'or, magasin de draps ; l'admirable chapelle de Cluny, imprimerie ; la Sainte-Chapelle, qu'on répare en ce moment, est le dépôt des paperasses de la Cour des comptes ; enfin Saint-Benoît, est un théâtre !

Voilà pour la capitale du monde civilisé ; mais en province, si nous en croyons M. Victor Hugo, c'est pis encore, le vandalisme est à l'ordre du jour, c'est pitié ! Chambord, qu'il appelle l'Alhambra de la France, chancelle sur ses fondations. A Laon, le dernier monument des rois de la seconde race, la tour de Louis d'Outre-mer a été minée par ordre du Conseil municipal ; il reste encore aux Laonnais une église du XIe. siècle, peut-être lui substituera-t-on quelque jour une borne-fontaine ! Plus loin, un Préfet jette bas une abbaye du XIVe. siècle, pour démasquer deux fenêtres d'un boudoir ; autre part un adjoint illettré fait du sarcophage de Théodeberthe un toit à porcs. A Fécamp, un curé démolit un jubé du XVe. siècle, pour ne pas priver ses paroissiens du plaisir de contempler sa pose majestueuse à l'autel. L'église de Brou, enfant de la même époque, et qui a coûté vingt-quatre millions (1) dans un temps où la journée d'un ouvrier se payait deux sous, tombe en ruines faute d'entretien.

La liste de nos pertes est immense, et il est douloureux de penser que les préfets auraient pu, avec quelques légers sacrifices, arrêter le vandalisme et sauver le peu qui existe encore de notre ancienne splendeur ; bientôt il ne restera plus à la France d'autre monument national que celui *des voyages pittoresques et romantiques de MM. Taylor et Charles Nodier.* Ne devrait-on pas exercer une surveillance active et sévère sur nos monumens antiques; si on écoute toujours ces welches, ces conseillers municipaux, ils détruiront la vieille France pierre à pierre.

---

(1) Cette somme équivaut aujourd'hui à plus de cent cinquante millions.

(L'éditeur.)

Les bonnes raisons ne manquent jamais à MM. de la bande noire ; ces dévastateurs infatigables disent avec tant de bonhomie : A quoi servent ces monumens ? à rien ! ça coûte *gros* d'entretien et voilà tout. Abattons ; vendons les matériaux, au denier cinq, ça rapportera......! C'est bien peu, mais c'est toujours autant de gagné, et les vieux débris des vieux siècles tombent en huit jours.

Devant certains architectes ces rusés vandales dénigrent l'architecture sarrazine, les lignes compliquées du moyen âge sont des barbaries, des anomalies architecturales qu'on ne saurait trop vite faire oublier et trop tôt remplacer par de belles maisons à neuf étages ; et, cette fois encore, vu l'urgence, l'utilité et la beauté des maisons à neuf étages, qui ne se louent pas, on morcelle, on assassine sans pitié le pauvre moyen âge.

Mais terminons ici cette triste archéographie qui exigerait un volume et revenons à l'organe de la Constructivité.

Dans un crâne conservé à Rome et qu'on prétend, à tort ou à raison, être celui de Raphaël, cet organe est très-développé. On reconnait aussi la Constructivité dans les portraits de Van-Dyck, du Titien ; Paul Véronèse, Vignole , Lesueur , Rembrandt , Holbein , Carrache , Guido-Reni , Gérard-Dow , etc. et en général chez tous les hommes qui ont excellé dans le dessin, la sculpture ou l'architecture.

M. Victor Hugo a dit quelque part : « M. Fontaine n'a d'un génie que l'épée, » l'habit et le chapeau brodés » ; il n'en est pas moins vrai qu'il possède, à un haut degré, l'organe de la Constructivité. Il n'a rien fait, rien produit qui annonce le génie ! mais est-ce bien sa faute? Non, non, l'occasion lui aura toujours manqué ; qu'elle se présente et alors , nous n'en doutons pas, M. Fontaine prouvera que s'il n'est pas un Perrault, il est au moins..... de l'Institut.!

M. Victor Hugo a fait aussi la Physiognomonie du premier architecte de l'Europe ,

la voici : « bien nourri , bien renté , bouffi
» d'orgueil, presque savant, très-classique,
» bon logicien, fort théoricien, puissant,
» affable au besoin, beau parleur et content
» de lui; tranchant du Mécène, donnant le
» bras au roi et lui soufflant ses plans à l'o-
» reille. »

Voyez et jugez.

FIN DU GENRE PREMIER ET DU PREMIER VOLUME.

SECTION DEUXIÈME.

SPÉCIALITÉS

MENTALES.

elles manifestent encore des émotions de l'âme qu'on peut nommer *sentimens*, et qu'il faut sentir soi-même pour les connaître.

Les penchans sont principalement destinés à faire agir l'homme, les sentimens modifient les actions des penchans et produisent d'autres actions d'après leurs propres désirs.

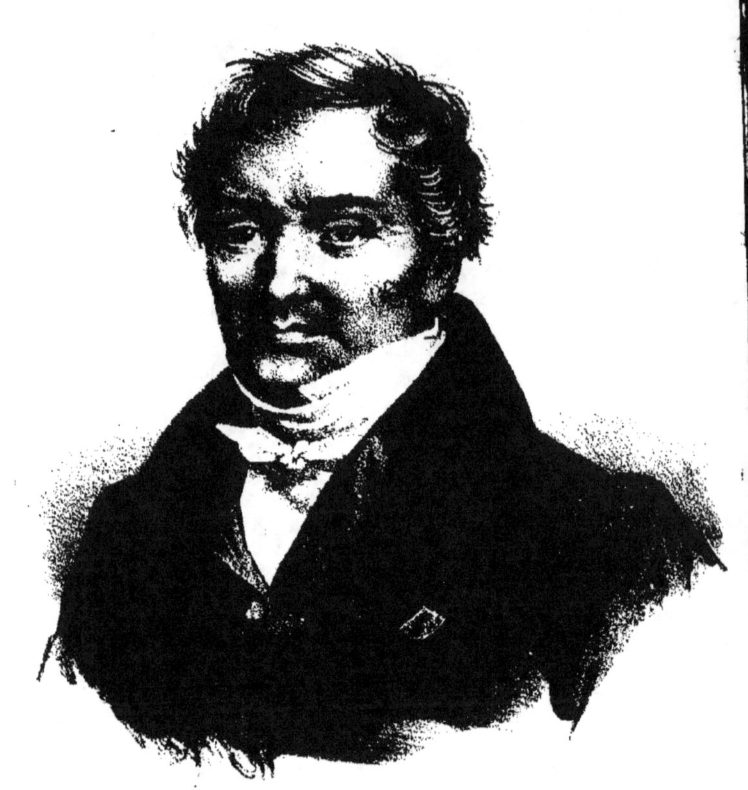

Estime de soi.

X.

ESTIME DE SOI.

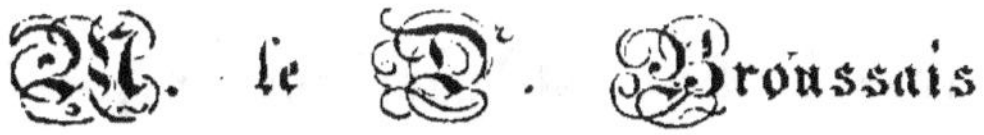

> L'estime de soi est une des premières conditions
> du bonheur.
>
> DUCLOS.

Situé à l'endroit qui correspond au vertex
de la tête, au milieu de la suture sagitale, à la
partie postérieure supérieure, là où la tête
commence à décliner, le sentiment de l'Estime
de Soi est considéré par quelques phrénologistes comme un organe factice qui ne doit son
existence qu'aux circonstances sociales. Telle
n'était pas l'opinion de Spurzheim ; en effet,
l'estime de soi est souvent très-active et fort

souvent aussi en opposition avec les circonstances extérieures.

Nous avons dit dans la première partie de
ces esquisses (chapitre III, page 12) comment
l'infatigable docteur Gall découvrit, sur un
mendiant, cette faculté et le siège de son
organe.

L'Estime de Soi est une justice que l'on se
rend à soi-même. Ne faisons pas de fausse modestie! Pourquoi donc, l'homme qui a la
conscience de soi-même, n'aurait-il pas le
droit de s'estimer? L'Estime de Soi est le
premier droit de l'homme. Nos pères, qui
voulaient valoir quelque chose, avouaient hautement ce qu'ils croyaient valoir; c'était, en
quelque sorte, un engagement solennel qu'ils
prenaient de n'être jamais au-dessous de l'opinion qu'ils donnaient d'eux-mêmes.

L'estime de Soi, chez certaines personnes,
est un puissant levier, sa force morale est in-
calculable! L'idée que les hommes ont de leur
excellence propre doit évidemment leur faire

exécuter de grandes choses; au contraire celui-
là, est incapable d'une noble action et d'un
grand dévouement, qui, dépourvu de l'Estime
de Soi, ne peut calculer ses forces.

L'âme la plus modeste est quelquefois aussi
la plus vaine. Ceci n'est point un paradoxe,
mais bien une observation plus sage, plus fondée qu'elle ne semble de prime abord (1).

____

(1) Mentelli, par exemple, qui, comme Cassandre :

> Passe l'été sans linge et l'hiver sans manteau.

Mentelli qui est assurément le plus gueux, le plus stoïque, le plus
instruit des savans de ce siècle, en dépit de cet aphorisme : c'est
le devoir de chacun de répandre les lumières qu'il croit posséder seul, quand, par leur nature, elles appartiennent à tous;
Mentelli, disons-nous, a constamment résisté aux instances qui
lui ont été faites de livrer à l'impression ses observations qui,
dit-on, sont des plus importantes.

— Mais, Mentelli, lui disait un aimable savant, vous voulez
donc être ignoré ?

> Et nunc et semper !

a répondu laconiquement le nouveau Diogène, en lui tournant
le dos.

Marcus-Curtius est un exemple non de vanité, comme le pensent plusieurs historiens, mais bien du dévouement sublime, du courage héroïque, du désintéressement que l'Estime de Soi peut produire.

De l'Estime de Soi à l'orgueil, à l'ostentation, à la présomption, à la vanité, il n'y a qu'un pas et ce pas est glissant. Mais de quel droit, je vous prie, voudriez-vous empêcher le docteur Broussais, par exemple; ce grand médecin, qui est en même temps un grand écrivain, de s'estimer lui-même à sa juste valeur.

Cet homme, vraiment remarquable, autant par sa pauvreté que par son savoir (il possède et parle, dit-on, presque toutes les langues), consigne chaque jour ses travaux sur une ardoise et les efface chaque soir.

L'onde flotte après l'onde, et de l'onde est suivie ;

Ainsi passe sa vie ;

Ainsi coulent ses ans l'un sur l'autre entassés.

Mentelli ne laissera donc rien après lui; ne croyez pas que ce soit par modestie, non ; le XIXe. siècle est trop frivole pour lui !

Malheureusement il arrive souvent qu'à force de s'estimer un honnête homme tombe dans l'ambition, plus bas encore, dans la vanité!

Qu'importe après tout, c'est l'Estime de Soi qui a fait de M. le docteur Broussais le plus grand novateur et le premier médecin de notre époque; c'est, nous l'espérons, par l'Estime de Soi qu'il conservra cette prééminence.

La physiognomonie de M. le docteur Broussais est remarquablement identique avec celle de son maître et collègue, le docteur Gall; il y a de tout dans la figure de M. Broussais: finesse et savoir, éloquence persuasive, médita-tation, volupté, bonhomie et malice, indocilité aux idées émises, pente facile vers les systêmes personnels. Cette belle figure, est pensive comme celle de Gall, comme celle de Gall aussi, elle annonce une sagacité intime, un esprit investigateur. Comment cette ressemblance n'existerait-elle pas! Tous deux ne se sont-ils pas également montrés philosophes et observateurs profonds, écrivains faciles et spirituels, tous deux n'ont-ils pas fait preuve d'un grand génie. Où trouver une plus belle, plus noble, plus désirable ressemblance?

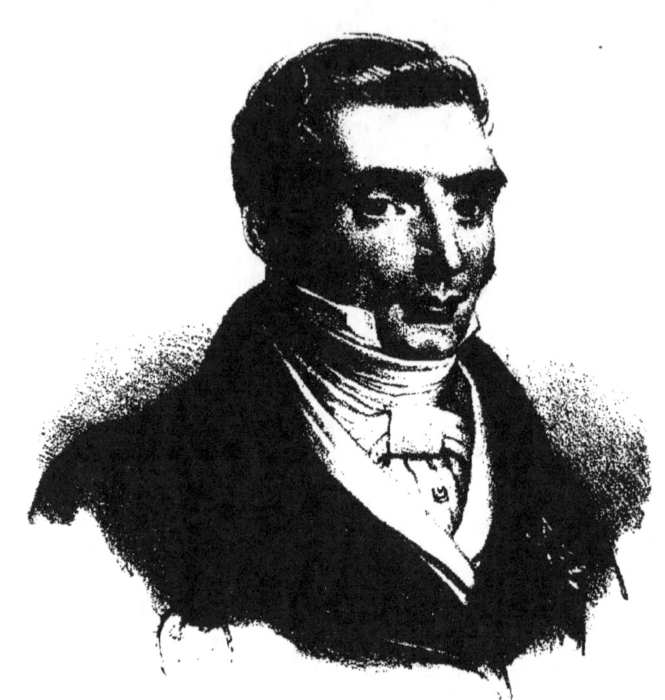

Scribe.

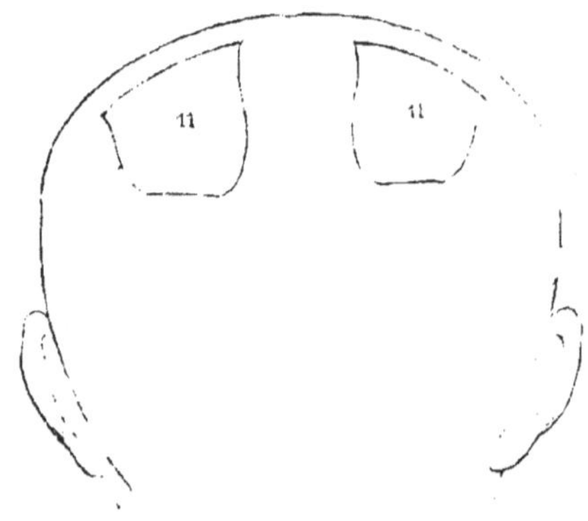

Approbativité.

XI.

APPROBATIVITÉ.

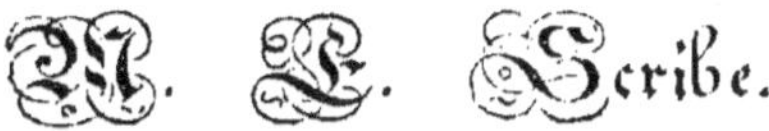

Une louange équitable,
Dont l'honneur seul est le but,
Du mérite véritable
Est le plus juste tribut.

J.-B. ROUSSEAU, *(Ode 5, liv. III.)*

L'organe de l'Approbativité est situé à côté du précédent, à la partie postérieure et latérale de la tête.

L'homme doué, comme M. E. Scribe, le spirituel Marivaux de notre époque, de cet organe, est un homme, à coup sur, ami des éloges et de toutes les distinctions, même les plus frivoles.

A quel point doit-on se laisser affecter par l'opinion d'autrui ? Question difficile à résoudre! Néanmoins, on peut admettre, comme règle, qu'il ne faut faire aucun cas de l'opinion des hommes. En effet, faire trop de cas du *qu'en dira-t-on* d'un sot ou d'un méchant, ne serait-ce pas accréditer la sottise et favoriser la méchanceté?

« Méprise l'opinion des gens qui ne jugent que par l'enveloppe, disait une mère à son fils ; mais si des gens probes et instruits te censurent, fais un examen consciencieux, sévère, approfondi, de la partie de tes mœurs et de ta conduite qui est l'objet de leurs reproches. Ces hommes-là, crois-en ta mère, ne critiquent jamais sans une raison réelle ou vraisemblable. Ils peuvent se tromper, qui ne se trompe pas? mais leur sagesse et leur vertu méritent que tu te justifies à leurs yeux ainsi qu'aux tiens. »

On ne saurait nier la justesse de ce principe; tel nous semble, en effet, le point précis où l'homme sage doit céder à l'opinion publique pour ce qui regarde sa conduite et ses mœurs.

L'homme dominé par l'amour des louanges et de l'approbation, doit souvent être bien à plaindre. Oh qu'il doit souffrir, s'il est délicat, en voyant combien il y a de bassesse dans la plupart des louanges (1).

Il faut que ce besoin de l'approbation d'autrui, des éloges, des applaudissemens, soit irrésistible, puisque Racine, Voltaire, Rousseau et même le pieux Fénélon, n'ont pu s'en garantir; sa puissance est bien grande : elle a tué Chatterton et Gilbert!

Le penchant à l'Approbativité n'a rien de criminel en lui-même, mais combien d'actions ridicules n'a-t-il pas produites, combien n'a-t-il pas fait de sots et de fous?

Quant à l'amour des titres, des décorations, entre toutes les parties qui composent l'Appro-

---

(1) Il y aurait une espèce de férocité à rejeter indifféremment toutes sortes de louanges : l'on doit être sensible à celles qui nous viennent des gens de bien, qui louent sincèrement en nous les choses louables.

LA BRUYÈRE.

bativité, c'est, sans contredit, la plus sotte,
la moins excusable; sans en excepter l'amour
de la parure, monomanie mesquine, qui ré-
trécit l'âme et l'intelligence.

Nous ne traiterons pas de ces deux travers.

Noble et généreuse, l'émulation, cette passion des grandes âmes, nous porte à bien faire
à l'imitation des autres et même à les surpasser, c'est le principe de la gloire.

L'Envie nait de l'Émulation ; Locke, dans
ses Essais sur l'Entendement humain, la définit ainsi : une inquiétude de l'âme causée par la
considération d'un bien que nous désirons, lequel est possédé par une autre personne qui , à
notre avis, n'aurait pas dû l'avoir préférable-
ment à nous ; d'où l'on peut conclure que
l'envie est la plus basse, la plus noire, la plus
honteuse, la plus cruelle des passions; c'est une
lâcheté de l'âme : elle éteint tout sentiment
d'honneur et d'humanité, elle fait, comme
l'avarice, bien plus le tourment que la joie
des cœurs qu'elle possède. C'est bien plus
qu'un crime, c'est une honte !

L'Émulation et l'Envie ne se rencontrent guère que chez les personnes d'une égale position ou d'une même profession. Si l'on compare l'une à l'autre, on comprend à l'instant que l'envie est le sentiment déguisé, l'aveu tacite d'une grande faiblesse ; qu'au contraire, l'Émulation est la conscience de la force et l'expression de la grandeur d'âme. Aussi, de l'Emulation naissent les grands hommes, les lâches ne comprennent que l'Envie.

Nous completterons le parallèle, en disant que l'Émulation est la plus noble, la plus suave des jouissances ; l'Envie, le plus cruel, le plus incisif des tourmens.

Tels sont les divers élémens qui composent l'Approbativité.

Nous avons dit précédemment que M. Scribe aimait les louanges et les applaudissemens, ce travers innocent est peut-être moins le fait de son organisation que celui de ses flatteurs ; oui, de ses flatteurs, (quel homme riche et puissant n'en a pas?) Ces caméléons lui répètent sans cesse qu'il est le plus fécond, le plus spirituel, le plus riche, le plus aimé des auteurs anciens et modernes. « *Le flatteur,* dit Sénèque, réunit dans son caractère plusieurs vices infâmes : il est fourbe en ce que son cœur ne s'accorde pas avec ses lèvres ; il est lâche, parce qu'il n'ose pas dire ce qu'il pense ; il est impie en donnant de l'encens au vice ; enfin il est l'ennemi secret de ceux dont il se dit ami, parce que ses flatteries les entretiennent dans leurs mauvaises habitudes. » Ce sont pourtant de tels hommes qui répètent chaque jour à M. Scribe : *O, cher Eugène ! tu es le roi des auteurs ! rien n'est beau ! rien n'est comparable à tes œuvres !!*

A les croire, M. Scribe est le plus beau fleuron de la couronne académique.

> Qu'on prise sa candeur et sa civilité ;
> Qu'il soit doux, complaisant, officieux, sincère ;
> On le veut, j'y souscris et suis prêt à me taire.
> Mais que pour un modèle on vante ses écrits ;
> Qu'il soit le mieux renté de tous les beaux esprits ;
> Comme roi des auteurs, qu'on l'élève à l'empire ;

C'est beaucoup trop; n'en déplaise au spirituel vaudevilliste, cela dépasse la permission; nous avons lu dans la Rochefoucault: « Louer les princes des vertus qu'ils n'ont pas, c'est leur dire impunément des injures. »

Si la curiosité pousse M. Scribe à feuilleter ces esquisses, nous ne doutons pas qu'il nous sache bon gré de notre franchise, un peu brutale peut-être, mais les heureux du siècle entendent si rarement ce langage, qu'une fois par hasard ne saurait leur déplaire. Si M. Scribe n'est pas, à notre avis, le plus profond, le plus correct, le plus spirituel des académiciens et des auteurs passés, présens et futurs, nous nous plaisons à lui rendre cette justice qu'il a un sens assez droit, un cœur assez haut placé, un esprit assez sain pour préférer le blâme qui lui est utile à la louange qui le trahit.

> Qui est-ce qui ricane?
> — Asmodée, qui dit: Ainsi-soit-il!

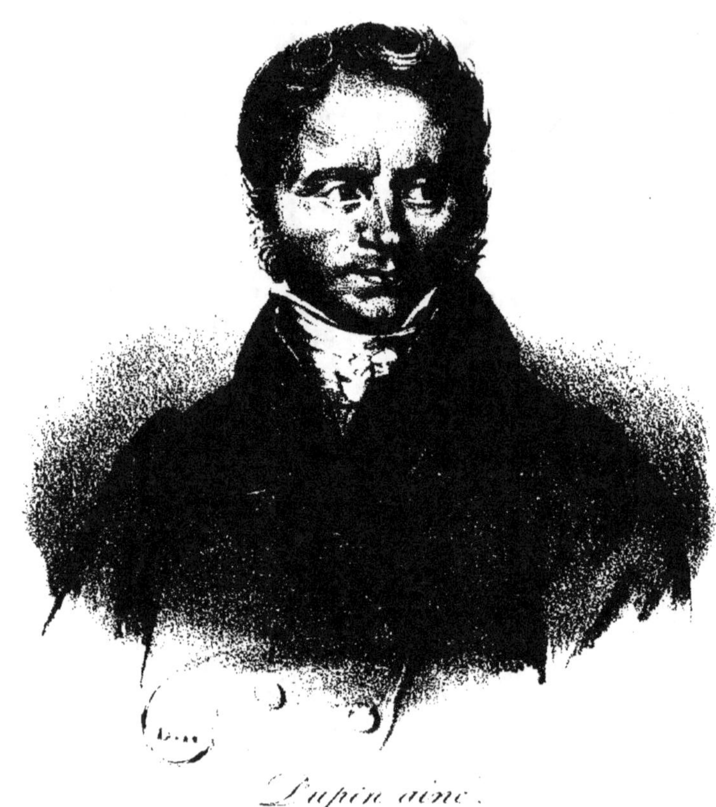

Dupin ainé.

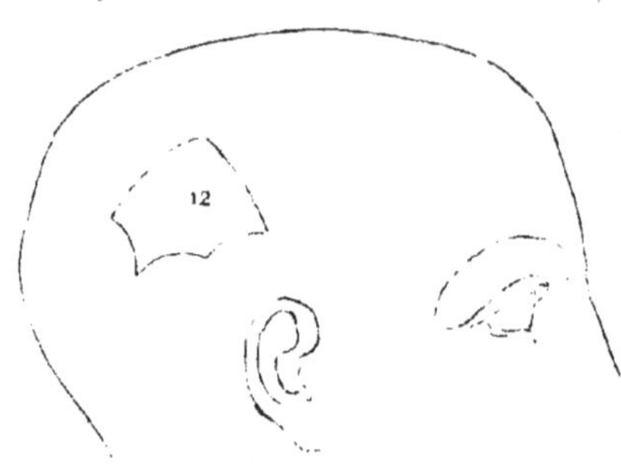

Circonspection

XII.

CIRCONSPECTION.

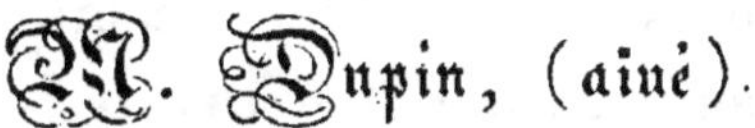

« Quiconque n'a pas de caractère n'est pas un homme,
c'est une chose. «

CHAMPFORT.

Cet organe qui aboutit au milieu de
chaque os pariétal, contribue à la conservation de l'individu ; c'est la circonspection
qui nous porte à prendre des précautions,
c'est elle qui retient l'activité des penchans
et bourdonne sans cesse à notre oreille ce
mot : *Prends-garde !*

La *Circonspection*, faculté essentiellement délibérante, est moins une passion qu'une vertu ; elle dirige notre ame, elle la protège contre les mouvemens irréguliers que pourraient lui imprimer les vices d'une organisation défectueuse ; elle assigne de justes limites aux actions morales, enfin c'est la raison perfectionnée de l'être vivant. Le hasard, la fortune ont leur part, sans doute, dans les choses humaines, mais il faut bien reconnaître aussi que la circonspection et le savoir-faire contribuent d'une manière active aux événemens de la vie.

Nous ne parlerons pas des différentes sortes de circonspections, mais nous dirons que ce sentiment nous porte à chercher et à conserver l'estime, la considération et l'amitié de nos semblables ; c'est lui qui donne une bonne direction aux mœurs sociales et fait naître aussi les égards, la politesse qui nous accueillent dans le monde, car l'homme du monde craint toujours de blesser celui qui pourrait un jour user de représailles envers lui ou ses proches.

Lorsque la Circonspection est très-active, elle engendre l'irrésolution, la mélancolie et l'hypocondrie, et si la Combativité est faible dans l'homme chez lequel ce sentiment prédomine, il en fait un poltron.

L'*Irrésolu*, c'est-à-dire l'homme sans caractère, sans énergie, sans volonté, marche assez ordinairement de faute en faute, de regrets en regrets, victime de sa complaisance, dupe de sa bonté, jouet méprisé des autres et de lui-même, on ne lui sait aucun gré de ce qu'il fait de bien, mais on lui attribue charitablement tout le mal que lui laisse faire sa faiblesse.

« L'homme sans résolution, dit l'Essai sur l'Emploi du Temps (1), peut avoir de l'esprit, mais il ne s'en sert que pour envisager avec effroi combien il manque d'*esprit de conduite*, et combien ses bonnes qualités, mal employées, lui sont funestes. Quiconque a observé son faible, prend sur lui de l'influence;

----

(1) JULLIEN.

il cède toujours et n'a pas même à opposer la
force d'inertie. Il rougit de lui-même, son jugement et sa raison ne servent qu'à le dégrader
et à le décourager à ses propres yeux: l'Irrésolu
se trahit par sa bonté et par ses vertus, comme
le méchant par ses vices. Pourquoi faut-il que
l'homme faible, qui possède presque toujours
mille bonnes qualités, soit exposé, pour une
seule qui lui manque, au mépris d'autrui et
de lui-même? la capacité de vouloir ou la volonté qui constitue et qui fait la force morale
de l'homme, une certaine fierté intérieure qui
se révolte du sentiment d'une pénible et conti-
nuelle dépendance, résultat nécessaire d'un
caractère faible; la conscience d'une supériorité réelle de talent et d'un mérite distingué,
qui rend plus affreux l'avilissement où nous
condamne la faiblesse du caractère, ajoutent
au supplice de celui qui n'a pas su se créer
un caractère à lui, pour se diriger, pour maî-
triser sa fortune et se faire également respecter
de ses inférieurs, de ses égaux et même de ses
supérieurs. »

La *mélancolie* et l'*hypocondrie*, terribles dérivations de la Circonspection, flétrissent notre ame et nous ôtent la force nécessaire pour vaquer à nos plaisirs ou à nos occupations ; elles enrouillent et moisissent l'àme, et comme dirait Charron : elles abâtardissent tout l'homme, endorment et assoupissent son courage, lorsqu'il se faudrait éveiller pour s'opposer au mal qui le mine et le presse.

La *peur* est fille de l'incertitude, elle nait, s'accroit et meurt avec notre existence. Il y a bien des sortes de peur, et bien des différences dans la peur: l'un a la peur des orages, l'autre celle des épidémies; celui-ci a la peur du présent, celui-là celle de l'avenir ; Adolphe a peur de la vie, Paul a peur de la mort ; l'un défaille à la vue d'une souris, l'autre à l'aspect d'un chat.

Et comment en serait-il autrement? on nous berce, on nous gouverne par la peur; il semble que nous n'arrivons dans le monde que pour sentir et inspirer cette funeste et pénible sensation. Voyez dans les campagnes, ne se plait-on pas à la développer de bonne heure chez les enfans, par des histoires de revenans et cent autres contes plus absurdes encore.

La sensation de la peur tourmente l'homme jusque dans son sommeil; un accès de cauchemar n'est souvent qu'un accès de peur.

Il n'est pas nécessaire que le danger soit certain, pour que la peur prenne naissance dans le cœur de l'homme, il suffit qu'il soit probable; ainsi, nous avons vu, dans le trajet d'Aix à Marseille, des voyageurs trembler, parce que huit jours avant le courrier avait été dévalisé. La peur s'empare de nous à l'idée des maux dont nous nous trouvons individuellement garantis: à l'époque désastreuse du choléra, revenant du spectacle avec un de nos oncles, nous rencontrâmes un moribond qu'on transportait à l'ambulance; notre compagnon fut tellement effrayé, que, lorsque nous rentrâmes, il fut obligé de changer de linge; il était inondé d'une sueur froide; le matin, nous trouvâmes encore son lit tout trempé, et pourtant il avait quitté Paris à quatre heures du matin, sans dire adieu à per-

sonne. Nous avons éprouvé une pareille sensation à Nismes, un jour qu'étant impru-
demment grimpé sur la plate-forme des arènes,
par un vent furieux, nous fûmes obligé de
nous jeter à plat-ventre pour n'être pas préci-
pité du haut en bas.

Aussi intimes, aussi profondes que soient
les impressions de la peur, elles se décèlent
néanmoins par des signes extérieurs et sensibles, rien n'enlaidit le visage comme l'état
habituel de contrainte où elle jette l'homme.
M. Alibert prétend que le Paria de l'Inde
a les traits hideux, et qu'il est difficile
d'en supporter l'aspect ; nous n'en doutons
pas, parce qu'il suffit pour se convaincre que
les impressions de la peur sont extérieures et
sensibles, de feuilleter les caractères des passions pris sur les dessins de Le Brun.

Revenons à la circonspection et à son type :
en voyant ce front plein d'idées grandes et
solides, cet œil qui perce la surface des objets,
l'expression de goût et d'élégance qui règne
autour de la bouche et surtout l'ensemble

du visage où la nature a écrit en caractères physiognomoniques, *Circonspection* et *habileté ;* en observant aussi la position horizontale des yeux, qui annonce du calme et de la confiance, il est impossible de ne pas reconnaître M. Dupin l'aîné.

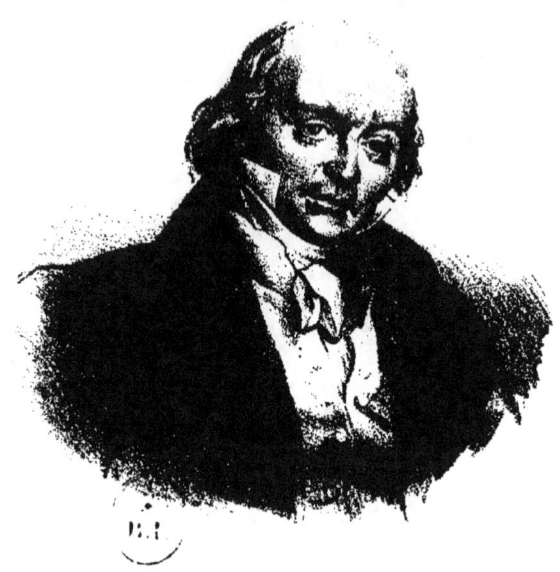

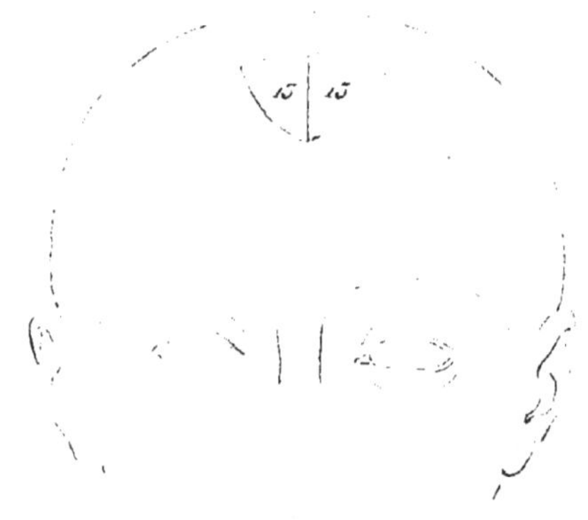
Bienveillance.

XIII.

BIENVEILLANCE.

M. de Béranger.

Il est un Dieu, devant lui je m'incline,
Pauvre et content, sans lui demander rien
De l'univers observant la machine,
J'y vois du mal et n'aime que le bien.

Cet organe est situé à la partie supérieure médiane de l'os frontal.

Gall ne songeait guère à examiner les têtes sous le rapport de ce que nous nommons bienveillance ou bonté du cœur, lorsqu'à Vienne on le pria de mouler la tête d'un vieux serviteur qui, toute sa vie, avait fait preuve d'une bonté, d'une bienveillance exemplaires ; le bon docteur, qui ne savait rien refuser, obtempéra à cette demande et fit bien, car ce fut sur ce crâne qu'il découvrit l'organe que nous signalons.

On croit généralement que la bienveillance résulte de l'absence du courage; cela peut être, mais cela n'est pas toujours. Combien d'hommes courageux, querelleurs, ne voyons-nous pas donner des preuves de bienveillance et de bonté.

Un soir d'été, le grand, le valeureux Turenne était, en petite veste blanche et en bonnet de coton, appuyé sur le balcon d'une fenêtre, un domestique, le prenant pour le cuisinier, lui appliqua, avec force, la main sur l'épaule. Turenne, surpris de cette familiarité, se retourne ! Le valet, confus, se jette à ses pieds, lui demande pardon de son erreur, lui jurant qu'il l'avait pris pour Jacques. « Eh ! quand c'eût été Jacques, dit Turenne, il ne fallait pas frapper si fort. »

La Bienveillance est une inspiration primitive de l'ame, nécessaire à l'existence et à l'harmonie du corps social (1). Rien n'est plus rare, après l'amitié, que la véritable bienveillance ; ceux mêmes qui croient la posséder, n'ont, le plus ordinairement, que de la complaisance ou de la faiblesse. Dans le monde, on accole l'adjectif bon ou bonne, aux noms de toutes les personnes, sans avoir égard si ce titre qui est, à notre avis, le premier des titres, leur est applicable. On dit aujourd'hui mon bon Paul, mon bon Jules, comme on disait autrefois mon cher Paul, mon cher Jules. Peut-on bien prostituer ainsi la qualité la plus flatteuse, celle qui honore le plus la divinité ! Larochefoucault a dit avec raison : « Celui-là seul mérite le titre de bon, qui sait s'armer de sévérité contre le vice ; autrement la bonté n'est qu'une faiblesse de l'ame ou une paresse de la volonté. » Il est vrai qu'en suivant rigoureusement cette maxime pleine de sens,

---

(1) Physiologie des passions.

le mot *bon* ne tarderait pas à aller rejoindre

> Ces nobles mots : *moult*, *ains*, *jaçois*,
> *Ores*, *adonc*, *maint*, etc.,
> Comme étant de mauvais françois (1).

La Bienveillance se manifeste assez généralement par des signes extérieurs, que personne ne peut méconnaître ; on voit par le portrait de notre grand poète national Béranger, qu'elle imprime à tous les traits du visage la plus agréable sérénité. Les yeux de l'homme bienveillant s'animent, son front se dilate, son visage se colore légèrement, ses lèvres s'entr'ouvrent, les muscles de ses joues se contractent avec grâce et douceur, enfin toute sa physionomie s'épanouit comme pour donner cours au contentement de son ame.

Le sourire n'est pourtant pas infailliblement l'indice de la bienveillance ; chez certains hommes..... Imprudent, qu'allions-nous

---

(1) Ménage (Critique de Mlle de Gournay).

faire? N'arrachons pas à l'hypocrite le masque dont il couvre sa turpitude.

A peu d'exceptions près, le sourire est le témoignage le moins équivoque du calme et de la bonté de l'âme.

La Bienveillance est de toutes les religions et de tous les pays, parce qu'elle est essentiellement inhérente à notre nature. Il est digne de remarque que les peuples simples et ignorans sont précisément ceux chez lesquels la Bienveillance est plus sincère et plus énergique. Le sauvage habitant de l'Inde, au dire des voyageurs, ne laisse point passer le plus pauvre piéton sans lui offrir l'ombre de sa hutte et le vin de son palmier. N'est-ce pas une preuve que Dieu nous a créés bons et que les passions, en nous empêchant de parvenir jusqu'à nous; nous laissent ignorer ce que nous sommes?

Arrivons à Béranger, à l'homme que nous aimons et que nous estimons le plus au monde, à cette ame à part, la plus belle, la plus noble, la plus sainte, la plus confiante qui soit sortie des mains du créateur. Parlons de Béranger, du poète homme de bien, qui voit dans tout homme un homme de bien, pythagoricien qui tremble au mot désordre, génie sans ambition comme sans orgueil; ame généreuse et bienveillante qui souffre et ne se plaint pas, qui pardonne, console et s'humilie; s'humilie! lui, le poète national, le géant de dix coudées!

Le front, le sourcil et l'œil de Béranger n'indiquent pas l'homme né pour briller dans la carrière des armes, tant s'en faut, mais on comprend facilement qu'il puisse :

> Penser avec solidité
> Et d'un style brillant et sage,
> Oser écrire *avec courage*
> Ce que son génie a dicté.

Quelle sécurité, quelle candeur dans son regard! Qui oserait accuser Béranger de fausseté? Examinons attentivement son front et la merveilleuse précision de ses contours, et convenons avec franchise que cette figure n'est pas d'un homme ordinaire, qu'elle indique dans l'ensemble et dans chaque partie séparée, un poète judicieux, honnête et sincère; un esprit calme, un cœur incapable d'artifice; enfin un homme qu'il faut aimer de gré ou de force, pour sa douceur et sa modestie.

Quelle aisance dans la bouche, quel aimable naturel, que de calme et de bonté! Tous ces traits ne disent-ils pas? « *O vous qui êtes malheureux, venez à moi, le cœur du poète vous est ouvert!* » Nous en appelons au physionomiste le moins exercé, à l'œil le plus partial, ne retrouve-t-on pas dans le menton et même dans le négligé de la cravate un air de bonhomie, de probité et de franchise? Tout séduit, dans cet homme, tout, jusqu'à l'arrangement et la chute des cheveux en boucles longues et à demi-formées.

Béranger est le type de la vraie sagesse. Chez lui, c'est bien plus le cœur qui pense que la tête. Chose inouïe, fait sans exemple: l'envie, la calomnie, les passions les plus haineuses enfin, tombent désarmées et s'abaissent silencieuses devant ce nom plébéien.

On peut dire de Béranger, ce que Ricuperoux dit du sage :

Il vit content de la fortune,
Quelque part que le ciel l'ait mis ;
Jamais sa plainte n'importune
Ni les princes, ni ses amis.

Il ignore le vil commerce
Que les hommes font de leur cœur,
Et ne sait pas comment s'exerce
L'infâme métier de flatteur.

Tous ses desseins sont légitimes
Et conformes à la raison ;
Il est toujours juste, et des crimes
Il ignore même le nom.

Dégagé de toute contrainte,
Le repos fait tout son plaisir,
Et, content, il voit tout sans crainte,
Parce qu'il voit tout sans désir.

Il jouit d'une paix profonde,
Que nul remords ne peut troubler,
Et la chute même du monde
Ne saurait le faire trembler.

Elu du Dieu des bonnes gens, ta voix s'éteint;
nous n'entendons plus tes chants joyeux. Oh!
Béranger, poète chéri, pourquoi ne plus chanter, ton ame est si jeune encore?

Reprends ton luth; reviens sous l'égide de
ta bonne fée, narguant les méchans et les sots,
ajouter, par de gais refrains, d'heureux jours
à tes beaux jours, et fêter, parmi nous, l'honneur, les arts, la folie, les amours, la gloire;
cette gloire du poète sans tache, dont l'auréole
étincelle pour toi si grande et si belle!

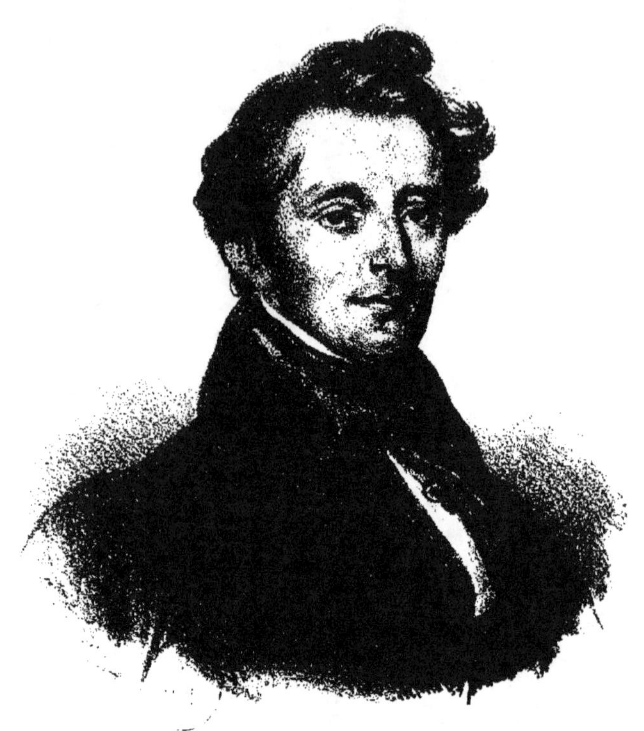

Lamartine.

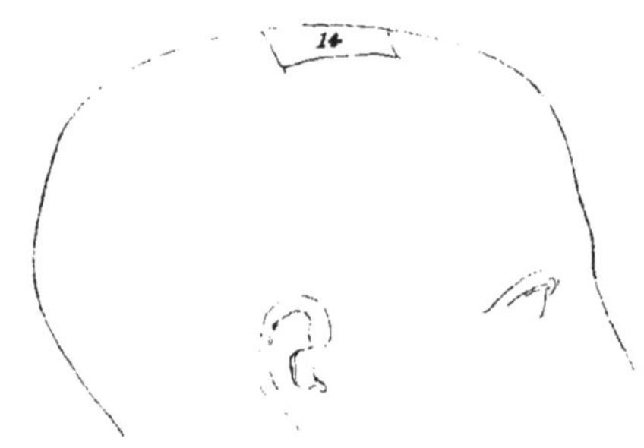

Vénération.

XIV.

VÉNÉRATION.

M. de Lamartine.

GIRARD.

Que tes temples, Seigneur, sont étroits pour mon ame !

LAMARTINE.

On ne peut nier qu'il y ait une organisation cérébrale spéciale pour les hommes vénérans. Gall et Spurzheim enseignent que cette faculté aboutit à l'endroit qui correspond à la fontanelle chez les jeunes enfans, dans la ligne médiane, aux angles antérieurs supérieurs des os pariétaux, en arrière de l'orgne de la bienveillance; telle est en effet sa position organique. Pour son application, elle est morale ou religieuse; *morale,* si elle se fait aux hommes; *religieuse,* si elle est dirigée vers l'être suprême.

Nous entendons les détracteurs de la science phrénologique s'écrier : Quoi, vous admettez un organe de la religion, vous reconnaissez un Dieu ! Et sans doute, nous admettons une faculté religieuse, un penchant à la religion; néanmoins remarquez qu'ici le mot religion n'est pas pris dans un sens objectif, qui signifie le culte que nous devons à la divinité et le tibut de dépendances que nous lui rendons, mais dans un sens formel qui marque une qualité de l'ame et une disposition de cœur à l'égard de Dieu. Oui, les Phrénologistes admettent un Dieu, et pourquoi, je vous prie, en serait-il autrement?

> De sa puissance immortelle
> Tout parle, tout nous instruit.
> Le jour au jour la révèle,
> La nuit l'annonce à la nuit.

La Phrénologie n'est pas une étude maudite?
Elle ne conduit pas à douter de l'existence de
l'infini ; au contraire, elle démontre mathématiquement aux gens sensés, qui s'occupent de
ses principes, cette grande vérité : que toute
existence, que tout phénomène émane de l'é-
ternel, et que la création toute entière, avec
ses soleils et ses mondes, n'est que l'auréole de
ce grand être.

Ne pouvant raisonnablement combattre les
doctrines phrénologiques, l'ignorance les a
qualifiées d'immorales ; elle a cherché à flétrir
les hommes de cœur qui s'en sont déclarés les
champions. Un jour elle a dit à un Phrénologiste : qu'est-ce que Dieu? et parce qu'il n'a
pu le définir, parce qu'il a répondu, avec Lin-
née : *Dieu, c'est le destin, la nature et la providence* ; l'ignorance a stupidement accusé la
Phrénologie de conduire à l'athéisme, comme
s'il pouvait exister encore des athées? Si, ne
pas pouvoir définir Dieu, c'est être athée, oh!
alors nous sommes un Spinosa, car il nous serait bien impossible de le faire. *Dieu est*, nul
n'en peut douter, mais c'est aussi tout ce qu'on

en peut dire. Il n'est rien de ce que nous voyons, parce qu'il est le créateur de tout ce que nous voyons; il est tout ce que nous voyons, parce qu'il enferme tout dans son essence infinie (1).

La Phrénologie et la Physiognomonie, plus que toute autre science, enseignent à tout rapporter à Dieu : d'abord en nous rappelant à chaque instant combien nous sommes imparfaits, puis en nous prouvant que nous ne subsistons que par sa volonté, enfin, en nous démontrant journellement que chercher quelque chose hors de lui, c'est explorer le néant.

A la vérité, les Phrénologistes respectent également toutes les religions; ils mettent en pratique ce conseil que le pieux Fénélon donnait à son élève le duc de Bourgogne : « *Souffrez toutes les religions, puisque Dieu les souffre.* » Mais il y a loin de cette tolérance à l'athéisme. En effet, toutes les religions ne

----

(1) Bossuet.

sont-elles pas fondées sur une même croyance, toutes n'ont-elles pas pour mobile l'intérêt moral de l'homme? Le Phrénologiste est *éclectique;* pour lui, toute église, tout temple, toute enceinte où se rassemblent les hommes, pour rendre hommage au créateur, est, par cela seul, sanctifié et respectable.

Mais supposons un moment que parmi les hommes honnêtes qui étudient de bonne foi les doctrines de Gall et Lavater, il s'en trouvât quelques-uns qui méconnussent cette grande et sublime vérité d'un Dieu maître et conservateur de notre vie, d'un Dieu qui embrasse toute la nature et tous les temps, dont la justice atteint le scélérat impuni dans ce monde; d'un Dieu qui récompense et devant qui toute grandeur est abaissée; faudrait-il pour cela les marquer au front comme Ahasvérus? Non, non, Jésus-Christ l'a dit : *ce sont des voyageurs égarés, il faut les aimer.* Et lors même que notre divin Sauveur n'aurait pas émis cette sublime maxime, agir autrement, ce serait assurément méconnaître les lois divines; car si toutes les religions sont d'accord pour déplorer cette erreur qui ôte à l'âme toute consolation pour une autre vie, dans les maux dont celle-ci est semée, elles sont unanimes aussi pour commander l'amour et la pitié envers ceux qui en sont les victimes.

Résumons-nous, en disant avec l'auteur de l'Esprit philosophique (1), qu'il n'y a que la religion qui puisse être la vie du cœur et de la conscience.

> C'est le sacré lien de la société ;
> Le premier fondement de la sainte équité ;
> Le frein du scélérat, l'espérance du juste.
> Si les cieux, dépouillés de leur empreinte auguste,
> Pouvaient cesser jamais de la manifester ;
> Si Dieu n'existait pas, il faudrait l'inventer !

L'organe de la Vénération ne prédispose pas seulement aux sentimens religieux, il donne un caractère respectueux et imprime un cachet distinctif à l'amour des enfans pour leurs parens.

---

(1) PORTALIS.

Quand l'organe de la Vénération est grand comme chez MM. de Lamartine, de Béranger et de Châteaubriand, il porte ordinairement à l'humilité ; dans ce cas, il se combine avec l'estime de soi qui doit être alors médiocrement développée.

L'amour de Dieu, celui de nos parens qui le représentent ici-bas, et l'humilité jaillissent d'une même source; cependant on les rencontre rarement réunis chez le même individu. Aussi croyons-nous bien mériter du lecteur en lui mettant sous les yeux un fragment qui peint tout entier le poète, qui, par sa douce philosophie et sa logique pieuse, semble avoir pris à tâche de justifier, par ses écrits, cette belle croyance de Milton :

« Human face divine. »

C'est M. de Lamartine qui écrit : (1)

« Pour m'expliquer à moi-même comment,

____

(1) *Voyage en Orient*, Tom. 1ᵉʳ. Page 22.

touchant à la fin de ma jeunesse, à cette époque de la vie où l'homme se retire du monde idéal pour entrer dans le monde des intérêts matériels, j'ai quitté ma belle et paisible existence de Saint-Point et toutes les innocentes délices du foyer domestique, charmé par une femme, embelli par un enfant, je me dis : ce pélerinage, sinon de chrétien, au moins d'homme et de poète, *aurait tant plu à ma mère!* Ce voyage, du fils qu'elle aimait tant, doit lui sourire encore *dans le séjour céleste où je la vois;* elle veillera sur nous, elle se placera comme une seconde providence entre nous et les tempêtes, entre nous et le simoun, entre nous et l'arabe du désert! Elle protégera contre tous les périls un fils, sa fille d'adoption et sa petite-fille, ange visible de notre destinée, et s'il y a imprudence dans cette entreprise, *elle me le fera pardonner là-haut,* en faveur des motifs qui sont : amour, poésie et religion. »

Nous avons dit (page 7, section première) qu'il nous arriverait souvent de présenter, à côté de simples sensations des observations

précises ; mais que, souvent aussi , laissant à
de plus judicieux que nous le soin de chercher
dans le visage de l'homme les moindres nuances du caractère , nous laisserions agir son esprit et son cœur. L'occasion est venue, lecteurs,
laissez parler votre cœur, élevez-vous jusqu'à
ce génie sublime; pour nous , nous ne saurions
y atteindre.

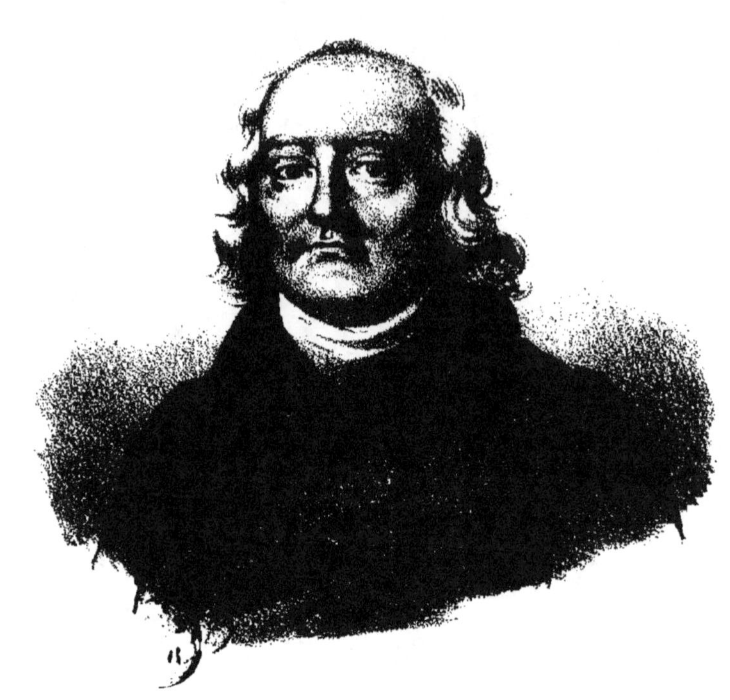

Boissy d'Anglas.

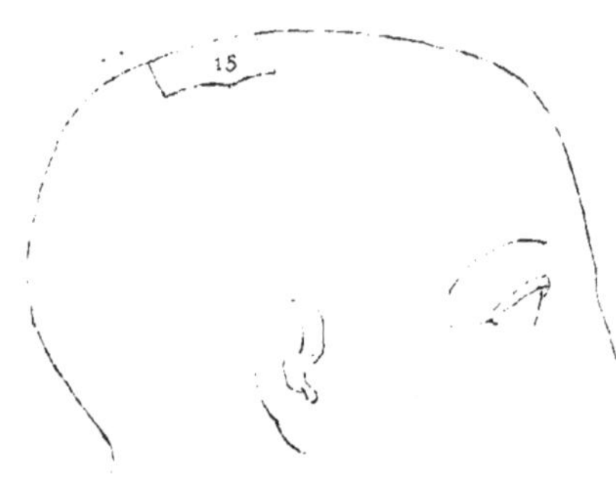

Fermeté Constance

XV.

FERMETÉ. — CONSTANCE.

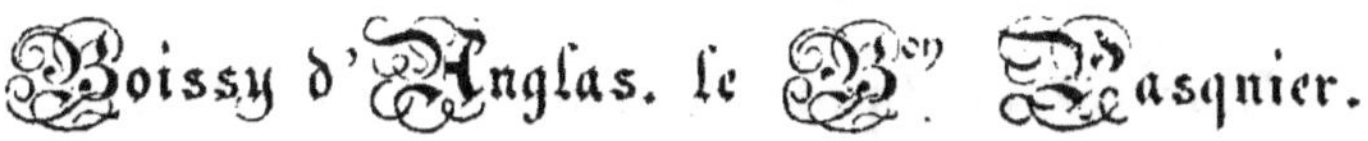

« Chez tous les peuples qui ont une grande
mobilité, la fermeté est plus rare que le courage. »

De Levis.

. La Fermeté aboutit au sommet de la tête,
entre la vénération et l'estime de soi ; cet organe
donne de la constance et de la persévérance aux
autres facultés.

La Fermeté, c'est le courage qui nous fait
obéir à la raison ; disons mieux ! la Fermeté,
c'est la volonté. La constance est une persé-
vérauce dans ses goûts.

L'homme qui sait vouloir résiste à toute force étrangère ; l'homme constant n'est point ému par de nouveaux objets, il suit le même penchant qui l'entraîne également. On peut être constant en condamnant soi-même sa constance. Celui-là est ferme que la crainte des disgrâces, de la douleur et de la mort même ne peuvent écarter du parti qu'il a jugé le plus raisonnable et le plus honnête.

Vous vous rappelez le beau portrait du stoïcien dans Horace, le juste inébranlable sur les débris du monde :

> Si fractus illabatur orbis
> Impavidum ferient ruinæ (1).

Dans les difficultés et les obstacles, l'homme ferme est soutenu par sa raison ; il va toujours au même but. L'homme constant est conduit par son cœur.

Boissy-d'Anglas, voilà l'homme ferme; M. le

----

(1) . . . . . L'univers tomberait en éclats,
Le choc de ses débris ne l'ébranlerait pas.
MARMONTEL.

baron Pasquier, voilà l'homme constant. Ce sont deux grands noms que nous réunissons-là, *Boissy-d'Anglas* et *Pasquier!*

Boisssy-d'Anglas,

Magistrat irréprochable,
Ennemi constant des abus.

M. le baron Pasquier,

Philosophe respectable
Ami des talens, des vertus.

Nous donnons ici l'esquisse de la révolte de Prairial, parce que c'est un de ces événemens qui décèlent cent fois mieux l'homme ferme et courageux que toutes les protubérances, que tous les signes physiognomoniques possibles. C'est peut-être un des plus beaux exemples de fermeté dont puisse s'enorgueillir notre histoire. Ces pages merveilleuses, tour à tour graves et éloquentes, qui sont l'œuvre d'un écrivain d'un immense talent et d'un sens admirable, prouvent mieux que toutes les théories du monde, combien la fermeté et le courage sont désirables dans les temps de passions et de haines politiques :

« Les patriotes déjoués récemment dans une tentative pour mettre les sections en permanence, sous le prétexte de la disette, conspiraient dans différens quartiers populeux, et avaient fini par former un comité central d'insurrection composé d'anciens membres des comités révolutionnaires. Ils firent imprimer, le 30 floréal au soir (19 mai 1795), et répandre dans Paris, un manifeste au nom du peuple souverain rentré dans ses droits. Dès le lendemain premier prairial (20 mai), à la pointe du jour, le tumulte était général dans les faubourgs Saint-Antoine et Saint-Marceau, dans le quartier du Temple, dans les rues Saint-Denis, Saint-Martin, et surtout dans la Cité. Les patriotes faisaient retentir toutes les cloches dont ils pouvaient disposer, ils battaient la générale et tiraient le canon. »

« Dans ce même instant le tocsin sonnait au pavillon de l'Unité par ordre du comité de Sûreté générale, et les sections se réunissaient. Le rassemblement, grossissant toujours, s'avançait peu à peu vers les Tuileries. Une foule de femmes, mêlées à des hommes ivres, et criant : Du pain et la Constitution de 93 ! des troupes de bandits armés de piques, de sabres et d'armes de toute espèce ; des flots de la plus vile populace ; enfin quelques bataillons de sections régulièrement armés , formaient ce rassemblement, et marchaient sans ordre vers le but indiqué, la Convention. Vers dix heures, ils étaient arrivés aux Tuileries; ils assiégeaient la salle de l'assemblée, et en fermaient toutes les issues. »

« Les Députés étaient à leur poste ; ils ne connaissaient le mouvement que par les cris de la populace et le retentissement du tocsin. L'assemblée à peine réunie, un Député vient lire le manifeste de l'insurrection: les tribunes, occupées de grand matin par les patriotes, retentirent aussitôt de bruyans applaudissemens. En voyant la Convention ainsi entourée, un membre s'écria qu'elle *saurait mourir à son poste.* Aussitôt les Députés se levèrent en répétant: Oui ! Oui ! Dans ce moment , on entendait croître le bruit ; on entendait gronder les flots de la populace. Tout à coup on voit fondre un essaim de femmes dans les tribunes;

elles s'y précipitent en foulant aux pieds ceux qui les occupent, et en criant : Du pain! Du pain! Le président Vernier *se couvre*, *et leur commande le silence;* mais elles continuent à crier : Du pain! Du pain! Les unes montrent le poing à l'assemblée, les autres rient de sa détresse. Une foule de membres se lèvent pour prendre la parole ; ils ne peuvent se faire entendre. Ils demandent que le président fasse respecter la Convention. Le président ne peut y réussir. André Dumont succède à Vernier et occupe le fauteuil. Le tumulte continue. Les cris : du pain! du pain! sont répétés par les femmes qui ont fait irruption dans les tribunes. André Dumont déclare qu'il va les faire sortir ; on le couvre de huées d'un côté, d'applaudissemens de l'autre. Dans ce moment on entend les coups violens donnés dans la porte qui est à gauche du bureau, et le bruit d'une multitude qui fait effort pour l'enfoncer. Les ais de la porte crient, et des plâtres tombent. Le président, dans cette situation périlleuse, s'adresse à un général qui s'était présenté à la barre avec une troupe de jeunes gens pour présenter une pétition fort sage, et lui donne le commandement provisoire de la force-armée. Le général, chargé de veiller sur la Convention, rentre avec une escorte de fusiliers et plusieurs jeunes gens qui s'étaient munis de fouets de poste. Ils escaladent les tribunes et en font sortir les femmes, en les chassant à coups de fouet. Elles fuient en poussant des cris épouvantables, et aux grands applaudissemens d'une partie des assistans. »

« A peine les tribunes sont-elles évacuées, que le bruit, qui avait cessé à la porte de gauche, redouble. La foule est revenue à la charge; elle attaque de nouveau la porte qui cède à la violence, éclate et se brise. Les membres de la Convention se retirent dans les bancs supérieurs; la gendarmerie forme une haie autour d'eux pour les protéger. »

« Aussitôt des citoyens armés, des sections, accourent dans la salle, par la porte de droite, pour chasser la populace. Ils la refoulent d'abord et s'emparent de quelques femmes; mais ils sont bientôt ramenés à leur tour, par la populace victorieuse. Heureusement la section de Grenelle, accourue la première au secours de la Convention, arrive dans ce moment, et vient fournir un utile renfort. Le député Auguis était à sa tête, le sabre à la main. « En avant ! s'écrie-t-il.... » On se serre, on avance, on croise les baïonnettes, et on repousse, sans blessure, la multitude des assaillans qui cède à la vue du fer. On saisit par le collet l'un des révoltés ; on le traîne au pied du bureau ; on le fouille, et on lui trouve ses poches pleines de pain. Il était deux heures ; un peu de calme se rétablit dans l'assemblée. »

« Cependant la foule augmentait autour de la salle. A peine deux ou trois sections avaient-elles eu le temps d'accourir et de se jeter dans le Palais-National ; mais elle ne pouvait résister à la masse toujours croissante des assaillans. D'autres venaient d'arriver, mais elles ne pouvaient pénétrer dans l'intérieur. En cet instant la foule fait un nouvel effort sur le salon de la Liberté, et pénètre jusqu'à la porte brisée. Les cris aux armes ! se renouvellent ; la force-armée, qui était dans l'intérieur de la salle, accourt vers la porte menacée. Le président se couvre, l'assemblée demeure calme ; alors des deux côtés on se joint ; le combat s'engage devant la porte même ; les défenseurs de la Convention croisent la baïonnette ; de leur côté les assaillans font feu, et les balles viennent frapper les murs de la salle. Les Députés se lèvent en criant vive la République ! De nouveaux détachemens accourent, traversent de droite à gauche, et viennent soutenir l'attaque. Les coups de feu redoublent, on charge, on se mêle, on sabre. Mais une foule immense, placée derrière les assaillans, les pousse, les porte, malgré eux-mêmes, sur les baïonnettes, renversent tous les obstacles qu'on lui oppose, et pénètre dans l'assemblée. Il était trois heures, des femmes ivres, des hommes armés de sabres, de piques, de fusils, portant sur leurs chapeaux ces mots : *Du pain, la Constitution de 93 !* remplissent la salle ; les uns vont occuper les banquettes inférieures que les Députés avaient laissées libres ; les autres remplissent le parquet ; d'autres se placent devant le bureau, ou montent par les petits escaliers qui conduisent au fauteuil du président. »

« Un jeune officier des sections, nommé Mally, placé sur les degrés du bureau, arrache à l'un de ces hommes l'écriteau qu'il portait sur son chapeau. On tire aussitôt sur lui, et il tombe percé de plusieurs coups de feu. Dans ce moment, toutes les baïonnettes, toutes les piques se dirigent sur le président: on enferme sa tête dans une haie de fer. C'est *Boissy d'Anglas* qui a succédé à Dumont, *il demeure immobile et calme.* Un jeune Député plein de courage et de dévouement, Féraud, accourt au pied de la tribune, s'arrache les cheveux, se frappe la poitrine de douleur, et, voyant le danger du président, s'élance pour aller le couvrir de son corps. L'un des hommes à pique veut le retenir par l'habit; un officier, pour dégager Féraud, assène un coup de poing à l'homme qui le retenait; ce dernier répond au coup de poing par un coup de pistolet qui atteint le malheureux Féraud dans les épaules. L'infortuné jeune homme tombe; on l'entraîne, on le foule aux pieds, on l'emporte hors de la salle, et on livre son cadavre à la populace.

Boissy-d'Anglas demeure *calme et impassible au milieu de cet épouvantable événement; les baïonnettes et les piques environnent encore sa tête.* Alors commence une scène de confusion impossible à décrire ; chacun veut parler et crier en vain pour se faire entendre. Les tambours battent pour rétablir le silence; *mais la foule , s'amusant de ce chaos ,* vocifère, frappe des pieds, trépigne de plaisir en voyant l'état auquel est réduite cette assemblée souveraine. Pendant ce tumulte, on apporte une tête au bout d'une baïonnette; on la regarde avec effroi, on ne peut la reconnaître : c'était celle de Féraud , en effet , que des brigands avaient coupée, et qu'ils avaient placée au bout d'une baïonnette; ils la promènent dans la salle , au milieu des hurlemens de la multitude. La fureur contre le président Boissy-d'Anglas recommence; mille morts le menacent. »

« Il était déjà sept heures du soir, on tremblait dans cette assemblée , on craignait que cette foule, où se trouvaient des scélérats , n'égorgeât les représentans du peuple au milieu de l'obscurité de la nuit. Les Comités du gouvernement avaient employé tous leurs ef-forts pour réunir les sections, ce qui n'était pas facile avec le tumulte qui régnait, avec l'effroi qui s'était emparé de beaucoup d'entre elles et la mauvaise volonté que manifestaient quel-ques autres. Les représentans Legendre, Au-guis, Delacloi et Kervélégan s'étaient rendus à la tète de forts détachemens, auprès de la Convention. Legendre pénètre dans la salle, monte à la tribune à travers les insultes et les coups, et prend la parole au milieu des huées. « J'invite l'assemblée, dit-il, à rester ferme, et les citoyens qui sont ici à sortir. » A bas! à bas! s'écrie-t-on. »

« Alors s'avance le détachement à la tête duquel marchent les représentans Legendre, Kervélégan et Auguis, et le commandant de la garde nationale. On somme la multitude de se retirer, le président l'y invite au nom de la loi : elle répond par des huées. Aussitôt on baisse les baïonnettes et on entre ; la foule désarmée cède : mais des hommes armés qui se trou-vaient au milieu d'elle, résistent un moment ;

ils sont repoussés et fuient en criant : A nous,
sans-culottes! Une partie des patriotes revient
à ce cri, et charge avec violence le détachement
qui avait pénétré. Ils emportent un instant
l'avantage; mais le pas de charge retentit dans
la salle extérieure ; un renfort considérable arrive, fond de nouveau sur les insurgés, les repousse, les sabre, les poursuit à coups de
baïonnettes : ils fuient, se pressent aux portes
ou escaladent les tribunes, et se sauvent par
les fenêtres. La salle est enfin évacuée :

« Il était minuit! »

Probité, goût, profondeur, application et
patience, mais avant tout *fermeté inébranlable*, tel est ou plutôt tel fut le caractère de
Boissy-d'Anglas.

Pour l'œil impartial, le front de M. le baron
Pasquier indique évidemment un caractère
affectueux, constant et généreux, ami des talens et des vertus. Son regard n'est pas sans
sévérité, il pénètre, il commande même, mais
sa voix persuade, son cœur concilie. La cor-

respondance de M. le baron Pasquier doit être brève, mais claire; sa voix douce, mais grave; ses manières plus affables que séduisantes.

Nous engageons les phrénologistes et les physiognomonistes à étudier avec soin ces deux hommes d'état, également recommandables; ils remarqueront chez tous deux de nombreux rapports psychologiques. Chez le noble Boissy-d'Anglas comme chez M. le baron Pasquier, les facultés de l'ame, grandes et généreuses, ne laissent rien à désirer; à vrai dire, M. le baron Pasquier est l'aîné d'une famille où les qualités du cœur sont brillantes et héréditaires, où l'on prise, (chose rare par le temps qui court) les vertus patriarcales, paisibles et ignorées, plus haut que les titres et le crédit.

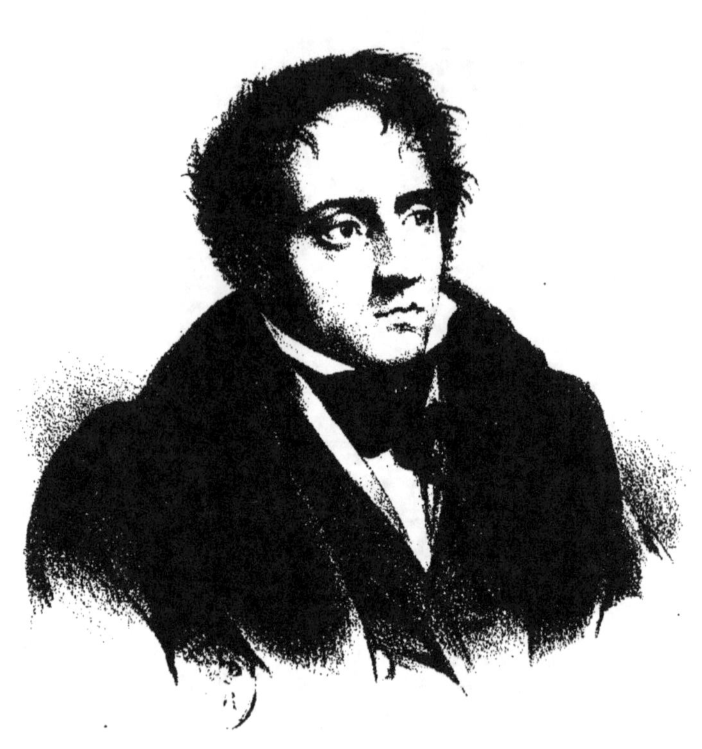

Chateaubriand

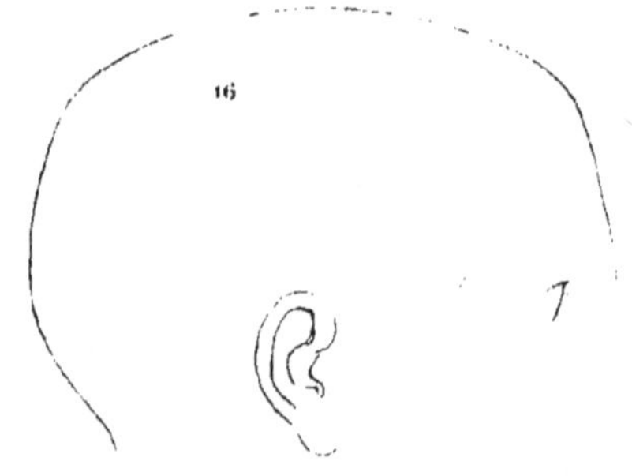

Conscienciosité.

XVI.

CONSCIENCIOSITÉ.

M. le Vicomte de Châteaubriand.

La conscience est le meilleur livre de morale que nous ayons ;
c'est celui que l'on doit consulter le plus.

PASCAL.

La Conscienciosité, située entre la fermeté
et la circonspection, fait envisager les actions
sous le rapport du devoir et de la justice.

« Partout, dit Massillon, nous rendons
hommage, par nos troubles et par nos remords
secrets, à la sainteté de la vertu que nous vio-
lons ; partout un fonds d'ennui et de tristesse

inséparable du crime, nous fait sentir que l'ordre et l'innocence sont le seul bonheur qui nous était destiné sur la terre. Nous avons beau faire montre d'une vaine intrépidité, la *conscience criminelle se trahit toujours d'elle-même*. Les terreurs cruelles marchent partout devant nous; la solitude nous trouble; les ténèbres nous alarment; nous croyons voir sortir de tous côtés des fantômes qui viennent toujours nous reprocher les horreurs secrètes de notre ame; des songes funestes nous remplissent d'images noires et sombres; et le crime, après lequel nous courons avec tant de goût, court ensuite après nous comme un vautour cruel, et s'attache à nous pour nous déchirer le cœur, et nous punir du plaisir qu'il nous a lui-même donné. »

Croirait-on qu'au dix-neuvième siècle il se trouve encore des *philosophistes* qui n'admettent pas ou feignent de ne pas admettre l'existence de cette faculté, la Conscienciosité. Il est trop vrai que les ames consciencieuses deviennent de plus en plus rares ; mais à qui la faute ? Et puis, est-ce à dire parce que la conscience et

l'amitié sont deux choses aussi rares que précieuses qu'elles n'existent pas?

Pour nous, nous reconnaissons un organe
de la Conscienciosité, et nous avons foi en sa
puissance (1). Nous croyons fermement, avec
M. de Châteaubriand, que chaque homme
porte en lui un tribunal où il commence par se
juger lui-même, en attendant que l'arbitre
souverain confirme la sentence. Ce tribunal, il
faut bien le reconnaître, c'est la Conscience !

---

(1) Voici, entre mille, un fait qui prouve en faveur de ce que
nous avançons.

On avait conçu quelques soupçons de crime à la découverte
d'un cadavre dans la Scarpe; mais on a reconnu qu'un malheureux suicide avait causé cette mort. Un porte-faix se querelle
avec ses camarades, l'un d'eux lui reproche une faute expiée
par une peine infamante. « C'est la première fois, dit cet homme,
que l'on ose me parler d'une condamnation subie pour avoir
volé un pain *quand j'avais faim;* ce sera aussi la dernière. » Et
c'est ce porte-faix qu'on a trouvé noyé !

Il y a plus d'une réflexion à faire sur cette puissance du remords dans les classes pauvres et peu éclairées de la société.

Gazette des Tribunaux.

Il serait difficile, disons mieux, il serait
matériellement impossible d'expliquer autrement que par la Conscienciosité cette frayeur
profonde, persévérante, (1) qui trouble les nuits
d'une prospérité coupable.

---

(1) La plus fatigante et la plus incurable maladie de l'homme
c'est le *remords*; la goutte n'a que le second rang.

Le *remords* attache un ennemi à chacune de vos artères; il
crispe vos nerfs de son haleine; il arrête le sang qui circule, il
précipite les battemens du cœur, il jette le froid dans tous vos
membres; il couvre votre front de sueur; il s'assied à table à
votre place, et vous tournez en vain autour des convives pour
avoir part au festin. La nuit, quand parfois vous dormez, il se
pose d'aplomb sur votre poitrine; puis il se penche à vos oreilles;
puis il vous parle tout bas; puis sa voix augmente, puis elle
éclate comme un tonnerre, jusqu'à ce que vous vous réveilliez
seul dans la nuit. C'est un épouvantable mal !

Aux autres maladies du corps humain il est des remèdes qui
guérissent et des remèdes qui soulagent: les sucs bienfaisans des
plantes de l'été; le lait nourricier au printemps; les eaux chaudes
des Alpes; les bains en pleine mer; le doux ciel de l'Italie; le
beau climat de Provence; la paix et le calme, et les fleurs, et les
joies du festin. Qu'il est doux d'être malade à ce prix-là !

Ou bien sur votre lit de douleur se penche avec ferveur une
sœur de Charité: un coup de ciseau retranche de votre corps le
membre malade, et vous jouissez de votre convalescence aussi
bien que si votre corps existait tout entier.

C'est pour moi qué je vis, je ne dois rien qu'à moi.
La vertu n'est qu'un nom, mon plaisir est ma loi.
Ainsi parle l'impie, et lui-même est l'esclave
De la foi, de l'honneur, de la vertu qu'il brave;
Dans ses honteux plaisirs, s'il cherche à se cacher,
Un éternel témoin les lui vient reprocher.
Son juge est dans son cœur : tribunal où réside
Le censeur de l'ingrat, du traître, du perfide.
Par ses affreux complots nous a-t-il outragés ?
La peine suit de près et nous sommes vengés.

Il n'est pas jusqu'aux transports de la folie qui n'aient leur charme. Être poète et créer; se passionner chaque jour jusqu'au rire ou jusqu'aux larmes; être roi ou homme de génie, ou traîner une vie de héros à travers toutes sortes de misères! C'est encore la manière la plus sûre et la plus économique d'être poète aujourd'hui.

Mais le *remords !* le *remords* est implacable; il prend toutes les formes, il usurpe toutes les places. Vous fermez votre porte à triple serrure, en lui laissant toutefois une ouverture pour entrer. Le *remords* dédaigne cette étroite voie : il frappe en maître à votre porte, vous êtes forcé d'ouvrir; et quand la porte est ouverte, il prend sa place au foyer domestique. Si vous avez un enfant, il le tient sur ses genoux. C'est votre hôte, donnez-lui la meilleure place dans votre cœur.

Le *remords* est la seule des émotions de l'homme que le temps n'ait pas dénaturée; *le remords durera autant que l'homme !*

J. JANIN.

De ses remords secrets, triste et lente victime,
Jamais un criminel ne s'absout de son crime.
Sous les lambris dorés ce triste ambitieux
Vers le ciel, sans pâlir, n'ose lever les yeux.
Suspendu sur sa tête, un glaive redoutable
Rend fades tous les mets dont on couvre sa table.
Le cruel repentir est le premier bourreau,
Qui dans un sein coupable enfonce le couteau.

Que deviendrait la société, sans cet organe de la Conscienciosité? Si le sentiment du juste et de l'injuste n'existe pas, si la Conscienciosité n'est qu'un mot, pourquoi le remords, terrible et inévitable châtiment? Pourquoi ces cauchemars de chaque nuit, ces terreurs paniques? Pourquoi aussi ces fantômes hideux, phalanges inflexibles, impalpables, qui sautillent et bourdonnent devant le criminel? Pourquoi le jaguar dort-il, pourquoi l'homme criminel ne dort-il pas? Et ce grand seigneur qui a vendu son ame, et cette prostituée qui, à défaut d'ame, a trafiqué de son corps, pourquoi à cette heure qui est leur dernière heure, dans ce moment qui précède de quelques secondes ce qu'ils nommaient naguère le néant, pourquoi tremblent-ils? Pourquoi n'osent-ils lever les yeux vers le ciel? C'est qu'il y a de l'infamie dans leur existence, du sang peut-être! C'est qu'il y a une Conscience; c'est qu'il y a une voix dans le sang (1) et qu'en ce moment solennel cette voix hurle et menace! c'est que l'infamie et le sang se dressent devant leurs yeux; c'est qu'enfin le remords les poursuit comme la statue menaçante du Commandeur poursuit don Juan; c'est que la mort, si paisible pour l'homme vertueux, n'est pour eux qu'un panorama fantastique où se déroulent un à un leurs vices, leurs crimes et leur châtiment!

Les anciens législateurs n'avaient point fait de lois contre le parricide, parce qu'ils croyaient ce crime impossible.

L'honnête et docte Lavater n'a rien décrit dans son Traité des Physionomies qui puisse s'appliquer quelque peu à M. le vicomte de Châteaubriand, comment aurait-il deviné un

____

(1) *Génie du Christianisme.*

aussi grand génie? Pour lui, Châteaubriand était impossible.

Le génie recule les limites du possible.

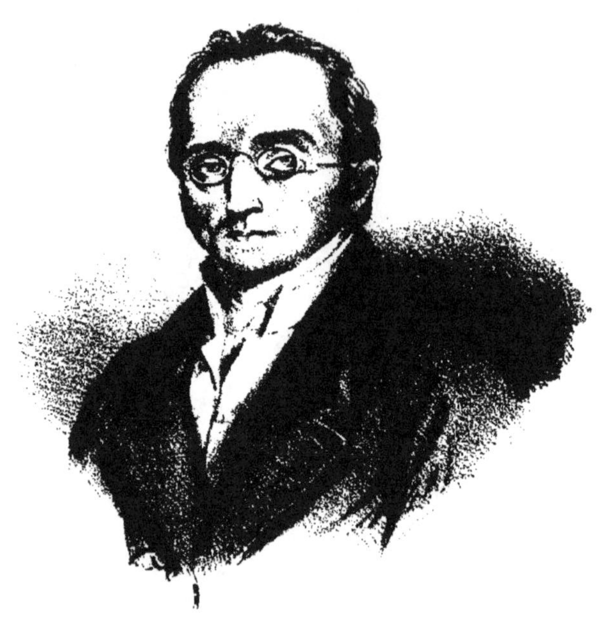

Silvio Pellico

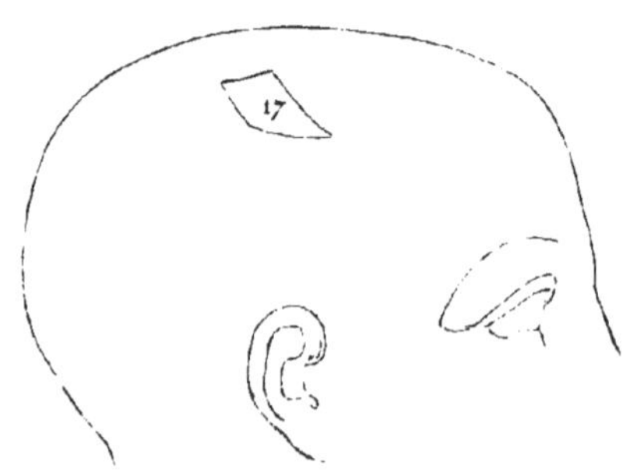

Espérance

XVII.

ESPÉRANCE.

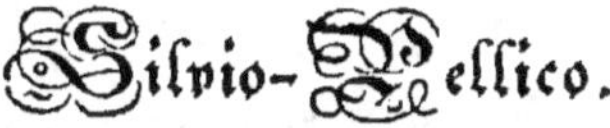

Salut, ô divine espérance !
Toi dont le charme séducteur
Donne une aile à la jouissance,
Ote une épine à la douleur !
Sur ton sein quand l'homme repose,
Ah ! qu'il goûte un doux abandon !
Si le plaisir est une rose,
L'espérance en est le bouton !

DE LAMADELAINE.

L'organe de l'Espérance, situé des deux côtés de celui de la vénération, fait croire à la possibilité de ce que les autres facultés désirent, sans en donner la conviction ; la conviction est le résultat de la réflexion.

L'Espérance, divinité qui, comme l'a dit Fénélon, n'a de temples et d'autels que dans

le cœur de l'homme, est indispensable à son
bien-être; c'est l'Espérance qui égaie le présent et embellit l'avenir; c'est elle qui porte
l'homme à croire et à attendre; l'Espérance,
nous le répétons, est plus nécessaire à notre
bonheur que la jouissance même.

L'homme se traîne, hélas! de malheurs en malheurs;
Par sa mère enfanté dans le sein des alarmes,
A ses gémissemens répondant par des larmes,
Il entre dans le monde escorté de douleurs :
L'*Espérance* en ses bras le prend, sèche ses pleurs,
Et le berce et l'endort. A peine à la lumière
Ose-t-il entr'ouvrir une faible paupière,
De mille jeux divers, de mille objets nouveaux
Elle offre à ses regards les mobiles tableaux;
Prompte comme ses maux, et comme eux passagère,
Dès qu'il a ressenti leur atteinte légère,
Dès qu'elle entend ses cris, à ses côtés soudain
Elle accourt en riant, un hochet à la main,
De rêves enchantés entoure son enfance.
De cet âge naïf la crédule innocence
D'une heure, d'un moment fait un long avenir:,
Voyez-la se montrer, s'éloigner, revenir,
Prendre à chaque caprice un nouveau caractère.
L'occuper par des jeux, par des jeux le distraire,
Et tour-à-tour calmant, provoquant ses désirs,
Changer en ris ses pleurs, ses chagrins en plaisirs.

Douce enfance! âge aimable, où, nourri de mensonges,
L'homme trompé du moins est heureux par ses songes!
Il fuit trop tôt pour lui cet âge regretté :
Ses traits ont moins de grâce; ils ont plus de fierté;
Le matin de ses jours succède à leur aurore ;
D'un duvet délicat son menton se colore ;
L'audace est sur son front, l'éclair est dans ses yeux :
Il regarde en extase et la terre et les cieux.
Pour lui l'illusion, et féconde et magique,
Répand sur les objets un charme fantastique ;
D'un feu secret, nouveau, son cœur est tourmenté;
Il manque quelque chose à ce cœur agité :
Il s'inquiète, il cherche... En ce désordre extrême,
Une femme paraît, lance un regard ; il aime.
Dès qu'il aime, *il espère*, il veut plaire à son tour;
La gloire a droit surtout d'intéresser l'amour :
Eh bien! il fera tout pour l'amour et la gloire;
Et soit qu'au champ d'honneur épris de la victoire,
Il y brave la mort sur les pas des héros,
Soit que, plus satisfait d'un studieux repos,
Et cherchant dans les arts de plus douces conquêtes,
Il préfère aux combats la lyre des poètes;
Ou poète ou guerrier, dans le cirque, aux combats,
L'*Espérance* partout accompagne ses pas,
Le soutient, l'encourage, à ses regards étale
Des favoris de Mars la pompe triomphale,
Lui montre d'Apollon les nourrissons sacrés,
Accueillis par les rois, des peuples adorés,

Le front ceint de lauriers, s'enivrant au théâtre
Des acclamations d'un public idolâtre.
Combien son jeune cœur s'enflamme à ces tableaux !
La lice s'ouvre, il part, entouré de rivaux :
Là, l'*Espérance* encor le porte sur ses ailes ;
Vainqueur, il cueille au but les palmes immortelles,
Et l'amour satisfait, lui garde un prix plus doux.
L'âge mûr, de succès également jaloux,
Et de gloire et d'amour abjurant les chimères,
Vers des desseins plus grands, des pensers plus sévères,
Dirige ses efforts et ses constans travaux.
Il veut de ses vieux ans, dans un noble repos,
Voir couler doucement les paisibles journées,
Et des champs cultivés dans ses belles années,
Lorsque viendra l'hiver cueillir enfin les fruits.
L'Etat dans l'âge mûr voit ses plus sûrs appuis.
La ville, ses remparts, ses palais magnifiques,
Ses dômes éclatans, ses temples, ses portiques,
Et son immensité frappent moins mes regards,
Qu'un peuple, heureux enfant du commerce et des arts,
Qui, des destins jaloux corrigeant l'influence,
Joyeux, vole au travail conduit par l'*Espérance*.

. . . .

Cependant sur le front de l'homme inconsolable
Croît lentement des ans l'outrage ineffaçable ;
Il jette autour de lui des regards abattus :
Ses beaux jours sont passés, ses amis ne sont plus.

La folâtre jeunesse, aux voluptés en proie,
L'irrite par ses jeux, l'attriste par sa joie;
Compagne du jeune âge, amante du plaisir,
L'illusion a fui pour ne plus revenir;
Les rians souvenirs, troupe aimable et légère,
Ces enfans du bonheur, qui remplaçaient leur père,
Tels que des songes vains, se sont évanouis.
Ce front qu'ont dépouillé le temps et les ennuis,
Et ce corps chargé d'ans, qui sous leur faix succombe,
Semblent, en se courbant, se pencher vers la tombe :
Ce qui charmait ses sens a perdu ses douceurs;
La rose est sans parfums, l'aurore sans couleurs.
Sur la terre étranger, importun à lui-même,
Faible, toujours souffrant, dans son malheur extrême
Il a cessé de vivre, et ne peut pas mourir.
Quelle invisible main, prompte à le secourir,
Etouffe son murmure, et charme sa souffrance?
Sur lui, près du cercueil, veille encor l'*Espérance.*
La déesse apparaît à ses yeux attristés,
Riche d'attraits nouveaux, brillante de clartés :
Par delà les tombeaux il s'élance avec elle;
Là, renaît sa jeunesse, éclatante, immortelle,
Et d'un nouvel Eden les bosquets enchantés
Lui prodiguent déjà leurs pures voluptés. (1)

---

(1) DE SAINT-VICTOR, *poème de l'Espérance.*

Nous n'ajouterons que peu de mots à ce tableau complet, éloquent et naïf des bienfaits de l'Espérance. « *Espérer*, dit un aimable physiologiste, *c'est jouir.* » En effet, nous avons souvent remarqué qu'il n'y a rien ou presque rien d'actuel dans nos sensations; c'est toujours dans l'avenir que l'homme, même le plus sage, place le but de ses jouissances. N'est-il donc pas en son pouvoir de se contenter d'une jouissance limitée? Le *nec plus ultrà* du bonheur se réduirait-il à la seule Espérance?

L'Espérance, comme toutes les manifestations de l'ame, a son bon et sen mauvais côté; ses avantages et ses imperfections : si cette faculté excède le volume raisonnablement désirable, elle engendre la manie qui domine les hommes que nous qualifions de gens à projets. De l'excès contraire, naissent ces deux typhus de l'ame, l'hypocondrie et la misanthropie.

Si jamais homme fut doué d'espérance, c'est M. Silvio-Pellico; si un de nos types a été judi-

cieusement choisi , c'est assurément celui-là.
Ceux de nos lecteurs qui se sont peu occupés
de cette science attrayante , l'art de connaître
l'homme par les traits du visage, trouveront
là une étude facile ; l'Espérance anime tout ce
visage. Le haut du front , large et bombé vers
les deux angles que forment de chaque côté la
racine des cheveux , annonce une imagination
toute méridionale; ce front est tel qu'on devait
l'attendre de l'auteur de la Francesca da Rimi-
ni. Ne cherchez pas , chez M. Silvio-Pellico, le
courage physique , le pugile , ce sentiment
nous parait incompatible avec le relâchement
du contour du nez.

Si cet homme aimait les combats , les cris
de victoires et de mort ; si cet homme recher-
chait les risques, s'il fréquentait les combats
de coqs ou de taureaux, Lavater, notre maître,
ne serait plus qu'un utopiste , puisqu'il a écrit
que le courage physique ne peut se trouver là
où il y a bienveillance excessive, et chez M. Silvio-Pellico, comme chez M. de Béranger , la
bienveillance et l'amour du prochain sont très·

développées. (1) N'allez pas croire toutefois que cet homme soit un lâche! Oh! non; il sait souffrir! Les plombs de Venise et les glaces du Spielberg vous diront sa résignation d'homme et de chrétien; mais chez M. Silvio-Pellico c'est le courage moral qui domine. Courage qui

---

(1) Nous nous inclinons avec respect devant les décisions du docte Lavater, en tout ce qui concerne la science des physionomies; mais tout en reconnaissant, pour M. Silvio, la justesse de cette observation, nous ne prétendons pas ici admettre, avec lui, *que le courage physique soit toujours incompatible avec la bienveillance*, ce serait mentir à nos propres observations. (Voir l'art. Combativité, page 157.)

Une femme d'esprit, que nos meilleurs phrénologistes consultent souvent, et qui rend journellement d'immenses services à la science. La plus satirique, la plus habile, mais aussi la plus discrète des phrénologistes passés et presens, nous a confirmé dans cette opinion, que la bienveillance n'exclut pas toujours la bravoure. La collection phrénologique de son mari qui est, sans contredit, la plus riche, la plus rare, la plus complète de toutes les collections de ce genre, renferme plusieurs têtes remarquables *où la bienveillance, extrêmement développée, égale le courage;* de ce nombre est celle de feu le général Lamarque, et, chose bien plus étonnante, celle de Chauffron, célèbre assassin, mort à Bicêtre, et moulé par notre ami Emile Debout, auquel la phrénologie doit une petite part de l'éclat dont elle brille aujourd'hui, en dépit de l'intolérance.

naît de l'Espérance et qui grandit par la religion.

Nous reconnaissons ici , après un examen
attentif, des sentimens délicats qu'il est facile
d'irriter et de blesser, un esprit philosophique,
religieux, observateur et profond; avec cette
conformation physiognomonique , le cœur
s'attriste au bruit du canon, l'ame grandit et
s'élève par le martyre. Un homme comme
M. Silvio ne transige point avec la vertu et ne
désespère jamais ni de Dieu ni des hommes !

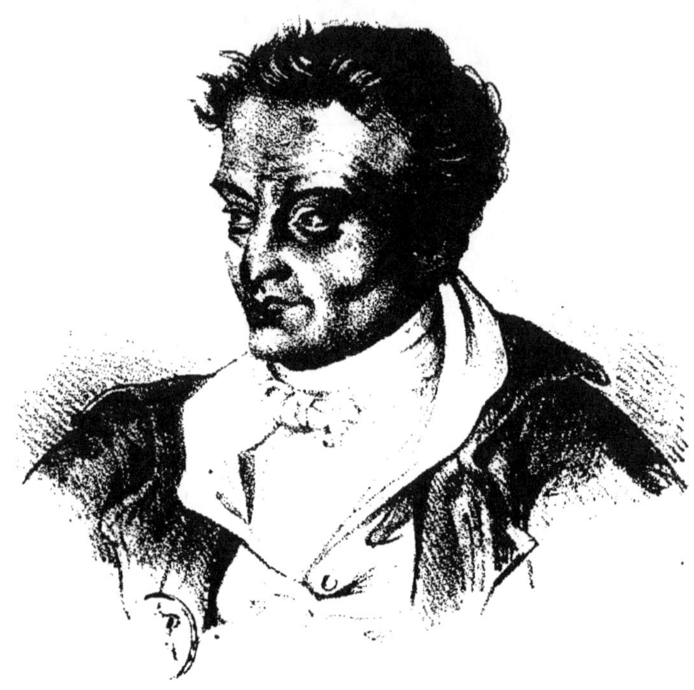

Hoffmann

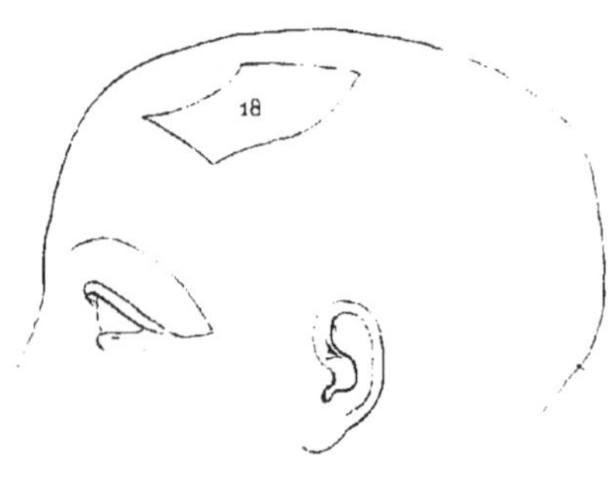

Merveillosité

XVIII.

MERVEILLOSITÉ.

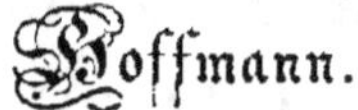

> Fuyez le merveilleux, et suivez la nature.
>
> DESTOUCHES,
> *Le Mari confident.*

L'organe de la *Merveillosité*, que le docteur Spurhzeim nomme aussi la Surnaturalité, est situé en avant de l'Espérance; son grand développement a pour effet d'élargir la partie supérieure latérale de l'os frontal.

La Merveillosité fait croire aux pressentimens, aux inspirations secrètes, aux songes, aux fantômes, enfin à tout ce qui est mystérieux ou surnaturel.

Et le mystique amour, et la pitié touchante,
Que ne doivent-ils pas au pouvoir que je chante. (1)

« C'est la *Merveillosité* qui, dans l'absence des objets ou pendant l'erreur d'un songe, dessine des tableaux dans l'œil d'un homme incapable de tracer un cercle, et lui fait découvrir sur le front changeant d'un nuage ou dans les confuses inégalités d'une surface, des figures régulières que sa main suivrait avec grâce et facilité. Souvent aussi, dans ses peintures vagabondes, elle accouple les habitans de l'air, de la terre et des mers; et déplaçant les couleurs, les formes et les proportions, elle n'enfante que des chimères et des monstres.

---

(1) Nous recommandons à nos lecteurs la Biographie de Louis Lambert, par **M.** de Balzac (1). Nul, en effet, ne posséda plus que l'infortuné Lambert, la Merveillosité; hélas! cet immense cerveau, incompris, ne pouvant s'épancher, a craqué de toutes parts. Lambert a vécu comme il est mort, ignoré! Il ne nous reste plus de cette ame si noble, de ce génie mystique, qu'une croix de pierre sans chiffre et sans nom. « Fleur née sur le bord d'un gouffre, elle devait y tomber inconnue avec ses couleurs et ses parfums inconnus. »

(1) Ch. Gosselin, 1 vol. in 12.

L'*Imagination* dérive de la *Merveillosité*, mais elle est épurée par le bon sens qu'elle épure à son tour ; c'est à coup sûr la plus belle, la plus merveilleuse, la plus brillante partie de nous-même ; l'Imagination, c'est le sel volatil de l'ame. Elle se subtilise, s'exhale, se répand sans jamais rien perdre de son activité ; c'est l'Imagination qui perfectionne les sciences et les arts ; sans elle, le monde ne serait encore qu'un vaste champ de dates, d'étymologies, de faits isolés et sans intérèt, c'est elle qui a rassemblé et mis en ordre tous ces matériaux épars ; c'est elle encore qui a posé la première pierre de l'histoire de toutes les villes et de toutes les nations.

Notre bonheur à nous, les orgueilleux héros de la création, ne consiste évidemment, ici-bas, que dans la manière de nous représenter les objets ; c'est ce qui a fait dire à un moraliste : « Que l'Imagination est la consolation du présent et l'amie de l'avenir. »

Laissons, en effet, agir notre imagination, et nous sentirons bientôt qu'elle est un présent de Dieu. D'abord, elle se joint à l'Espérance pour soulager la misère du pauvre, pour soutenir le courage de l'homme qui entre, chancelant, dans la vie ; puis elle brise les glaces de l'âge, réchauffe le vieillard et le réjouit encore d'un rayon de sa jeunesse. Fée puissante et bienveillante, si le présent nous chagrine, elle nous transporte dans l'avenir ; elle déroule à nos yeux un joyeux et fou passé lorsque nous sentons du plaisir à le rappeler. Le désespoir de sa main de feu brûle-t-il notre ame? Vite cette féconde enchanteresse alimente d'idées neuves, fraîches et riantes, notre cerveau desséché. Et puis c'est par elle que les illusions et les réalités se partagent la vie !

Enfin c'est cet instinct, ce sens divinateur
Qui donne au grand talent, son vol dominateur. (1)

Neutralisez l'action de l'Imagination chez MM. de Châteaubriand, de Lamartine, Victor Hugo, J. Janin, de Balzac, dégagez leurs

----

(1) Delille.

œuvres si poëtiques de ce génie puissant, l'*Imagination !* Analysez-les ; ces hommes de génie deviendront tout à coup des hommes de routine et de mémoire ; il ne restera de ces écrits, si justement prisés, qu'un amas de maximes vermoulues, de doctrines édentées, d'anecdotes anti-diluviennes.

Eh ! dira-t-on, le jugement doit être la bâse de l'esprit, le bon sens sa règle, son guide et son appui ; sans doute, mais le jugement seul, sans le secours de l'Imagination, se réduirait, la plupart du temps, à ces mots : Bonjour, comment vous portez-vous?

C'est le manque absolu d'Imagination qui rend la lecture des anciens aride et fatigante.

Delille assimilait l'homme de bon sens à la fourmi laborieuse et inoffensive ; mais il comparait l'Imagination à l'aigle superbe qui parcourt sans effort, comme sans crainte, l'immense horizon.

Tout d'abord cette comparaison parait un paradoxe ; mais il faudrait ne pas connaître l'histoire des peuplades du nord, pour ne pas revenir sur ce jugement. Chez les nations flegmatiques, qui n'ont qu'un gros bon sens et une saine raison en partage, les banquiers, les marchands habiles ne manquent pas; en revanche, on y trouve peu ou point de statuaires, de peintres, de poètes et de littérateurs. Là, tout est lent, progressif, symétrique, logique, mathématique; on est heureux, sans doute, mais on n'invente rien.

Tout ce qui part d'un esprit vif, d'un génie brillant, étonne; tout ce qui demande une exécution prompte, aventureuse, inquiète et déconcerte. Il n'en est pas de même des *nations sanguines et nerveuses*, les nations du soleil.

Le bon sens isolé vaut sans doute beaucoup mieux que l'Imagination abandonnée à son impétuosité, comme elle l'est dans l'organe de la Merveillosité, mais il n'en est pas moins vrai que la raison reste difficile et tardive, lorsqu'elle n'est point excitée par l'esprit et épurée par l'imagination. C'est, disait Napoléon, en quittant le chemin battu et en s'élevant au dessus de ses contemporains , qu'on peut mériter le titre d'homme de génie.

On n'est jamais qu'un homme ordinaire , disait aussi l'aimable baron Réal , lorsqu'on n'invente ou qu'on ne perfectionne rien.

On peut diviser les hommes en trois classes: ceux doués seulement de bon sens ; ceux de simple imagination , qui , comme Hoffmann et Chatterton , frisent la folie; enfin , ceux doués à dose égale , d'imagination et de bon sens : c'est dans cette dernière catégorie que se trouve le génie.

Dieu nous a donné l'imagination pour embellir la vie; profitons donc d'un avantage si précieux , mais n'en abusons point, sous peine d'errer et de tomber dans la Merveillosité, c'est-à-dire de prendre l'ombre pour le corps, l'éclair pour la lumière , des sophismes pour des argumens.

L'homme doué de *l'amour de la vie* , ne permettra pas à son imagination de prendre trop d'empire sur lui et d'entretenir son ame dans un état continuel d'exaltation, mais il le fera servir, selon sa destination, à rendre plus brillans encore les beaux momens de son existence, à donner du piquant à ceux qui sont sans intérêt et à répandre quelque gaieté sur ceux que, sans elle, la tristesse remplirait d'amertume (1).

Ernest-Théodore-Guillaume Hoffmann, un des plus grands génies de l'Allemagne, poète, peintre et musicien, croyait aux fantômes, aux revenans! L'ange déchu, maître Satanas (comme dirait le bibliophile Jacob), qui effraie à peine aujourd'hui nos plus petits enfans, était pour lui un grand et terrible potentat.

Dans ses heures de solitude et de travail, le malheureux Hoffmann était poursuivi par l'appréhension de quelque danger indéfini dont il se croyait menacé, et ses nuits étaient trou-

----

(1) Phèdre.
(2) Hufeland.

blées par des spectres et des apparitions hor-
ribles. L'effet de ces hallucinations était tel, parfois, qu'il faisait souvent relever sa femme et
la suppliait, à genoux et les larmes aux yeux,
de s'asseoir près de lui, pour le protéger, par
sa présence, contre les fantômes qu'il avait
lui-même conjurés dans son imagination.

Ce génie malheureux et inquiet, mourut le
25 juin 1832 ; tout porte à croire que sa vie,
qui fut une des grandes infortunes humaines,
a été abrégée, non seulement par sa maladie
(*tabes dorsalis*), mais encore par les excès auxquels, dans sa douleur, il crut pouvoir recou-
rir pour faire trève à sa mélancolie.

Ce noble cœur, cet esprit généreux,
qui tremblait devant des terreurs imagi-
naires, endura avec un courage et une constance sans exemple, les plus cruelles douleurs. Sa maladie fit, en peu de temps, de si
rapides progrès que les médecins lui appli-
quèrent un fer rouge sur le trajet de la moelle
épinière, pour ranimer l'activité du système
nerveux ! Le patient, au moment où l'on ve-

nait de terminer l'opération , demanda en souriant, à un de ses amis, *s'il ne sentait pas la chair rôtie ?*

Une charmante aquarelle représente cet homme fantastique, petit de taille, nerveux à l'excès ; son regard est fixe et sauvage , sa chevelure noire est claire semée ; le chat Murr, de diabolique mémoire, est devant lui ; sa pipe, compagne fidèle de ses joies et de ses souffrances, l'enveloppe d'une atmosphère de douces vapeurs. Le peintre , qui a fait preuve d'un beau talent, semble avoir choisi le moment où, poussé par son tempérament hypocondriaque, Hoffmann écrivait ce *memorandum* : « Pourquoi, dans mon sommeil comme dans mes veilles, mes pensées se portent-elles si souvent, malgré moi, sur le triste sujet de la démence? Il me semble en donnant carrière aux idées désordonnées qui roulent dans mon esprit, qu'elles s'échappent comme si le sang coulait d'une de mes veines qui viendrait à se rompre! »

Hoffmann s'était fait lui-même une échelle

graduée indiquant le plus ou le moins d'exaltation de ses facultés ; cet espèce de psychomètre,
dit sir Walter Scott, s'élevait quelquefois
jusqu'à un degré peu éloigné d'une véritable
aliénation.

La Psychologie d'Hoffmann se résume dans
ces quatre vers de la métromanie :

On peut être honnête homme, excellent caractère,
Bon ami, bon mari, bon citoyen, bon père ;
Mais à l'humanité si parfait que l'on fut,
Toujours par quelque faible on paya le tribut.

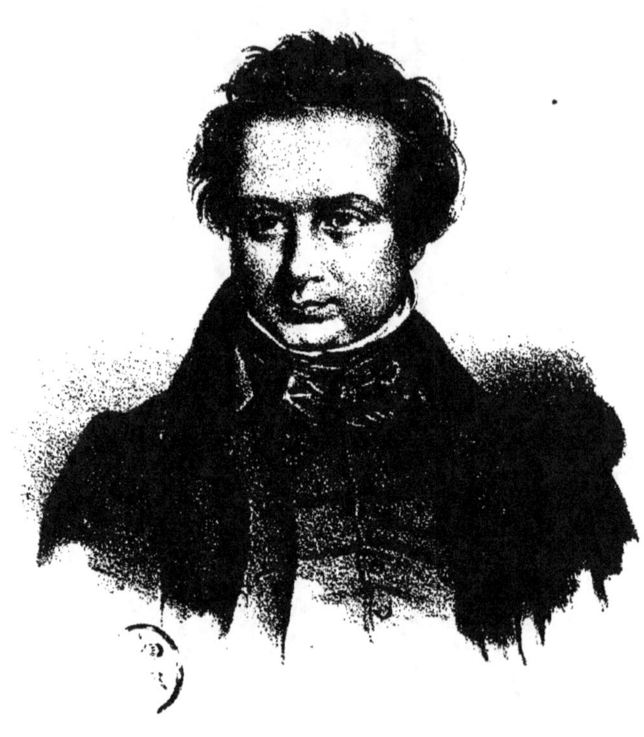

Victor Hugo.

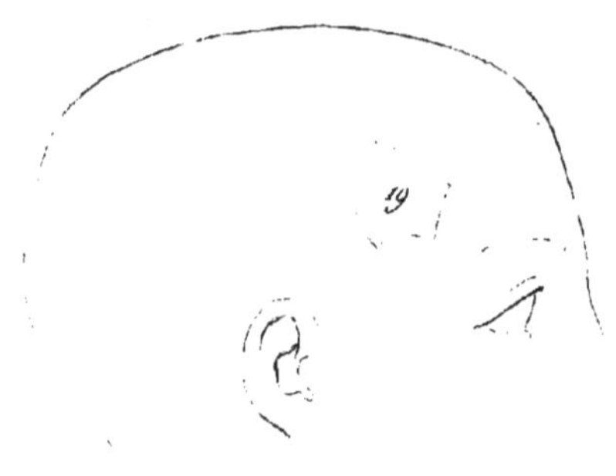

Idéalité.

XIX.

IDÉALITÉ.

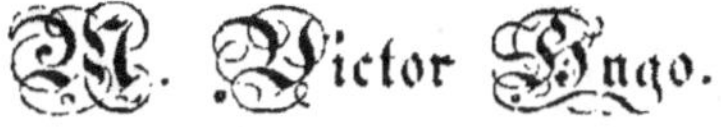

> « Les circonstances ne forment pas les hommes,
> elles les montrent : elles dévoilent pour ainsi dire,
> la royauté du génie, dernière ressource des peuples
> éteints. Ces rois qui n'en ont pas le nom, mais qui
> règnent véritablement par la force du caractère et
> la grandeur des pensées, sont élus par les événe-
> mens auxquels ils doivent commander; sans ancêtres
> et sans postérité. seuls de leur race, leur mission
> remplie, ils disparaissent en laissant à l'avenir des
> ordres qu'il exécutera fidèlement. »
>
> F. DE LA MENNAIS.

L'Idéalité, située au-dessus des tempes,
dans une direction qui s'étend en arrière et en
haut, en avant de l'acquisivité, fait envisager
la nature comme elle devrait être dans son état
de perfection.

L'Idéalité est la noble trace de tout enthousiasme, de toute exaltation, c'est le génie ma-
térialisé; elle grandit l'ame et recule les limites
du possible.

Cet organe résume en lui deux phénomènes
intellectuels, indispensables à la poésie : la
méditation qui fait agir l'esprit, et l'inspiration auquel il obéit.

Cette impulsion secrète, profonde, irrésistible qui nous entraîne, malgré nous, vers
l'étude des arts et des sciences les plus propres
à exercer les facultés de notre ame et l'énergie
de ces facultés; la vocation, enfin, n'est qu'un
agent de l'Idéalité.

La poésie, voilà la grande passion, maîtresse
des grandes ames, c'est la voix de Bossuet qui
crie : *Marche, marche, marche!* et à laquelle
on ne désobéit pas.

Dominé par la vocation poétique, Pétrarque,
cette poésie long-temps comprimée, immorta-
talise Laure de Noves et reçoit à Rome, au
capitole, les honneurs du laurier d'or. Arioste

laisse échapper à sa verve facile, son chef-d'œuvre de gaieté et d'esprit, le Roland furieux. Quelle est la montagne du haut de laquelle le Tasse a découvert tout un poème : fleuves, villages, bois suaves, soldats, bergers, enchantemens? Cette montagne escarpée, c'est la poésie.

Le magnifique piédestal!

Quelle est la lumière qui montra au pauvre vieux Milton, frappé de cécité, ces anges révoltés, ces archanges étincelans, ces combats de la terre et du ciel, noble mêlée, où les hommes se battent avec les Dieux? C'est la poésie.

O le noble et illustre flambeau!

Shakespeare, Racine, J.-J. Rousseau, Goëthe, Byron, Schiller, MM. de Châteaubriand, de Lamartine, Victor Hugo et tant d'autres noms se sont illustrés, chacun en son genre, en obéissant tout simplement à leur nature. Que d'auteurs, nés avec beaucoup d'esprit, de génie même, qui, faute d'avoir suivi leur vocation ou de s'y être bornés, n'ont pas acquis toute la réputation à laquelle ils pouvaient raisonnablement prétendre.

Que de reconnaissance ne devons-nous pas à toutes ces illustrations, pour les services qu'elles ont rendu à la littérature, qui, à son tour, a été d'une grande utilité aux autres sciences, en les rendant populaires. « La littérature est l'interprète de toutes les découvertes, de toutes les observations, de toutes les conjectures de notre imagination, et, de plus, de toutes les passions du cœur humain, qu'elle console de ses peines, ou qu'elle dirige au bien et à l'utile. La jurisprudence lui doit son lustre et sa dignité; nos avocats célèbres en empruntèrent cet art qui fit de l'éloquence l'effroi du spoliateur et le bouclier du faible. »

« Les monumens des lettres (c'est M. Népomucène Lemercier qui parle) sont les archives respectables où la vérité, la raison et le courage ont déposé les registres des anciens honneurs de la liberté publique. Ce furent les

lettres qui l'affermirent chez tous les peuples
nés pour la désirer, capables de la conquér:
jaloux de la garder, instruits à la défendre, et,
par là, dignes de la conserver. C'est peu de
ces importans services : la littérature charme
les loisirs de l'homme, le suit dans ses voyages,
l'accompagne en tous lieux, sert d'occupation
à l'adolescence qu'elle distrait des plaisirs funestes, devient le plaisir de la vieillesse qui
n'en goûterait plus d'autre. Elle bâtit, sans
frais, à l'indigence, un édifice de magiques
illusions; elle retire l'opulent du fracas qui suit
la fortune, et lui apprend, loin du tumulte,
à jouir de ses richesses intellectuelles. Elle est
la source de l'instruction, de la félicité, de la
gloire dont s'énorgueillissent les mémorables
nations du monde; et seule, enfin, elle développe la plus mystérieuse, la plus profonde de
nos sciences, la science du cœur de l'homme. »

> J'ai des rêves de guerre en mon ame inquiète;
> J'aurais *été soldat* si je *n'étais poëte.*

dit M. Victor Hugo, dans son ode *Mon Enfance.* Mais heureusement pour l'auteur de la

Notre-Dame de Paris et pour nous, son admirateur, le génie de la poésie a terrassé celui des combats. Nous frémissons, en pensant que M. Victor Hugo aurait pu, grâce à ses rêves de guerre, n'être jamais qu'un délicieux caporal; lui, M. Victor Hugo, en pantalon garance! le sac au dos! C'est à en avoir des convulsions!

Qu'a de commun la guerre avec l'air pensif, calme de M. Victor Hugo; son front uni, large et ferme, n'est pas fait pour le casque gépide. La forme heureuse de ses sourcils, l'enfoncement de ses yeux, l'arc de ses paupières, ni trop tendu, ni trop relâché; le nez et le contours élégant de la ligne que forment les lèvres en se fermant; la forme grâcieusement arrondie de son menton, enfin son regard d'aigle, tout cela, sans aucun doute, décèle un poète inspiré, énergique, courageux, incapable de plier devant l'opinion d'autrui, mais il y a loin de cette conformation physiognomonique à celle des Masséna, des Desaix et des Poniatowski.

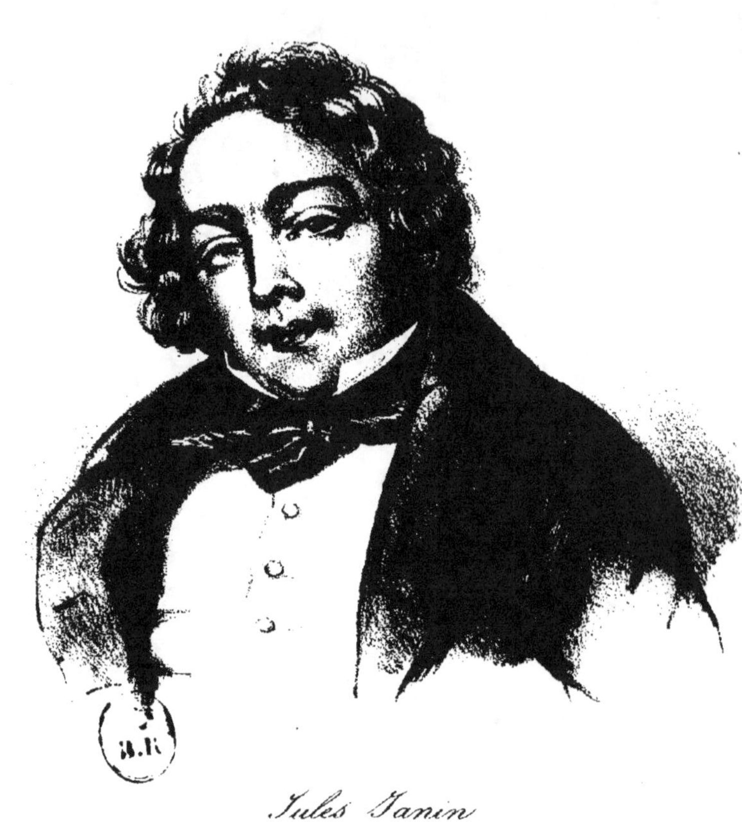

Jules Janin

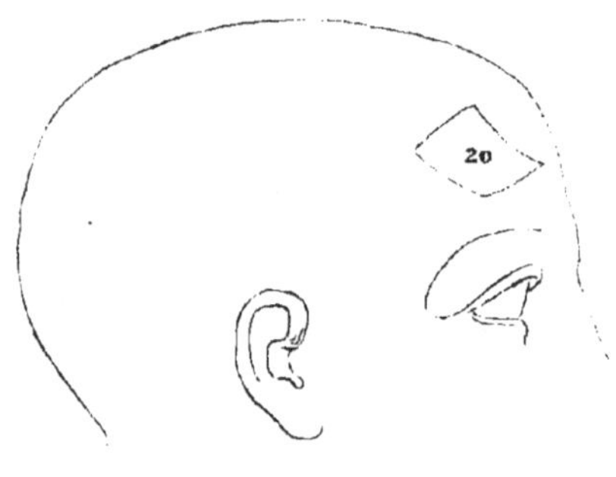

Gaîté.

XX.

GAIETÉ.

—

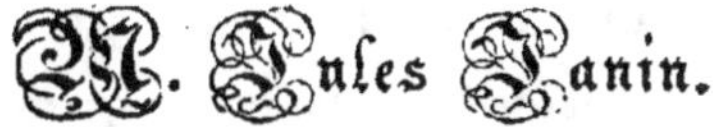

> La Joie est dans le cœur, la Gaieté est dans les
> manières, l'une consiste dans un doux sentiment
> de l'ame, l'autre dans une agréable situation de
> l'esprit.
>
> GIRARD.

> . . . J'avais écrit de sang-froid l'histoire d'un
> homme triste et atrabilaire, pendant que, dans le
> fait je n'étais qu'un *gai* et *jovial* garçon.
>
> (*Préface de l'Ane mort.*)

La Gaieté, située à la partie supérieure
externe du front, en avant de l'idéalité, produit une manière particulière d'envisager
les objets; ce sentiment a fait dire à un philosophe du dix-huitième siècle: « La vie n'est

qu'un songe bizarre et trompeur , si elle offre quelque chose de vrai c'est la gaieté qu'on y peut goûter. »

La Gaieté pousse à faire et à chercher le côté plaisant des choses, elle se combine avec toutes les autres facultés de l'ame , et porte différens noms, d'après son application ; la charge, le calembourg, la caricature, l'esprit de saillie, l'ironie et les conceptions comiques en dépendent.

« Il ne faut pas confondre, dit Spurzheim, le sentiment de la Gaieté avec celui du contentement ou de la satisfaction ; chaque faculté procure une sorte de satisfaction , et sans le sentiment dont il s'agit ici , on peut être parfaitement content et sérieux en même temps. Mais ce sentiment donne l'humeur gaie et vise à l'amusement. »

Peu d'ouvrages traitent de la Gaieté , et pourtant quelle riche éloquence ne trouve-t-on pas dans les charmes qu'elle inspire , charmes qui ne sont pas plus l'effet du caprice que celui du hasard , comme on le pense généralement , mais qui naissent d'une heureuse disposition de l'ame qu'on ne peut trop désirer.

La Gaieté éloigne les maladies du corps (1) , réjouit l'esprit, domine les caprices de la fortune, calme le chagrin et rend sensible aux agrémens de la vie qu'elle prolonge souvent au-delà du terme ordinaire.

On voit par l'épigraphe de ce chapitre qu'il existe une différence marquée entre la joie et la gaieté; la joie consiste dans un sentiment de l'ame plus fort, dans une satisfaction plus pleine; la Gaieté dépend davantage du caractère, de l'humeur, du tempérament. L'une, sans paraître toujours au dehors , fait une vive impression au dedans; l'autre brille , éclate dans les yeux et sur le visage ; on agit par la gaieté, ou est affecté par la joie.

Parmi toutes les Gaietés, elles sont en grand

---

(1) HUFELAND.

nombre (1) , il en est une qui peut, à juste titre , passer pour un défaut, c'est la Gaieté maligne , ou l'*ironie*. L'ironie , sans doute , blesse moins le droit des gens que la médisance, mais aussi , comme par compensation , elle est plus offensante , parce qu'elle porte deux coups à la fois : l'un à l'honneur, notre bien le plus précieux ; l'autre au sentiment le plus susceptible que dame nature ait mis en nous, *l'amour propre* ou *l'estime de soi.*

Cependant nous sommes loin de vouloir établir que l'ironie soit toujours hargneuse et méprisable, à Dieu ne plaise : l'ironie sans méchanceté, l'ironie d'un bon et honnête scep-

---

(1) Il y a *gaieté* de caractère et *gaieté* de circonstance, *gaieté* maligne et *gaieté* franche, *gaieté* empruntée et *gaieté* vraie , *gaieté* communiquée et *gaieté* communicative; les unes sont communes et de la connaissance de tout le monde , les autres sont rares et accidentelles. La plus ordinaire, parmi les gens d'esprit, tient un peu du rire de Démocrite; la grosse *gaieté*, qui n'est pas la moins bonne , ne peut éclore que dans les imaginations dont le bel usage n'a point comprimé l'essor.

L. R.

tique, nous parait, au contraire, un des dons les plus précieux de l'esprit de l'homme. Mon Dieu! à propos de gaieté et d'ironie, comment oublier le grand nom de Molière! Molière, c'est la gaieté poussée au degré de génie! Molière, c'est l'ironie élevée au degré le plus haut et le plus simple de la philosophie humaine. Avez-vous lu *Candide?* Voilà une ironie atroce, horrible, constante, impitoyable; mais il faut bien en passer par là, c'est l'esprit de Voltaire.

Pour parler d'un ouvrage plus récent, lisez-vous le feuilleton du Journal des Débats? le *lundi,* quelle verve et quelle ironie inépuisable; c'est une moquerie sans fin, c'est un épanouissement perpétuel. L'auteur y rit de tout: du bon et du mauvais, des autres et de lui-même. Il va, il va toujours; toujours jetant son sarcasme à la foule des grands génies qui passent à sa portée. Eh bien! cette innocente raillerie, qu'est-ce autre chose, sinon l'ironie élevée à la hauteur de la critique? En effet, Jules Janin pourrait-il autre chose que rire sans fiel, et se moquer sans cruauté de cette littérature au jour le jour, qui se fabrique aux quatre coins dramatiques et littéraires de Paris, la bonne ville? Pouvait-il parler sérieusement de ces chefs-d'œuvre d'un jour, de ces grands hommes de l'heure présente, de ces génies qui vont et qui viennent, parcourant toujours le même chemin pratiqué, et laissant après eux les mêmes productions, sans saveur, sans odeur et sans couleur! Jules Janin a donc pris le bon parti, il s'est contenté de rire toujours. Il a laissé de côté une science qui est grande, la vieille connaissance de la critique latine et grecque, la profonde étude des critiques, pour faire de l'ironie. L'ironie est aujourd'hui sa seule arme. Il ne sait que rire et se moquer; mais aussi quel rire franc et joyeux! Quelle moquerie habile et naturelle! Quel tact exquis, quelle colère de bonne compagnie et quel style abondant, correct, expressif, limpide; style aux mille formes, aux mille clartés brillantes, nerveux, savant, châtié. Osant tout, excepté le barbarisme et les fautes de français.

C'est donc une ironie précieuse, celle-là; elle a pour elle toute la ville, toute la province, tout ce qui est jeune et avancé: elle a commencé

par irriter les vieillards, et à présent les vieillards eux-mêmes se mettent à l'applaudir (1),

---

(1) « Mon cher auteur, nous disait un aimable octogénaire,
excellent physionomiste, auquel nous lisions le manuscrit de
cet article, on ne trouve plus chez nous cette gaieté qui nous
distinguait des autres nations. 93 a tout gâté, je ne reconnais plus
mes bons et joyeux Parisiens; croyez-en mes souvenirs, leur abord
n'est plus si franc, leur visage aussi riant. Je ne sais quelle inquiétude vague a pris la place de cette humeur libre et enjouée,
qui en faisait un peuple à part. Trouvez-moi dans toute votre littérature un homme vraiment gai, un second Régnard. Voilà
un homme qui n'a jamais connu la tristesse, c'est là un vrai
Français, un Parisien d'esprit et de cœur. Si vous saviez, quelle joie
c'était, dans ma jeunesse, quand on représentait une comédie
de Régnard. Réduit à l'ignoble profession de cuisinier, chez les
barbaresques, Régnard fut peut-être aussi à plaindre que Gilbert
et plus malheureux que votre anglais Chatterton; mais rien n'altéra
sa gaieté. Non, reprit le bon vieillard avec force, non, votre siècle
ne sait pas vivre : il est sombre, atrabilaire, il a le spléen, il se
tue ! C'est que la politique l'absorbe tout entier; la politique !
que de mal elle nous a fait, que de maux elle vous prépare ! »

A Dieu ne plaise que je veuille déprécier le type que vous avez
choisi, ce choix, je l'eusse fait moi-même. Hélas ! M. Jules Janin
n'est-il pas aujourd'hui le seul homme qui ait conservé religieusement les traditions de la franchise, du joyeux rire, de la bonne
humeur et de cette douce ironie que Mlle. de Scudéri comparait à un brillant feu d'artifice ? Mais l'avouerai-je, sa gaieté même
m'afflige; il me semble, vétéran d'un joyeux siècle, que les plai-

tant ils sont bien assurés que celui-là parlera Français. Ironie bien calomniée par les uns, bien enviée par les autres, bien imitée et copiée par tous ; qui pourtant, en dépit de toutes les

----

santeries et la joie de l'auteur de Barnave et de l'Ane mort, tiennent moins de la gaieté que d'une amère conviction philosophique. Ne croyez pas que tout ceci soit le rêve creux d'une tête édentée ; non, parcourez en tout sens ce que nous nommions le Parnasse, examinez avec attention ce génie que j'ai vu naître, Victor Hugo, descendez jusqu'au dernier poète qui se tue à défaut d'éditeur, partout vous ne trouverez que des figures horriblement soucieuses. Comment en serait-il autrement, cette génération que vous préconisez tant, que vous placez bien au-dessus des générations passées, n'a ni conviction, ni avenir. La Salamandre, les Intimes, la Peau de Chagrin, les Deux Cadavres et presque toutes les productions qui se succèdent depuis quelques années, sont l'expression d'une pensée intime. En vain, vous, les hommes d'hier, vous voulez nous tromper, nous les enfans d'autrefois ; en vain, vos visages grimacent ou s'épanouissent un moment, l'expérience, la triste et cruelle expérience nous montre à découvert cette inquiétude vague qui trahit le tourment intérieur de vos ames. Ne cherchez pas à le nier, une main plus puissante que votre volonté de vingt ans l'a écrit en traits indélébiles à l'endroit le plus apparent, là où siège le génie, là où se lisent les grands malheurs, là où se devinent les grandes fautes. Vous m'enviez, je le vois, cette connaissance intime du cœur de l'homme, mais vous oubliez, mon fils, que c'est un des privilèges de la tombe ! »

calomnies et de tous les plagiats, est et restera toujours, grâce à Dieu, l'ironie, c'est-à-dire le talent, l'esprit, la critique et la force.

Sénèque dit quelque part qu'il en est des esprits comme des terres qu'on ne doit ensemencer et cultiver que par intervalles, maxime sage et vraie, qui a été comprise et mise en pratique par les plus anciens philosophes : Socrate ne rougissait pas de lutter sur le gazon avec son fils ; César Auguste jouait aux dés avec des enfans qu'il recrutait aux coins des carrefours ; Scipion passait des journées entières à chercher des coquillages ; le vieux Caton chantait et buvait avec ses amis ; Henri IV jouait au cheval avec ses petits enfans, et c'était lui qui était le cheval ; enfin, il n'y a pas jusqu'au terrible cardinal de Richelieu, cet homme tout rouge, qui ne prît grand plaisir à voir des petits chats jouer et gambader à ses pieds.

« Les oiseaux eux-mêmes, dit Cicéron, nous montrent qu'il est utile et nécessaire de tempérer le travail par la gaieté, car après avoir péniblement cherché leur nourriture et construit une demeure à leurs petits, ils voltigent au hasard et accompagnent leurs ébats de grands cris de joie. »

Esope, enfin, remarque qu'on est bien plus apte à réfléchir quand, par la gaieté, on sait se délasser à propos.

Une jeune et mélancolique femme de lettres reprochait un jour à M. Janin sa gaieté inaltérable. Que voulez-vous, répondit-il, elle est en moi, sans elle je deviendrais fou ; et puis, reprit-il, après un moment de silence et en nous désignant, demandez à Monsieur, il vous dira que la joie et la Gaieté sont des panacées infaillibles, nécessaires aux savans pour oublier leurs études profondes, et à nous pauvres écrivains, hochets d'un moment pour ranimer notre imagination et ne pas succomber sous le faix du dégoût et de l'ingratitude.

On vous pardonnera tout, disait naguère un jeune poète, richesses, noblesse et beauté, on vous pardonnera tout, même le talent,

mais on sera inexorable pour le génie; aussi
M. Janin est-il souvent calomnié. Sans sa
verve, sans cette gaieté inaltérable, ce vieillard
de trente ans serait bien malheureux, car
il est écrit:

> Malheur à l'enfant de la terre,
> Qui, dans ce monde injuste et vain,
> Porte en son ame solitaire
> Un rayon de l'esprit divin! (1)

Heureusement notre ami sait qu'il est deux
choses auxquelles il faut se faire sous peine de
trouver la vie insupportable: les injures du
temps et l'injustice des hommes.

En physiognomonie le sentiment de la Gaieté se peint dans toutes les parties du visage,
par des contours doucement courbés et qui
n'ont rien de tranchant. Le même caractère
reparait encore plus distinctement dans l'avan-
cement de la lèvre inférieure, trait commun à
tous les enfans én bas âge.

---

(1) Victor Hugo, *Odes et Ballades.*

Nous renonçons à définir M. Jules Janin, la tâche est trop rude pour notre inexpérience. Certes on ne peut refuser à ce portrait un caractère poétique, une imagination fertile, amie du merveilleux, beaucoup d'enjouement allié à une grande sensibilité et une spirituelle bonhomie. Certes cette tête porte partout l'empreinte d'un heureux abandon, elle plane sans effort, respire librement et exprime merveilleusement cette jovialité piquante qui convie au plaisir dont elle semble épier le moment; mais donnez une définition complète de cette imagination mobile, de cet esprit aux mille aspects différens, de cette polémique aux mille faces, tour à tour frivole, mesquine, folle, sérieuse, honorable, écoutée toujours!

Allez donc vous heurter, vous qui commencez, contre ce jeune homme qui écrit déjà depuis si long-temps? Contre ce royaliste qui est un des soutiens du *Journal des Débats;* contre cet écrivain de feuilleton si féroce, la plume à la main, que le premier venu gouverne comme un enfant. Ce n'est pas à nous à vanter la tête de Jules Janin, sans doute ce n'est pas là une tête modèle : elle est grosse, rose, épaisse, coupée en deux par d'épais sourcils noirs comme de l'encre, elle est entourée de longs cheveux flottans, bouclés et en désordre ; il rit aux éclats en montrant de longues dents blanches et larges comme le double blanc au domino ; il est jovial, vif, animé, bon garçon, abandonné, sans façon, gai, joyeux, heureux ; mais enfin à tout prendre et toute vulgaire que nous vous la disions, la tête de J. Janin est la tête d'un homme d'esprit, de style et de goût. Souvent cette tête si gaie se livre à des réflexions profondes ; souvent ce regard douteux est mouillé de douces larmes ; souvent cette ironie amère fait place à toutes les bonnes sympathies ; souvent ce railleur impitoyable devient un chaleureux et naïf orateur.

Il y a de tout dans l'ame, dans la tête et sur le visage de M. Janin ; il y a de l'enfant, il y a du vieillard, il y a de la science, il y a de l'ignorance ; il est crédule, il est naïf, il est inspiré ; il est souvent, il le dit lui-même, bête à manger du foin. Nous le connaissons

à fond , nous qui le voyons chaque jour ,
à toutes les heures , heureux de rien , mais
aussi malheureux sans savoir pourquoi ;
passionné et enthousiaste dans les plus misérables circonstances, froid et dédaigneux dans
les événemens les plus graves ; homme entouré
de haines et ne détestant personne , entouré de
rivaux et s'effaçant pour faire place à quiconque veut parvenir ; ingénieux esprit qui pouvait produire tant de choses et qui n'est plus
occupé qu'à la critique et à la louange, bon et
dévoué à ses amis, n'ayant rien à refuser à ses
ennemis, quand il sent que ses ennemis ont
besoin de lui ; ne s'inquiétant ni du mal
qu'il fait aux autres ni du mal qu'on veut lui
faire ; traitant les amours-propres contemporains comme il traite sa propre gloire ; indulgent, facile à vivre, n'ayant rien qui soit à lui;
homme de luxe qui se tient dans une antichambre, toujours à pied avec des chevaux,
excellent homme au fond (1) , tel est Janin.

____

(1) Qu'y a-t-il de remarquable à Paris ? demandait la jeune et
jolie Henriette S..... à lord P... Quatre choses, lui répondit-il :

C'est bien pis encore, si nous le considérons comme écrivain; en effet, Janin c'est l'écrivain indéfinissable, extraordinaire; il n'appartient à aucune des catégories instituées, il n'est l'homme d'aucune coterie, aussi personne ne le vante, que lui importe! il poursuit tout seul le chemin qu'il se trace à lui-même chaque matin en s'éveillant, et encore, dans son chemin de vingt-quatre heures, le voit-on tantôt à droite, tantôt à gauche, selon ses caprices du moment. Depuis bientôt dix ans qu'il écrit, M. J. Janin a beaucoup travaillé et beaucoup produit. Entrez chez lui, la maison est ouverte. M^e. Hennequin n'est pas plus prêt à plaider que Janin n'est prêt à écrire. On sait qu'il y a très-peu d'entreprises littéraires qui n'aient recouru à sa plume si féconde; encore, a-t-il trouvé le temps d'écrire plusieurs romans : *Barnave, la Confession, les Contes, le Che-*

---

l'œil poétique de M. Victor Hugo, le bon cœur de M. Jules Janin, le silence de M. de Béranger et la canne de M. de Balzac.

THE ROVER.

min de traverse, *l'Ane Mort*, cette ironie sanglante que l'auteur a fini par prendre au sérieux. La préface de ses contes, éloquente page du cœur dans laquelle il parle de ses premières années, est, à notre sens, le meilleur morceau sorti de sa plume. »

Jules Janin c'est l'improvisation heure par heure, c'est le journal de chaque jour. Il représente le Journal comme M. de Lamartine représente l'Ode, comme M. Victor Hugo est le représentant du drame parmi nous.

Mais hélas! hélas, souvenez-vous de Janin, le journal c'est la gloire jetée çà et là, éparpillée au hasard, la gloire volante, la gloire qui ne dure qu'un jour.

Un jour, dit Janin, j'estime déjà que c'est bien long!

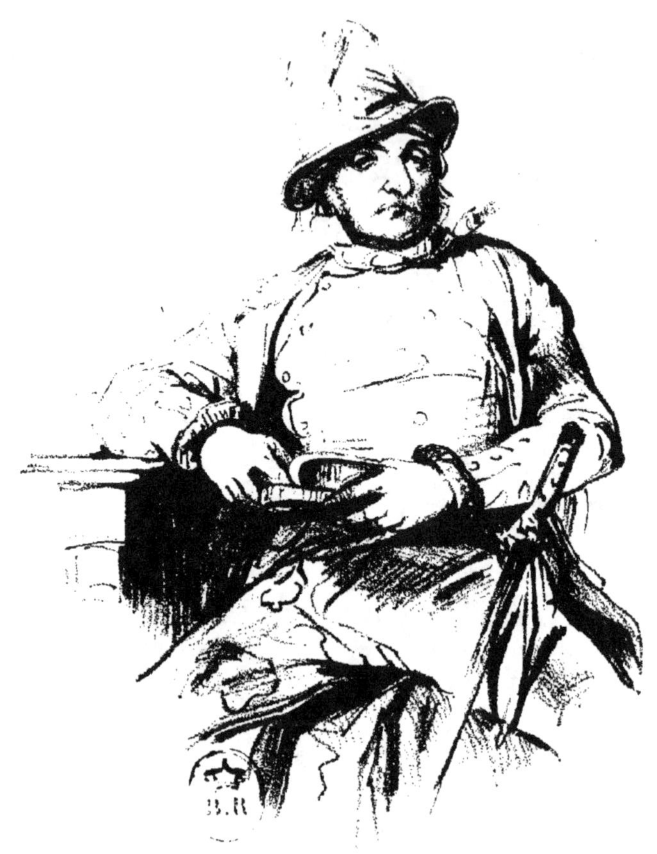

Henri Monnier

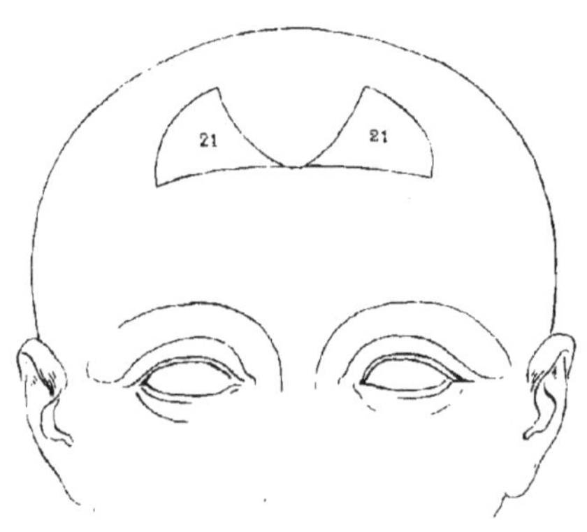

Imitation

XXI.

IMITATION.

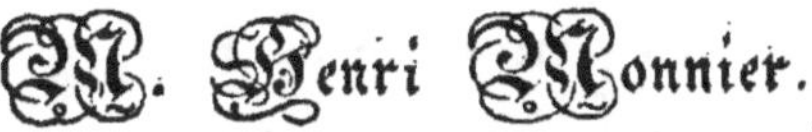

M. Henri Monnier.

L'avare des premiers rit du tableau fidèle
D'un avare, souvent tracé sur son modèle
Et mille fois un fat finement exprimé,
Méconnut le portrait sur lui-même formé.

BOILEAU.

L'organe de l'Imitation est situé des deux côtés de l'organe de la bienveillance, en général il est très-actif chez les enfans.

Lorsque cette faculté de l'Imitation ne passe pas avec le premier âge, ce qui arrive assez souvent, les individus qui en sont doués deviennent singulièrement aptes *à l'art du Mime.*

On sait que le docteur Gall conçut la première idée de cet organe, en examinant la tête
d'un de ses amis qui possédait à un degré sur-
prenant le pouvoir d'imiter et de contrefaire.
On n'ignore pas non plus qu'il reconnut la
même conformation organique chez un élève
de l'admirable et philantropique institution
des sourds-muets, qui, s'étant déguisé, pour
la première fois, un jour de joyeux carnaval,
imita parfaitement bien toutes les poses, toutes
les habitudes, tous les ridicules des personnes
qui fréquentaient habituellement l'établisse-
ment, sans en excepter le docteur Gall lui-
même.

Cet enfant était tellement doué de cette faculté, l'Imitation, que Gall lui ayant mis
sous les yeux la gravure de l'*ars*, *ratioque os
distorquendi*, c'est-à-dire l'*art de grimacer*
ou *de contourner méthodiquement sa figure*,
le petit drôle en reproduisit les sept préceptes
généraux ou les sept grimaces principales avec
la plus grande vérité et au rire général.

Il est à remarquer que les hommes doués de cet organe de l'Imitation , ne manquent jamais en rapportant un fait ou en racontant une anecdote, d'imiter la voix, les gestes , l'allure et le regard des personnes dont ils parlent , avec tant d'aisance et de naturel que parfois vous croyez les voir (1).

---

(1) « Un malheur arriva à l'une des plus habiles interprètes de Thalie : Mademoiselle Mars, en faisant une promenade en voiture , versa, et on craignit pour elle un accident grave. »

« L'alarme fut au camp; le médecin le plus distingué et le plus savant fut envoyé par l'empereur à notre camarade : le célèbre M. Desgenettes se rendit bientôt auprès de l'actrice renommée. »

« Déjà Talma était accouru auprès de la malade, je m'y trouvais aussi, et nous attendions, avec toute l'inquiétude de l'amitié, l'arrivée du dieu sauveur : il parut. Il vit mademoiselle Mars, lui parla, la rassura, donna quelques prescriptions de médecine, et après avoir rempli à merveille son rôle de docteur, il reprit celui d'homme aimable qu'il entend à merveille aussi. Je remarquai dans sa tenue, dans sa manière de porter la parole, dans son coup-d'œil si spirituel, et dans son langage si animé et si heureusement original, quelque chose qui me frappa; ce contraste subit, d'ailleurs, entre le médecin de tout-à-l'heure et l'homme de cour d'à présent, me resta dans la mémoire, de façon que

L'Imitation fait les grands comédiens, c'est à cet organe que nous devons les Monrose, les Sanson, les Bouffé; Bouffé, l'inimitable; Bouffé le grand acteur dont la vue seule fait rire ou pleurer.

———

M. le baron Desgenettes m'appartenait désormais : je le mis avec mes croquis de choix. »

« L'occasion, ne tarda pas, de montrer mon savoir-faire, et un jour de réunion chez M. le comte Daru, on parla de l'accident de mademoiselle Mars ; tout naturellement, Talma en vint aux louanges de M. Desgenettes ; je ne manquai pas de faire écho, et je racontai l'aimable conversation du docteur ; mais, *à mon insu, ma faculté imitatrice me revint,* et il paraît que je me mis tellement dans mon sujet que tout le monde s'écria : — « Venez donc entendre Fleury !.. c'est M. Desgenettes ! » J'avoue que je ne songeais nullement à pousser si avant l'art du narrateur, par entraincment, sans doute, *j'avais trouvé le ton, l'allure, et pour ainsi dire l'enveloppe du docteur :* Talma m'avertit ; dès lors je cessai ; mais l'attention avait été éveillée, surtout celle des dames, et il me fallut être grand médecin une partie de la soirée, je ne pouvais qu'y gagner.... Je me soumis. »

« A quelques jours de là, le comte Daru raconta à mon modèle ce qui s'était passé à la soirée, et il lui fit l'éloge complet de sa copie : « C'est que je ne sais, lui disait-il, si Fleury n'est pas plus ressemblant que vous-même ; vous avez une telle vivacité, un tel impétueux dans le monde, une telle gravité, une

Après Bouffé, nous ne connaissons personne qui possède plus le don de l'Imitation que M. Henri Monnier. Pour celui-là, le ridicule est son élément ; il le reproduit sous mille

---

telle noblesse à votre poste, que vous n'êtes vous que par nuance; Fleury a fait un ensemble parfait de cela. Venez le voir, ou plutôt venez vous voir : nous l'aurons ce soir. »

« Je me trouvai donc de nouveau chez M. Daru, et qu'on juge de mon étonnement lorsque M. le baron Desgenettes vint lui-même me prier, en riant, de vouloir bien le remplacer pour un instant auprès de la compagnie, en me faisant lui. Il mit une instance si polie à cette invitation, que je le priai de vouloir bien s'asseoir pour examiner si je m'acquittais comme il faut de sa procuration. »

« Devant mon modèle, j'eus d'abord quelque timidité, mais bientôt je m'échauffai; j'allai saluant à gauche et à droite comme le docteur, touchant la garde de mon épée à sa manière; j'avais en mémoire quelques-uns de ces mots heureux qu'on citait de lui, je les enchassai aussi à propos que je pus ; enfin m'approchant d'une dame, et me souvenant de ma première entrevue avec le docteur, chez mademoiselle Mars, je refis une partie de la scène de consultation; puis, prenant congé, je dis adieu à Talma et saluai Fleury. »

« Un applaudissement général partit. »

« M. Desgenettes enchanté, vint à moi. »

formes : la plume, le pinceau et le burin ne lui
suffisent pas, il se fait ridicule lui-même. C'est
ainsi que nous l'avons vu remplir à lui seul
plusieurs rôles dans la *Famille Improvisée*.

La tâche était difficile, mais qu'importe à
Henri Monnier, pourvu qu'il nous signale le
ridicule ; le ridicule voilà son piédestal. Il y a
loin pourtant du vieux *Coquerel*, admirateur
enthousiaste des charmes des Clairon, des
Raucourt et des Contat, à cette bonne vieille
mère Pitou, si passionnée pour la propreté,
la poudre sternutatoire et les bons procédés. Il
y a loin surtout de *Joseph Prudhomme*, *professeur d'écriture*, *élève de Brard et Saint-*

« — Comment avez-vous fait pour m'imiter ainsi ? me dit-il,
en souriant ; c'est qu'en vérité vous êtes plus sûr de votre exécution que moi de la mienne. Comment avez-vous fait ? »

« — M. le baron, le sais-je moi-même ! répondis-je. Demandez plutôt pourquoi je suis artiste. »

(Mémoires de Fleury, de la Comédie Française (1757 à 1820).
Tome II, 234.

Omer, expert assermenté près les Cours et Tr i bunaux, à ce butor trapu , négociant à Poissy, qui fume comme l'Etna et boit comme un cétacé.

M. Henri Monnier est vraiment admirable lorsqu'il se livre sans contrainte à son penchant pour l'imitation. Nous l'avons vu , l'an dernier, dans une maison où le sans façon est à l'ordre du jour, jouer un petit drame où il était tour à tour et instantanément: moribond, garde malade , voisine crédule, médecin grave et sentencieux.

Personne ne prise plus haut que nous le talent de Bouffé, et comment ne pas admirer Michel Perrin , le Père Grandet et Pauvre Jacques? mais, nous devons dire avec franchise que Bouffé tout observateur, tout grand comédien qu'il est , n'eût pas mieux rendu que M. Henri Monnier, ce célibataire catarrheux abandonné à son heure dernière aux soins malveillans d'une garde-malade, mégère impitoyable , brebis égarée rentrée tout récemment dans le giron de l'église , qui se venge sur un débris d'homme du mépris de tous les hommes.

Non, non, Bouffé n'eût pas mieux fait. Comme les crachemens morbifiques du vieux garçon sont déchirans ! Comme le cœur bat, comme le sang bout, comme la colère monte au front, au moment où madame Bergeret (c'est le nom de cette nouvelle Xantippe) reproche au pauvre homme sa misère et son agonie. Ses paroles sont dures, froides, tranchantes, c'est l'égoïsme au plus bas et au plus haut degré, l'égoïsme qui s'est fait femme et garde-malade !

Voici à peu près la petite scène improvisée par M. Henri Monnier ; le lecteur nous saura gré, peut-être, de l'avoir mis à même de juger cet aimable artiste sinon comme *mime* au moins comme observateur.

Le malade tousse. Madame Bergeret prend tranquillement son café.

Mme. BERGERET (à part).

Y parait qu'ça n's'ra pas encore pour aujourd'hui.

LE MALADE (d'une voix plaintive).

Madame Bergeret... ma bonne... madame...
Bergeret !

Mme. BERGERET (égouttant sa tasse).

C'est ça qu'c'est ragoûtant d'avoir affaire,
pendant son déjeûner, à un graillonneur
comm'ça.

LE MALADE.

Madame Bergeret, êtes-vous-là ?

Mme. BERGERET (brusquement).

Et ben oui ..., après ?

LE MALADE (d'une voix éteinte).

Pouvez-vous venir un instant ?...

Mme. Bergeret.

(D'une voix d'écaillère) On y va!!! (trois notes plus bas) vielle bête, va!

On devine facilement que cette petite scène, d'un naturel qui ne laisse rien à désirer, se passe dans deux pièces différentes. Ici M. Henri Monnier, non moins puissant que le terrible enchanteur Merlin, nous transporte, non dans la merveilleuse caverne de Montésinos, mais dans la chambre du patient, il esquisse à grands traits sa figure blême et son chétif mobilier naguère si propre, si brillant sous la cire dont le pauvre malade aimait à l'enduire, aujourd'hui tout souillé par le sirop de Lamouroux et la graine de lin; puis le dialogue recommence plus acerbe que jamais entre les parties belligérentes :

Le Malade (brisé par la douleur).

Madame .... ma chère madame Bergeret.... j'ai....

Mme. BERGERET.

Eh ben ! m'vla, voyons qu'qu'vous avez encor'à crier contre moi ?

Le Malade voit sa garde pour la première fois depuis quinze heures.

LE MALADE.

J'ai passé une nuit affreuse... j'ai bien cru... aïe, aïe, ma... ma bonne madame Bergeret... que c'était... fini (ici M. Monnier, ou pour mieux dire le Malade, tousse à fendre l'ame). Dieu que j'ai souffert ! (nouvelle toux d'une effrayante vérité) Ah!... c'est trop souffrir... aïe, aïe, bon dieu faut-il mourir?...

Mme. BERGERET.

Comm' dit ct' Euphugénie d'M'sieu Rotrou qu'j'ai trouvée là, derrière vot' glace.... voulez-vous que j'vous lise ça? (elle prend la brochure,

mouille son pouce et retourne assez long-tems les feuillets)
à propos elles m'vont bien vos *consernes*, c'est
drôle comme j'ai la vue faible sans lunettes,
elles m'vont bien vos lunettes c'est tout mon
numéro (elle paraît avoir trouvé ce qu'elle cherchait, car
elle lit en nasillant, mais avec une attention marqué et en appuyant sur les mots que nous soulignons)

Mourir est un tribut qu'on doit aux destinées,
Où leur décret fatal n'a point prescrit d'années.
On doit sitôt qu'on nait : il faut', sans s'effrayer,
Quand la *mort* nous assigne, être prêt à payer.
La *mort* est un écueil fatal à tous les hommes :
Nous y sommes sujets dès l'instant que nous sommes.

LE MALADE.

Assez, madame Bergeret, assez, j'ai lu....

Mme. BERGERET.

Là, j'en étais sûre que vous alliez encore
grogner....

LE MALADE (impatienté).

Vous êtes partie hier de bien bonne heure?

Mme. BERGERET.

De bien bonne heure! Dieu de Dieu, de bien bonne heure!! Il était neuf heures passées et vous appelez ça de bonne heure? (avec une voix de cor-de-chasse) c'est bon, vous croyez donc bonnement que pour dix mal-heureux sous, que vous me donnez par jour, j'm'en vas m'échiner le tempérament à vous passer des nuits pour vous faire plai-sir.... non.... merci, plus souvent.... pour dix malheureux sous....

LE MALADE (avec douceur).

C'est bien dur ce que vous me dites là, madame Bergeret, (nouvelle quinte plus opiniâtre.)

Mme. Bergeret (d'une voix flûtée).

T'nez, voyez-vous, mon cher monsieur, ce que c'est d'vous mettre en colère, *le bon Dieu vous punit!*

Le Malade (furieux).

Donnez-moi.... (quinte terrible) donnez-moi ma potion.... aïe, aïe, quel supplice!

Mme. Bergeret.

Vous direz *s'il vous plaît* une autre fois, c'est trop commun n'est ce pas, *s'il vous plaît?*

Le Malade. (Avec une énergie fiévreuse.)

Ma potion, madame! ma potion! ma langue est sèche.... mon palais brûlant.... ma potion! ma potion!

Mme **BERGERET**. (Aveç la plus grande tranquillité.)

T'nez, la v'là, c'te potion..... j'suis bien
bonne, ma foi.... comme dit la voisine , j'en
d'viens bête.

LE **MALADE** (prenant et buvant avidement la potion.)

Merci, madame Bergeret, je me sens
mieux.... je vous demande bien pardon de
vous avoir si brusquement parlé.

MADAME **BERGERET** (radoucie.)

C'est ben heureux. (Le malade cherche à se débarrasser de la tasse, madame Bergeret le regarde faire tranquillement, puis au bout de quelques instans elle reprend sa voix
de crieur public.) Là...., où allez-vous mettre votre
tasse maintenant.... allons , donnez-la-moi.....
ça s'ra plus tôt fait.... Ah ça ! vous savez que
vous n'avez bientôt plus de bois?

Le Malade.

Déjà !

Mme. Bergeret.

Comment déjà ! en v'là une de sévère ! je
l'emporte, peut-être vot'bois le soir, de des-
sous mon tabellier.:... avec ça qu'ça s'rait
commode, n'est-ce pas ?

Terminons cette esquisse de mœurs bien
préférable, à notre avis, à toutes celles qui
ont paru jusqu'à ce jour ; une plus longue analyse nous entraincrait trop loin, et pourtant c'est
avec un vif déplaisir que nous ne vous parlons
pas de la *Voisine* et du *Médecin*. Aussi imparfaite qu'eût été notre narration, vous perdez
lecteur à ne pas connaître ce médecin. Auprès
de lui, Joseph Prudhomme, professeur d'é-
criture, élève de Brard et Saint-Omer, expert
assermenté, etc. etc., n'est qu'un petit garçon.

Avez-vous, Messieurs, Mesdames, les vais-
seaux mésaraïques variqueux, carcinomateux?
le pancréas engorgé? Ressentez-vous de ces
humeurs âcres ou acrimonies, fluctuosités, qui
agacent les bronches pulmonaires? Craignez-
vous la pthisie, l'étisie, la frénésie, la para-
frénésie, l'hydropisie, les pleurésies, les
dyssenteries, les dislocations, les palpitations,
les contusions? Allez voir, Messieurs, Mesdames, le médecin de M. Henri Monnier, le
protecteur de madame Bergeret, il vous don-
nera, au plus juste prix, le véritable exhilarant
qui prévient les coupures, les meurtrissures,
les foulures, les enflures de toutes sortes; la
panacée qui guérit la jaunisse, qui calme les
maux de dents, les tintemens d'oreilles, la
contraction des nerfs; le véritable élixir
apéritif, incrassant, cordial, stomachique,
cosmétique, céphalique, diaphorétique, anti-
septique; la véritable poudre béchique, an-
thelmintique; qui donne et entretient la santé,
qui conserve la beauté des dames, qui guérit
la cécité des maris, la surdité des créanciers;
voilà le remède unique, voilà le médecin de

M. Henri Monnier ; grand remède et grand médecin !

O Paul de Kock, Vernet, Odry, Arnal, et toi gros et gras Lepeintre jeune, surnommé par Henri Monnier, Bruscambille, comment pouvez-vous dormir?

Il nous a été impossible de nous procurer le portrait de M. Henri Monnier, cet aimable artiste n'étant pas à Paris en ce moment, nous n'avons pu le faire poser. Comme nous l'avons connu particulièrement et qu'il est peu de nos lecteurs auxquels il soit étranger, nous n'en ferons pas moins sa physiognomonie : mémoire indolente, imitation bien prononcée, esprit d'observation. Le seul contour extérieur du visage, si nous avons la mémoire fidèle, dénote l'harmonie de cet ensemble et indique moins un penseur profond qui se livre aux observations abstraites qu'un joyeux et bon vivant, gai et ouvert, ami des arts et du goût.

Rien n'est trop prononcé dans les contours du visage de M. Henri Monnier, on y voit peu d'angles, encore moins de cavités ; tout, chez cet habile artiste, à la fois observateur, auteur et acteur, porte l'empreinte de la bienveillance, de l'observation , de l'imitation et du goût.

APPLICATION

DES PRINCIPES

PHRÉNOLOGIQUES

ET

PHYSIOGNOMONIQUES.

ORDRE IIᵉ.

Facultés Intellectuelles.

Leur but est de procurer des connaissances à l'ame.

GENRE Ier.

SENS EXTÉRIEURS.

> L'ame et les sens, nés pour la même cause,
> N'ont qu'un effet et qu'un même lien,
> Sans les sens, l'ame est peu de chose,
> Sans l'ame les sens ne sont rien,

C'est à l'aide des cinq sens que l'ame entre en communication avec tout ce qui l'entoure.

Ce n'est pas sans raison que de l'intelligence
Dans les *sens* ébranlés on plaça la naissance;
Tout entre dans l'esprit par la porte des *sens* :
L'un écoute les sons, distingue les accens;
L'autre des fruits, des fleurs, des arbres et des plantes,
Apporte jusqu'à nous les vapeurs odorantes;
L'autre goûte des mets les sucs délicieux;
L'œil, plus puissant, embrasse et la terre et les cieux:
Mais, tant que le toucher n'a pas instruit la vue,
Ses regards ignorans errent dans l'étendue;
Les distances, les lieux, les formes, les grandeurs,
Tout est douteux pour l'œil, excepté les couleurs.

Mais le toucher! grands Dieux, j'en atteste Lucrèce,
Le toucher, roi des sens, les surpasse en richesse;
C'est l'arbitre des arts, le guide du désir,
Le *sens* de la raison et celui du plaisir (1).

« C'est une grande erreur, dit Spurzheim, de considérer les sens comme cause des facultés affectives et intellectuelles. »

« Chaque sens est double, et n'a qu'une sorte de fonction spéciale ou immédiate; tandis que le même sens peut assister plusieurs fonctions. On peut voir les objets, leur étendue, leur configuration, leur couleur, leur nombre, leur mouvement, etc.; toutes ces fonctions s'exécutent au moyen de la vue; mais, d'après la Phrénologie, ces sortes de notions sont acquises par des fonctions inférieures, et la vue se borne à propager les impressions visuelles. »

« Le toucher, *parte divûm*, le plus noble

---

(1) Delille.

des sens est destiné à faire percevoir la tempé-
rature ; le goût, les parties savoureuses des
corps ; l'odorat, les odeurs ; l'ouïe, les sons ;
et la vue, la lumière et ses nuances. Toutes les
autres fonctions des sens sont médiates. »

GENRE IIème.

FACULTÉS PERCEPTIVES.

« Les organes de ces facultés et ceux du genre suivant sont situés dans le front. Pour bien juger du volume du front en général, ou de celui de tout organe intellectuel en particulier, il faut, dit Spurzheim, regarder chaque tête de profil, et voir si la région frontale est considérable ou peu développée, et dans quelle partie elle est plus saillante. Un front peut être perpendiculaire et très-petit, tandis qu'un autre, déclinant en arrière à la surface, peut être très-large et long, en considérant la masse depuis l'organe de la constructivité jusqu'à la surface du front. »

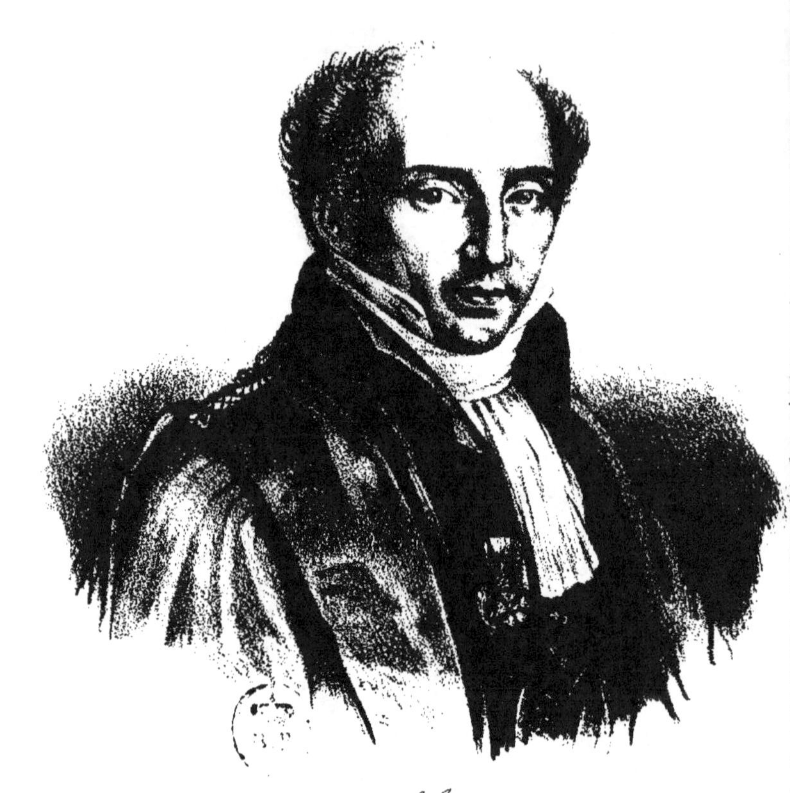

Orfila.

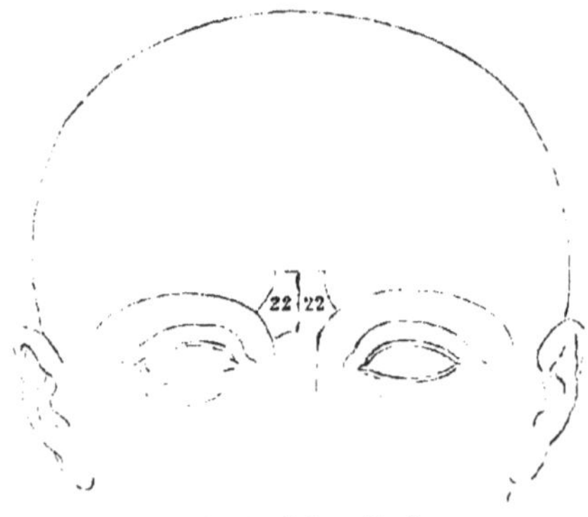

Individualité

XXII.

INDIVIDUALITÉ.

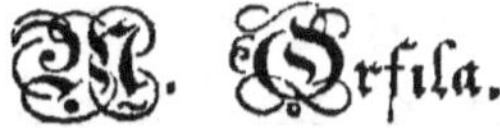

> La plupart des hommes ont, comme les
> plantes, des propriétés cachées que le ha-
> sard fait découvrir.
>
> LA ROCHEFOUCAULT.

L'organe de l'Individualité est situé au-dessus de la racine du nez, entre les deux sourcils.

« Cet organe donne le désir et la puissance de connaître les objets en tant qu'existences pures et sans rapport aux usages qu'on peut leur attribuer. Elle se dirige de préférence vers certains objets particuliers , selon le genre de facultés avec lesquelles elle se combine. L'Individualité pousse à l'observation, elle est un élément important , sinon indispensable , du génie, pour ces sciences qui, telles que l'histoire naturelle, consistent à connaître les existences spécifiques. »

M. Orfila, qui possède cet organe de l'Individualité , ainsi que le prouvent ses ouvrages, sera bien étonné de trouver son nom dans des esquisses phrénologiques; lui que nous n'osons qualifier d'ennemi de la Phrénologie , mais qu'à coup sûr cette science ne doit pas ranger parmi ses nombreux adeptes. Qu'importe; il apprendra par nous que les Phrénologistes ne sont pas de ces hommes

> Qui ne permettent pas qu'on pense ,
> Quand on ne pense pas comme eux (1).

M. Orfila ne croit pas en la phrénologie; tant

---

(1) Dorat.

pis pour la science, car c'est un terrible adversaire ; mais tant mieux pour nous , oui tant mieux, car alors nous pouvons , sans crainte d'être accusé de partialité , nous exprimer franchement sur son compte.

M. Orfila n'est pas le plus grand chimiste du monde, mais il est à coup sûr le plus habile , le plus infatigable, le plus zélé de tous les professeurs de notre faculté de médecine de Paris; ce n'est pas le plus grand génie de la chrétienté, mais c'est assurément un administrateur éclairé, un homme de sens et de goût.

M. Orfila est peut-être plus qu'un grand homme, c'est un homme utile.

« Il arrive souvent , dit Plaute , qu'un homme ne l'emporte sur les autres que parce que la fortune le favorise, et nous, nous attribuons ses succès à son mérite. » Avouonsle, ce n'est pas ici le cas de M. Orfila. Si notre noble antagoniste a gravi rapidement les mille degrés de l'échelle sociale, chose presque sans exemple, il les a montés un à un, rendant à

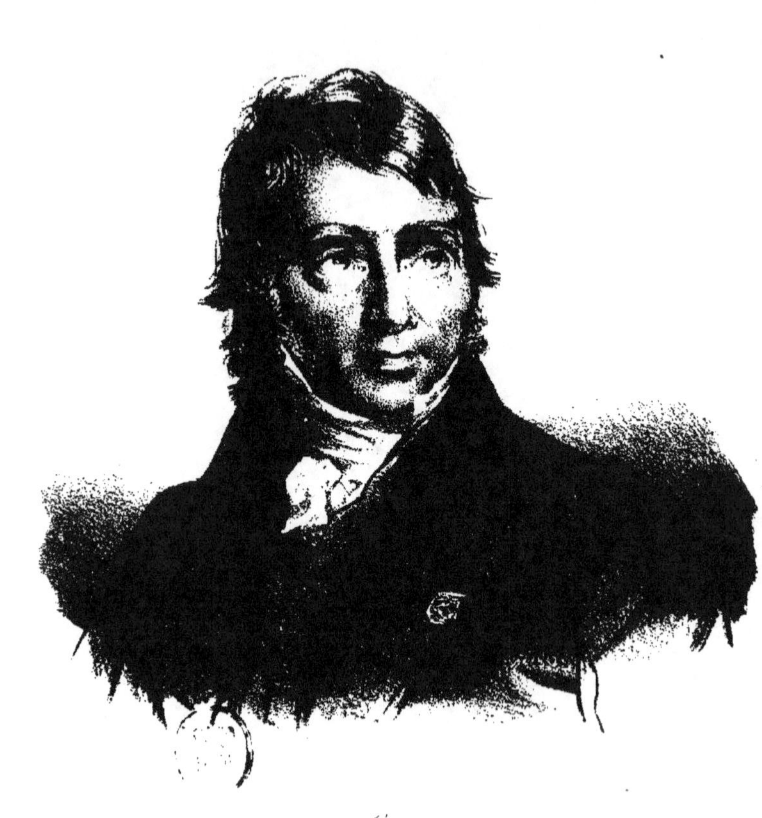

Gros

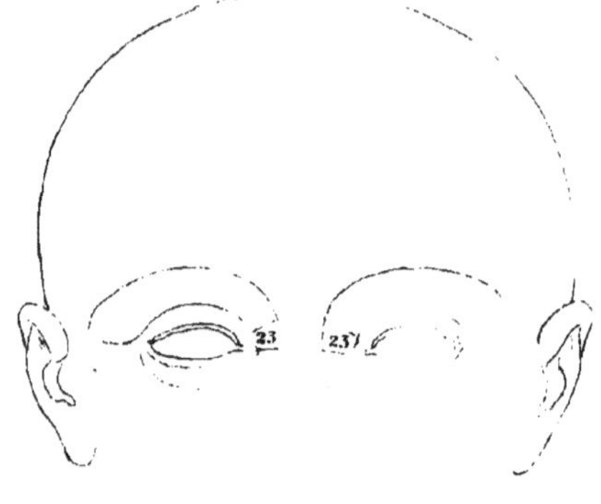

Configuration

XXIII.

CONFIGURATION.

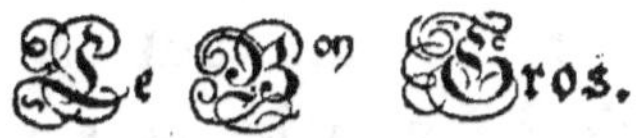

> Des passions il sait rendre les grands effets ;
> Et, plein de passion lui-même, il nous entraîne
> De la crainte à l'espoir, de l'amour à la haine,
> Du faîte de l'Olympe au séjour des remords :
> Il évoque l'absent, il ranime les morts ;
> Et des temps reculés nous retraçant l'histoire,
> Lui-même il éternise, à son tour, sa mémoire.
>
> COLLIN-D'HARLÉVILLE.

L'organe de la Configuration qui fait les grands peintres et les grands statuaires, est situé à l'angle interne de l'œil. Lorsque cet organe est très-développé, comme chez le baron Gros, il pousse l'œil de dedans en dehors ; dans ce cas, il y a une grande distance entre les deux yeux.

« Un objet, dit Spurzheim, est inséparable de ses qualités physiques ; mais on peut admettre l'existence d'un objet, le concevoir comme un être, sans penser à ses qualités et sans les connaître. »

« Parmi les facultés qui servent à prendre notice des qualités des objets, est celle de la Configuration ; elle sait tout ce qui concerne la forme, elle connait les personnes et donne aux artistes le talent de faire et d'imiter les formes. »

Le peintre du serment du Jeu de Paume, avait dans son atelier, au moment de la tourmente révolutionnaire, un jeune homme actif autant qu'intelligent, nommé Antoine-Jean Gros, qui suivait avec ardeur et persévérance les leçons et les exemples du réformateur de la peinture en France.

David connaissait trop bien le génie de l'art pour ne pas comprendre et deviner tout l'avenir d'un jeune homme qui adoptait avec amour et enthousiasme les novations de son maître, et qui ne craignait pas quelquefois de les dépasser. David, avec tout son génie, avait une bonne part des faiblesses humaines et, soit qu'il eût la certitude que son élève deviendrait pour lui un rival dangereux, soit qu'il ne voulût pas permettre que la réforme, qu'il introduisait dans l'art, sortît des bornes qu'il voulait y mettre, sans décourager le jeune Gros, il favorisa peu ses débuts. Chose bizarre et sans exemple, ce grand peintre, cet immortel génie qui avait été victime, dans sa jeunesse, des jalousies, des préventions et de la routine des Académiciens de son temps, nommé baron et membre de l'Institut, devint, à son tour, professeur impitoyable, maître intolérant !

Les différentes nécrologies qui ont paru depuis la mort du baron Gros, nous apprennent qu'il composa, à trente ans, son tableau de *Bonaparte* à *Arcole*.

« Alors, dit un biographe, le mérite de l'œuvre fut plus fort que les préventions des professeurs, et il fallut renoncer à contester

au jeune artiste, un talent que l'opinion publique proclamait incontestable. C'est qu'en
effet il y avait dans ce tableau une figure traitée
avec tant d'habileté; que jamais, l'on a fait
mieux, quoique plusieurs fois on ait voulu, ou
qu'on ait cru ajouter à la beauté du modèle,
en le reformant au moule des belles têtes antiques. »

« La figure du général Bonaparte est une
des plus belles choses de la peinture moderne :
il y a tout le génie, toute la poésie, toute la haute
supériorité qui l'a environné depuis le com-
mencement de sa carrière, et il joint à cela une
vérité et une ressemblance frappantes. Gros a
peint l'homme tel qu'il l'a vu, tel qu'il devait
le comprendre à cette époque; c'est tout l'hé-
roisme du jeune républicain, austère, ardent,
infatigable, et tout le génie du général, du diplo-
mate, du législateur, qui a depuis étonné l'Europe. Gros n'a presque rien ajouté à l'expression
ordinaire de la tête, à laquelle il n'a donné que
le mouvement en harmonie avec l'action qu'il
avait à peindre. Gros est celui qui a le mieux vu
cette belle et noble tête de Bonaparte général,

que l'on a souvent comparée aux types de la statuaire romaine. Il ne l'a jamais peinte, depuis, avec autant de bonheur ; mais personne non plus, Louis David lui-même, n'a atteint à un aussi haut degré de poésie et de vérité. Nous avons vu, il y a peu de temps, l'esquisse faite d'après nature, pour ce tableau, et pour laquelle Bonaparte n'a donné que deux séances ; il est incroyable combien peu l'artiste a eu à changer de cette physionomie de l'homme assis dans un fauteuil, pour en faire le chef militaire se jetant, un drapeau à la main, au-devant de la bouche des canons autrichiens. »

Léopold Robert, jeune, paré de lauriers mérités, s'est donné la mort par dégoût de la vie, disent les uns ; parce qu'il y avait une place dans sa vie pour une affection, disent les les autres, et que cette place n'était pas remplie. L'ingrat s'est tué parce qu'à ses yeux ni l'art, ni le talent, ni la fortune ni nos applaudissemens ne pouvaient remplacer une pensée d'amour. Par une fatalité inconcevable, c'est aujourd'hui le tour du baron Gros.

Né à Paris en 1771 , le baron Gros qui comptait presque deux fois l'âge du jeune et malheureux Léopold ; le peintre de Jaffa , d'A- boukir , d'Eylau , le baron Gros , le front courbé sous les lauriers , comblé de gloire et d'honneurs , riche, mais surtout robuste, ar- dent et infatigable comme à vingt ans, le baron Gros s'est dégoûté de la vie !

Un jour, l'élève de Louis David a cru entre- voir que la vie n'était plus pour lui qu'une vieillesse honorée, une vieillesse où le génie et la verve la plus entraînante ne sont plus qu'une ombre ; comme si un noble vieillard n'était pas toujours l'ombre la plus noble et la plus respectée du jeune homme de génie et de talent !

Le baron Gros , le plus grand artiste de l'empire , a travaillé quarante-quatre ans ; l'Empereur lui a donné la croix d'honneur, les Bourbons, qui ont toujours encouragé les arts, l'ont nommé baron ; la France reconnaissante lui doit un monument digne d'elle ; mais la postérité fera plus pour le grand nom de Gros:

elle rendra perpétuelle l'admiration que ses contemporains ont toujours manifestée pour ses belles et chaleureuses compositions. Que d'orages ont passé par ici! mais ce front ridé a produit tout ce qu'une grande et vive intelligence pouvait enfanter; malgré les glaces de l'âge, il y a encore de la passion dans ces yeux, du génie dans ces sourcils.

Hélas! hélas! ce cerveau si vaste ne pensera plus, la passion n'échauffera plus le cœur du grand peintre. Nous ne verrons plus la main magique qui a écrit avec quelques coups de pinceaux l'histoire du plus grand peuple et du plus grand homme de la terre!

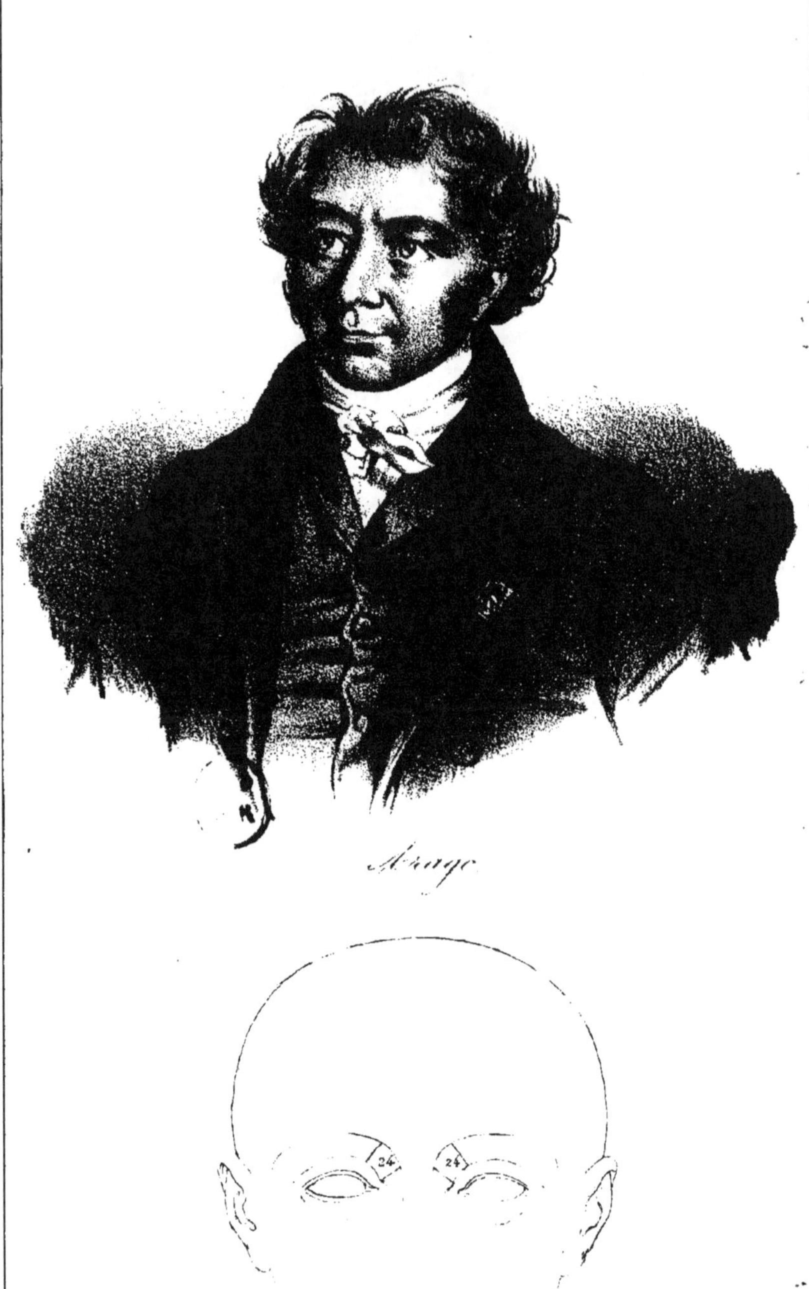

Arago.

Etendue.

XXIV.

ÉTENDUE.

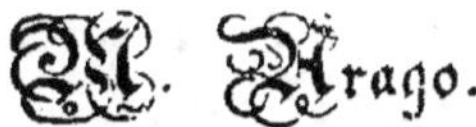

> . . . Aux célestes voûtes
> Elevant ses hardis regards,
> Parcourt les inégales routes
> Que tiennent les astres épars ;
> Prévoit quel corps dans leur carrière,
> Doit nous dérober la lumière,
> Et nous en prédit les instans ;
> Sait *leur distance et leur mesure*,
> Et tous les rangs que la nature
> Leur a prescrit dans tous les temps.

L'organe de l'étendue aboutit au bord interne de l'arc sourcillier, il est indispensable aux géomètres, aux astronomes, aux architectes et aux musiciens.

Dominique-François Arago, voilà un grand nom pour la science, une grande illustration pour notre belle France. C'est là une vie de savant, pleine et laborieuse.

Croirait-on qu'à l'âge où les enfans d'aujourd'hui parlent chevaux, économie domestique, ou romans nouveaux; à l'âge où nos jeunes collégiens renoncent au *monde et à ses vanités*, pour se jeter à corps perdu dans la politique, comme si la vie n'était pas semée d'assez de déceptions, à quatorze ans enfin, M. Arago ne savait pas lire!

Mais six ans plus tard, si nous en croyons les biographies, le nom d'Arago figurait avec honneur parmi les plus grands noms savans de l'Europe! Aujourd'hui :

Atlas de tous les cieux qui reposent sur lui,
Il les fait l'un de l'autre et la règle et l'appui;
Il calcule leur cours, leur grandeur, leur distance.
C'est en vain qu'égarée en ces déserts immenses,
La Comète espérait échapper à ses yeux;
Fixes ou vagabonds, il saisit tous ses feux,

Qui, suivant de leur cours l'incroyable vitesse,
Sans cesse s'attirant, se repoussant sans cesse,
Et, par deux mouvemens, mais par la même loi,
Roulent tous l'un sur l'autre, et chacun d'eux sur soi.

Hypparque, Ptolémée, Copernic, Galilée, ombres vénérées, inclinez-vous devant cet homme qui a surpassé Bacon et vaincu Newton, le grand Newton lui-même !

Un biographe de 1738, raconte, en parlant de l'Hippocrate de la Hollande, Boerhaave, que sa réputation était telle, qu'un mandarin très-lettré et astrologue très-distingué, lui écrivit avec cette seule adresse: *à l'illustre Boerhaave, médecin, en Europe*. Pour nous, si nous avions à écrire à M. Arago, ce que nous tiendrions à grand honneur, nous nous contenterions [de cette suscription non moins vraie, non moins laconique que celle du mandarin lettré: *au plus profond des professeurs, à l'Observatoire de Paris*.

M. Arago est, à n'en pas douter, un homme d'un caractère ferme, indépendant, sérieux; expliquons-nous: nous ne prétendons pas établir ici que M. Arago soit un homme qui ne rit jamais, mais nous définissons par ce mot *sérieux*, un homme qui ne choque pas les bienséances de son état, de son âge et de son caractère. Locke, par exemple, était naturellement sérieux, mais il était loin pourtant de prendre ces airs de gravité par lesquels certains hommes du monde et particulièrement certains philosophes de nos jours veulent se distinguer du reste des hommes. Il se plaisait même quelquefois à tourner la gravité en ridicule, et il citait souvent cette admirable définition de la Rochefoucault : la gravité est un mystère du corps pour cacher les défauts de l'esprit. Nous n'avons parlé que des principaux traits du noble caractère de M. Arago, poursuivons notre examen.... Mais à quoi bon, les autres indices physiognomoniques des hautes facultés de cette grande ame sont tellement et si profondement empreintes sur tout ce visage, que nous laisserons volontiers au lecteur le soin de les deviner et d'en tirer des conclusions.

La tâche sera aussi courte qu'agréable.

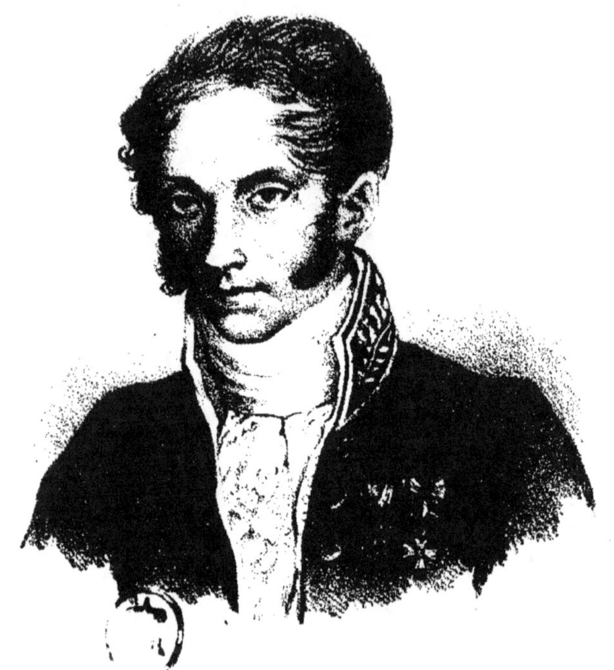

Ch. Dupin

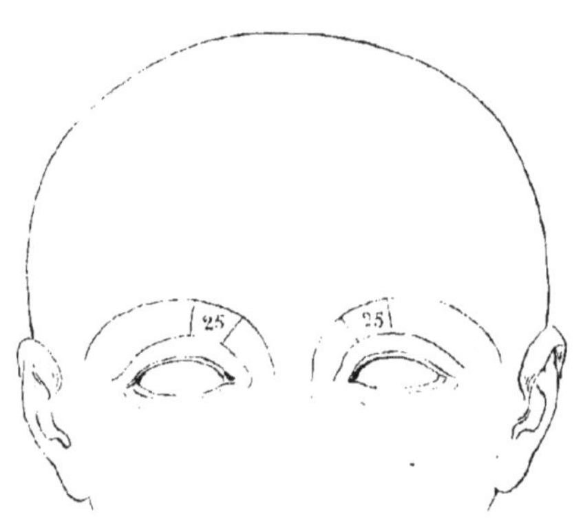

Pesanteur. Résistance.

XXV.

PESANTEUR. — RÉSISTANCE.

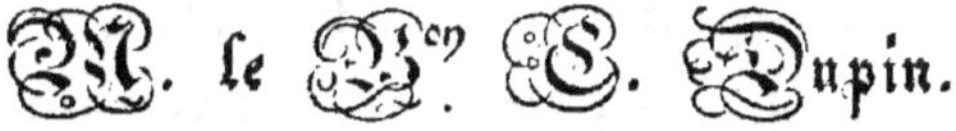

> « Les idées du poids, de la résistance et de
> la consistance ne peuvent être attribuées à
> aucun des sens extérieurs. Pour les acqué-
> rir, les muscles sont employés par une force
> extérieure. »
>
> SPURZHEIM.

L'organe de la Pesanteur et de la Résistance,
très-développé chez M. le baron Dupin, est
situé à l'extérieur de celui de l'étendue. « Il
n'y a point, dit Georges Combes, d'analogie
apparente entre la résistance des corps et leurs
autres qualités. En effet, ils peuvent offrir
toutes les formes, toutes les dimensions, toutes
les couleurs; ils peuvent être liquides ou solides,
sans que nul de ces traits implique nécessaire-

ment que l'un soit plus pesant que l'autre. Cette qualité est donc distincte, et logiquement nous n'en pouvons rapporter la connaissance aux facultés de l'esprit qui jugent des autres attributs de la matière. Le pouvoir mental existant avec certitude, on peut raisonnablement présumer qu'il se manifeste au moyen d'un organe spécial. Or, on a remarqué que les enfans qui excellent à tirer de l'arc et à jouer aux palets, et les personnes qui ont beaucoup de facilité à juger du poids et de la résistance dans les machines, possèdent un grand développement de la partie du cerveau située près de l'organe de l'étendue. »

Si l'organe de la Pesanteur et de la Résistance est indispensable aux personnes qui comme M. le baron Dupin professent et pratiquent les arts mécaniques, il n'est pas moins nécessaire aux marins, aux pompiers, mais surtout aux danseurs; demandez à M. Taglioni. Les frères Franconi et madame Saqui vous diront aussi que sans cet organe il n'y a pas d'équilibriste possible.

Puisque nous avons parlé d'équilibre, disons un mot du grand art de la voltige, c'est-à-dire de l'instinct de la Pesanteur et de la Résistance personnifiées.

Qui n'a pas vu madame Saqui, lorsqu'à Tivoli, au milieu de l'épouvantable détonation des pièces d'artifice et de leurs tourbillons de fumée, calme, à la lueur fantastique et brillante de mille feux de cent couleurs, debout sur une corde tendue obliquement à plus de soixante pieds de hauteur ; elle suivait la route étroite et périlleuse qui la conduisait au faîte du grand mât pavoisé ; lorsque dérobée à tous les regards par les ondulations épaisses et résineuses qui s'accumulaient autour d'elle, madame Saqui reparaissait plus légère et plus brillante, l'imagination la moins poétique, à voir sa robe flottante, d'un blanc de neige, sa démarche assurée, ne pouvait s'empêcher de la comparer à une fée regagnant sa céleste demeure ; mais bientôt tout le monde frémissait en songeant que cette fée n'était autre que madame Saqui en chair et en os.

Certes, plus d'un de nos lecteurs, en voyant la hardiesse des ascensions de cette Taglioni de la corde raide, s'est écrié avec nous : c'est prodigieux ! on n'a rien vu comme cela ! Et bien, il y a quatre cent cinquante ans, nos pères connaissaient les Funambules. C'est au moins ce que nous apprennent les chroniques du temps (1).

---

(1) Les Funambules qui semblent destinés à rester toujours dans la sphère des *artistes* nomades, commencèrent à exercer et à professer leur art sous les règnes de Charles V et de Charles VI. Un d'eux, dit Christine de Pisan, voltigeait sur une corde tendue depuis les tours de Notre-Dame jusqu'au Palais de Justice; il semblait qu'il volât, dit-elle, aussi eut-il le surnom de *Voleur.* Un jour, cela devait arriver tôt ou tard, le nouvel Icare se laissa choir sur la place du Parvis, et, chose facile à prévoir, il se cassa les reins et rendit l'ame au même instant.

Plusieurs aventuriers s'illustrèrent dans ce singulier genre d'industrie ; nous lisons, qu'en 1510, un certain Georges Munster, acrobate et baladin, exécuta le voyage aérien des tours Notre-Dame, en présence de Louis XII et de sa Cour; qu'il rendit encore l'entreprise plus périlleuse en y ajoutant quelques culbutes hardies et savantes, qui le placèrent dans l'opinion du père du peuple et des contemporains, bien au-dessus de ses devanciers.

Froissard dit qu'à l'entrée d'Isabeau de Bavière, il y avait à la Porte aux Peintres (2), rue Saint-Denis :

« UN CIEL NUÉ ET ÉTOILÉ TRÈS-RICHEMENT, ET DIEU PAR FIGURE SÉANT EN SA MAJESTÉ, LE PÈRE, LE FILS, ET LE SAINT-ESPRIT ; ET DANS LE CIEL, PETITS ENFANS DE CHŒUR CHANTOIENT MOULT DOULCEMENT EN FORME D'ANGES ; ET LORSQUE LA ROYNE PASSA DANS SA LITIÈRE DÉCOUVERTE SOUS LA PORTE DE CE PARADIS, DEUX ANGES DESCENDIRENT D'EN HAUT, TENANT EN LEURS MAINS UNE TRÈS-RICHE COURONNE D'OR GARNIE DE PIERRES PRÉCIEUSES, ET LA MIRENT MOULT DOULCEMENT SUR LE CHEF DE LA ROYNE, EN CHANTANT CES VERS :

> DAME ENCLOSE ENTRE FLEURS DE LYS,
> ROYNE ÊTES VO US DE PARADIS,
> DE FRANCE, ET DE TOUT LE PAYS ?
> NOUS REMONTONS EN PARADIS. »

A l'occasion de cette entrée, Jean Juvenal

---

(2) Cette porte était située presque vis-à-vis de la rue du Petit-Lion.

des Ursins raconte que Charles VI voulut la
voir et qu'il dit à Salvoisi, son favori :

« Salvoisi, je te prie que tu montes sur mon
bon cheval et je monterai derrière toi, et nous
nous habillerons de façon qu'on ne nous co-
gnoisse point , et irons voir l'entrée de ma
femme.... Et allèrent donc par là ville en
divers lieux, et s'avancèrent pour venir au
chatelet à l'heure que la royne passait ou il y
avait moult de peuple et grande presse , et foi-
son de sergents a grosses boulaies , lesquels
pour empêcher la presse, frappoient de côté et
d'autre de leurs boulaies bien et fort ; et le
Roy et Salvoisi tachoient toujours d'approcher; et les sergents qui ne cognoissoient point
le Roy ni Salvoisi, frappoient de leurs boulaies
dessus, et en eut le Roy plusieurs horions sur
les épaules bien assis ; et le soir en présence
des dames et damoiselles, fut la chose récitée,
et on commença d'en bien farcer, et le Roy même
se farçoit des horions qu'il avoit reçus. »

Mais laissons dormir en paix Charles VI et
les acrobates, et parlons un peu d'une autre

industrie qui ne peut s'exercer que tout autant qu'on est doué, à un assez haut degré, du sentiment de la Pesanteur et de la Résistance; cette industrie, c'est celle de *jongleur indien!*

Tout le monde connait le jongleur indien, gros gars de Limoges ou de Clermont, d'une dextérité remarquable. Il est peu de Parisiens, encore moins de nos compatriotes de la Province qui ne se soient arrêtés devant cet homme, émerveillés, fascinés par sa force musculaire et ses exercices surprenans. Qui ne l'a pas vu, entr'autres tours de force et d'adresse, faire preuve de ce sentiment exquis de la Pesanteur et de la Résistance, en jetant successivement en l'air cinq ou six couteaux aigus et tranchans, les saisissant, les faisant remonter tour à tour et les maintenant assez longtemps dans un mouvement rapide et alternatif.

Ce genre d'amusement, dédaigné par quelques personnes, est plus digne qu'on ne croit de fixer les regards de l'homme vraiment doué d'un esprit observateur, en ce qu'il rappelle un spectacle pareil remarqué chez les peuples du second hémisphère, au moment où les navigateurs les visitèrent pour la première fois.

Ecoutons le capitaine Cook, ou plutôt Forster, un des compagnons de sa seconde expédition, car c'est ce naturaliste qui fit cette remarque intéressante à Tongataboo, une des îles des Amis. « Quelques femmes chantaient, dit la relation, mais une jeune fille, d'une physionomie charmante, et dont les longs cheveux noirs et bouclés retombaient avec grâce sur ses épaules, paraissait surtout fixer l'attention de la société et la distraire. Elle jouait avec cinq gourdes, de la grosseur d'une petite pomme et parfaitement rondes, qu'elle jetait sans cesse en l'air, l'une après l'autre, et avec tant d'adresse que, pendant un quart d'heure, elle ne manqua pas une seule fois de la ressaisir. » (1)

Ne pensez-vous pas avec nous, lecteurs, que ce rapprochement prête un charme puissant au jeu des couteaux ascendans et descendans.

____

(1) Voyage de Cook.

Aussi notre jongleur indien, fort de l'intérêt intrinsèque d'un spectacle que tout le monde, pour peu qu'il ait lu les voyages du capitaine Cook, doit être en état d'apprécier, ne s'amuse-t-il pas, comme les saltimbanques subalternes à faire des prologues et des paradoxes. Il s'avance, salue (car il est poli comme un franc Auvergnat), et sans dire un mot il met la main à l'œuvre; seulement s'il lui arrive de se tromper, ce qui est rare, il s'adresse à lui ces paroles prononcées d'un ton grondeur: *Ah! que tu es bête!*

Un mot encore sur les couteaux ascendans et descendans : ne sommes-nous que les imitateurs de ce jeu qui, en 1774, fut trouvé en vogue à quatre ou cinq mille lieues de notre continent, au beau milieu de l'immense mer du sud, et presque chez nos antipodes? ou l'imagination humaine l'avait-il à la fois produit sur les deux hémisphères?

Nous laissons à la sagesse de nos lecteurs le soin de résoudre cette question que nous trouvons toute posée dans un livre peu connu, auquel nous empruntons une partie des documens qui composent cet article ; nous nous contenterons de leur faire observer, avec M. Gouriet, que déjà ces braves Indiens avaient, à peu de différences près , imaginé notre Jeu de Dames.

Avant d'être emporté par ce penchant irrésistible qu'on nomme le goût , quelquefois la vocation , nous exercions une profession honorable sinon brillante , une profession qui exige de la part de l'ouvrier plus d'étude et de notions qu'on ne le pense généralement. En ces temps là , comme aujourd'hui , M. le baron Charles Dupin , enseignait gratuitement les premiers élémens de la mécanique , et nous étions, par état , l'un de ses élèves les plus assidus. Aussi , en consultant nos souvenirs et en nous appuyant des principes de la physiognomonie , pouvons-nous parler , presque à coup sûr, du caractère de cet habile professeur.

C'est bien là une tête de mathématicien, une tête qui réfléchit tranquillement.

Qui ne reconnaitrait chez M. Charles Dupin,

l'homme naturellement bon, doux, modeste et sincère, qui joint beaucoup de finesse, d'esprit, au talent de la parole; la bouche et son expression justifient pleinement cette opinion qui est encore confirmée par la coupe du visage. Ce n'est pas ici la tête d'un écervelé qui parle en l'air sans peser ses paroles, et en effet, telle ne nous a pas paru l'habitude de M. Dupin; dans son cours, chaque parole portait, parce que nous savions tous qu'il tournait et retournait ses pensées et ses mots de tous les côtés et qu'il ne se hasardait à les énoncer qu'après y avoir réfléchi mûrement.

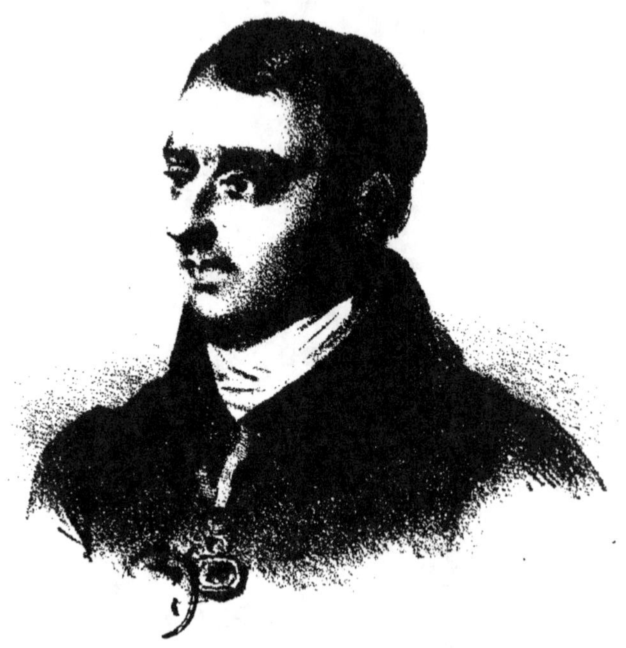

Paul Delaroche.

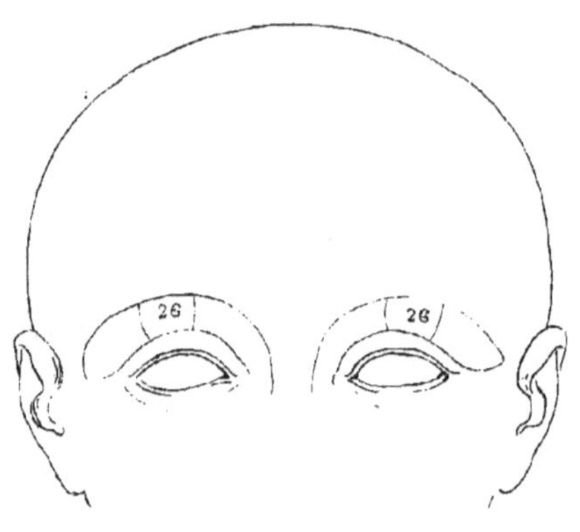

Coloris.

XXVI.

COLORIS.

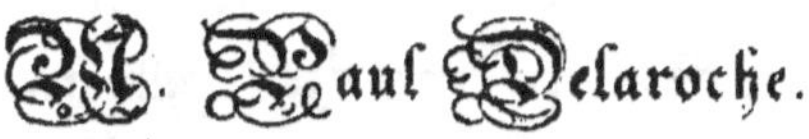

« N'est-ce pas cette faculté qui rend la vue des fleurs
et des couleurs si agréable? »

Le Dr. LEGRAS.

L'organe du Coloris, situé à l'extérieur du
précédent, au milieu de l'arc sourcillier, est
toujours large quand cet arc s'élève dans sa
direction latérale.

On croit généralement, mais à tort, qu'il
suffit d'être pourvu d'une bonne vue pour distinguer et juger sainement les couleurs. Les
yeux, à la vérité, font connaître la lumière,
ils s'en montrent affectés agréablement ou dé-

sagréablement ; mais il n'en faut pas conclure qu'ils aperçoivent également bien les rapports, le nuancé des couleurs, l'expérience enseigne au contraire que ces fonctions appartiennent à une faculté intérieure que les Phrénologistes désignent sous le nom de *Coloris.*

Pour prouver d'une manière incontestable, ou à peu près, qu'une vue perçante ne suffit pas toujours pour prononcer d'une manière satisfaisante sur l'harmonie ou désharmonie des couleurs, nous citerons deux faits contradictoires : notre meilleur peintre de fleurs, le vainqueur des Van-Huysum, des Van-Spaendone, n'est pas doué d'une vue perçante, au contraire, un de nos amis, grammairien profond et spirituel (qualités qu'avant M. Charles Nodier, on croyait incompatibles), possède une vue des plus perçantes ; mais, pour lui, rouge et noir ne font qu'un ; aussi manque-t-il absolument de ce numéro XXVI, dont la nature s'est montrée si prodigue envers MM. Gérard, Vernet, Hersent, Garnier, Delaroche, etc.

Le Mierre, dans son poëme de la peinture, dit :

D'abord à la peinture on ne pouvait atteindre,
Tout parut plus facile à modeler qu'à peindre.

On peut en effet regarder la peinture comme la sœur cadette de la sculpture.

Il règne une grande indécision sur l'origine de la peinture, et plus particulièrement sur les lieux où elle a pris naissance. Quelques historiens la font naître à Sicyone; d'autres, c'est le plus grand nombre, soutiennent *mordicus*, qu'elle naquit à Corinthe. On lit dans Pline, que les Romains connurent et pratiquèrent la peinture de très-bonne heure. Une branche de la famille des Fabius, en tira même le surnom de *Pictor* et le premier qui le porta, peignit, vers l'an de Rome 450, le temple de la déesse *Salus*. Mais voici venir les Egyptiens, eux aussi revendiquent l'honneur de la prééminence, « cet art divin, disent-ils, était honoré chez nous plus de six mille ans avant qu'on y songeât dans la Grèce. » Six mille ans, c'est beaucoup !

Mais laissons l'origine de la peinture dans
es ténèbres, qui l'entourent comme un vaste
manteau, et cherchons dans les différentes
phàses de son histoire, des faits plus positifs.

Chez les Grecs la peinture avant le siège de
Troie, consistait uniquement à représenter
sur une simule-glace, la figure en profil d'un
héros mort, d'un demi-Dieu ou d'un Dieu,
mais comme cette méthode des contours ne
marquait pas les traits du visage et ne suffisait
pas pour rendre le héros reconnaissable, le
peintre gravait modestement au bas de son ouvrage, le nom de celui qu'il avait voulu représenter.

Cléophante de Corinthe, nous parait être
l'inventeur de la peinture coloriée, son procédé
fort simple, mais assurément fort ingénieux
pour le temps où il fut employé, consistait à enduire un plateau de terre cuite et broyée d'une
sorte d'ocre rouge, qui plus ou moins délavée,
simulait, tant bien que mal, la carnation.

Huit siècles avant J.-C., ou environ, Bulaschus, introduisit l'usage et le mélange de plusieurs couleurs dans un même tableau, c'est à lui aussi qu'on doit la connaissance première, des lumières, des teintes et des ombres.

Panænus, doué de ces organes de la Configuration, de l'Individualité et du Coloris qui font les grands peintres et les bons peintres de portraits : Panænus, disons-nous, mettant à profit les données de ses prédécesseurs, peignit la bataille de Marathon, et immortalisa son œuvre, en l'enrichissant des figures fort ressemblantes, des principaux chefs des deux armées.

C'était beaucoup déjà, mais il était écrit que l'art devait marcher à pas de géant ; Apelles parait, Apelles, le plus grand peintre des temps anciens. Nous ne répéterons pas tout ce qu'en dit Pline le naturaliste; nous n'essaierons pas de peindre l'enthousiasme qu'excita le portrait d'Antigone et celui de Vénus sortant du bain, qu'Auguste acheta des habitans de l'île de Cos; nous passerons même sous silence l'histoire merveilleuse de ce cheval si admirablement et si chaudement reproduit que les cavales hennissaient en le voyant. Nous ne dirons qu'un mot d'Apelles : il fut le peintre d'Alexandre le Grand !

Imitons la peinture, ne marchons pas, passons, pour arriver à la quatorzième olympiade et, avec elle, à Appollodore d'Athènes, non le fameux grammairien, mais à cet Appollodore d'Athènes qui ouvrit une nouvelle carrière à la peinture, et fit naître, sous ses pinceaux, le beau siècle de l'art. Zeuxis ne tarda pas à l'éclipser ; mais il le fut à son tour par Parrhasius, dont la vanité surpassa le talent. Timanthe et Eupompe le suivirent de près. Alors on vit paraître à la suite de ces grands maîtres une foule de peintres distingués, leurs élèves, pour la plupart, qui rivalisèrent à l'envi, et, en moins d'un siècle, s'illustrèrent en illustrant leur patrie.

La peinture devint très-florissante sous le règne d'Auguste, mais à en croire Lunier, après la mort de ce grand capitaine, elle se réfugia en Orient.

Vers l'an 1240, nous la voyons naître à Florence, sous le pinceau du célèbre Giovanni Cimabue ou Cimabué, c'est lui qui fit revivre en Italie cet art divin qu'il avait appris des Grecs (1). Ce fut encore lui, dit-on, qui, le premier, peignit à fresque et en détrempe ; quoiqu'il en soit, ces deux procédés ne commencèrent à être d'un usage fréquent que vers la fin du quatorzième siècle, à l'époque où Jean Vaneeik de Maseyk découvrit, à Bruges, l'admirable secret de peindre à l'huile.

Vers la fin du quinzième siècle, les édifices religieux s'enrichirent spontanément des plus beaux chefs-d'œuvre de la peinture ; Rome la grande se fit album, album gigantesque et seule digne du génie qui guida les suaves et poétiques créations de Raphaël et des contemporains.

L'Italie s'émeut, Florence et Venise rivalisent avec Rome !

----

(1) Plusieurs de ses tableaux existent encore dans le couvent des Franciscains d'Ascesi, en Ombrie.

Le nord étonné, ébranlé, entraîné, obéit aussi à cet élan de la peinture, et, en peu de temps, traite d'égal à égal avec l'Italie.

Tout ce qui croît, décroît, a dit Montaigne. Arrivées à leur apogée, les écoles de Venise et de Florence dégénérèrent peu à peu, et, il est de toute évidence, que si la peinture se maintint glorieusement dans la ville papale, ce fut grâce au génie d'étrangers tels que Poussin et les élèves non moins célèbres du Carrache, qui vinrent faire valoir à Rome les talens acquis dans l'école de Bologne et de Palerme.

. . . .

La peinture naquit en Flandre, sous le pinceau de Jean Vaneeik, dont nous avons précédemment parlé; mais elle y demeura, au dire de tous les historiens, dans un état de médiocrité désespérant, jusqu'à ce que Rubens parut; ce fut sa main puissante et son génie qui en relevèrent la gloire, vers la fin du seizième siècle.

François 1er. que nous avons montré dans l'article Constructivité, démolissant le vieux

Louvre pour le reconstruire sur les plans et dessins de Pierre Lescot ; François 1er. qui se montra plus jaloux du titre de protecteur des lettres et des arts que de celui de roi tolérant, François 1er. n'épargna rien pour faire fleurir la peinture en France. Néanmoins, malgré ses nobles et généreux efforts, ce n'est, à bien prendre, que sous le règne de Louis XIV, qu'elle a commencé à paraître avec Lebrun, Lesueur, le Poussin, etc.

Arrêtons-nous ici, une plus longue analyse nous entrainerait trop loin ; et puis nous voulons vous parler de l'*Iconomanie*.

L'organe du coloris, largement développé, ne constitue pas seulement les grands peintres, il engendre encore les *Iconomanes*.

Nous entendons par ce mot *Iconomanes,* des hommes qui portent jusqu'à la monomanie la passion des couleurs et des tableaux. Pour l'Iconomane, toute toile, planche ou muraille peinte est respectable ; l'ouverture du Musée lui donne la fièvre ; une entrée gratuite au

Diorama le fait bondir de joie. Pour l'Iconomane, plus un tableau est vieux, déchiré,
crasseux, enfumé, plus il est précieux : c'est
tout au moins un Corrège.

— Quoi, vous achetez une pareille guenille?

— Qu'appelez-vous guenille, un tableau
superbe...

— Bath !...

— Ne voyez-vous pas comme ces person-
nages sont touchés?

— L'étoffe et la couleur rouge ne manquent
pas; mais ces *bons hommes* sont dessinés contre
toutes les règles de l'anatomie, de la perspective et du bon sens....

— Faites des livres, *mon cher*, barbouillez
du papier, mais ne vous mêlez pas de peinture;
ce tableau est excellent : chassis à clef, toile
d'Italie, clous plats, rien n'y manque, c'est
de l'école Italienne. Voyez quelle vigueur dans

la végétation, quelle chaleur dans le ciel (ici l'Iconomane s'use les doigts à frotter la toile honteuse et anonyme qui n'en demeure pas moins sèche).

Tel est l'Iconomane, plus il trouve de vieux tableaux, plus il en achète. Tout son appartement en est garni : antichambre, salle à manger, alcove, cabinet de travail et de toilette, lieux d'aisances, escalier même, tout est plein.

Nous connaissons un excellent garçon possédé de cette innocente manie; il faut l'entendre dire avec aplomb, enthousiasme et bonne foi : ce tableau sans cadre, est un Lebrun ; voici un Raphaël, devinez ce qu'il m'a coûté?

— Cinq cents francs!... mille francs!....

— Vous n'y êtes pas.....

— Deux mille francs !

— Vous plaisantez....

— Combien donc?

— Six francs !

— Six francs ! !

— Pas d'avantage.

— C'est un Raphaël?

— Et c'est un Raphaël... Voilà un Guide qui m'a coûté quinze francs et cent dix francs de réparations; mon chapeau, près de la fenêtre, cache un magnifique Corrège; ce grand tableau, au-dessus de ma table de nuit, est de l'Albane.

— Diable !

— Authentique, mon ami, tout ce qu'il y a de plus authentique;.. il m'a été cédé par *un marchand de tableaux* qui *en ignorait* la valeur... J'ai là, dans mon cabinet, deux Léonard de Vinci, divins; j'en ai refusé quatre mille francs d'un Anglais !.. Cette place vide est des-

tinée à un Poussin magnifique ; il est chez
Morel (1).... Permettez-moi d'ouvrir la porte
de l'escalier, car l'emplacement me manque :
Voici trois Rubens d'un grand prix..... Vous
qui êtes connaisseur , regardez un peu ce Ram-
brand, n'est-ce pas magnifique ; quelle vérité !
quelle majesté ! comme c'est *chiqué* ! Il n'y a
qu'un Rembrand.!..! Voilà quatre jolis Te-
niers qui me viennent de l'hôtel Bullion ; un
Gérard Dow garanti ; deux Metzu que je ne
céderais pas pour deux mille francs, et dans ce
cadre gothique est un Carle-Dujardin , voyez ,
voyez , c'est d'un fini exquis... Passons dans
ma salle à manger , ici tout est de l'école Italienne , sans mélange ; mon cabinet de toilette
renferme l'école Flamande ; l'école Hollandaise
est à côté , dans certain cabinet où je ne puis
vous mener... Le siècle de Louis XIV , que
vous nommez si pompeusement le grand siècle,
est momentanément au grenier..... Permettez-
moi de détacher ce vieux tableau sur bois...
Comment le trouvez-vous ?......

---

(1) *Restaurateur de Tableaux.*

— Hum !

— Parlez franchement.

— Hum !

— Vous le trouvez magnifique, n'est-ce pas? et vous avez raison, car il date des premiers temps de la peinture.

— Vous eussiez été un grand peintre.

— Peut-être, mais alors on ne connaissait pas la Phrénologie !

— Avec une pareille passion dans l'ame, vous devez dépenser un argent fou.

— Oui,... je dépense beaucoup..... cinq ou six cents francs par an.

— Pas d'avantage !

— Non.

— Et vous estimez cette riche collection?

— Cent mille francs !

En effet ce n'est pas avec les Iconomanes, que les marchands de tableaux font fortune, bien que quelques-uns se soient entièrem ent ruinés pour satisfaire leur penchant. En général, l'Iconomane n'achète que les tableaux les plus communs et au meilleur marché possible, préférant presque toujours la quantité à la qualité, ce qui n'empêche pas, toutefois, de priser au centuple la valeur de ses acquisitions.

Heureux hommes ! heureuse passion !

Le visage de M. Paul Delaroche est du petit nombre de ceux dont le mérite supérieur doit être mieux senti par le physionomiste que par l'homme du monde. C'est bien là une tête d'artiste. Il y a de l'énergie et de la chaleur dans la racine du nez; les sourcils indiqueraient seuls, au besoin, le génie transcendant, si l'ensemble du visage, depuis le front jusqu'au

cou, ne décelait un génie éclairé, un tact et un
goût exquis, un cœur ami de la poésie et de
l'histoire.

Mais quoi! ce ne sont là que de ses moindres traits :
Des passions il sait rendre les grands effets ;
Et, plein de passion lui-même, il nous entraîne
De la crainte à l'espoir, de l'amour à la haine,
Du faîte de l'Olympe au séjour des remords :
Il évoque l'absent, il ranime les morts ;
Et des temps reculés nous retraçant l'histoire,
Lui-même il éternise, à son tour, sa mémoire (1).

─────────────────

(1) Collin d'Harleville, (*Les Artistes*).

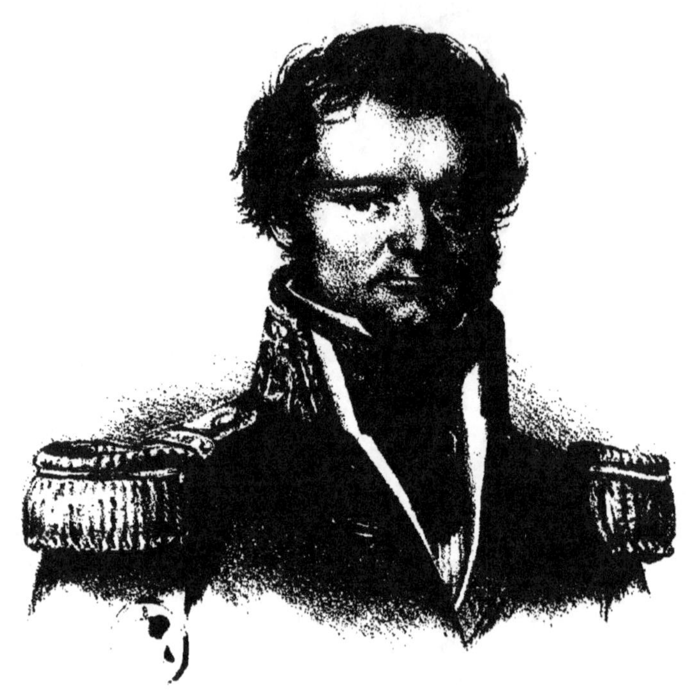

Dumont d'Urville

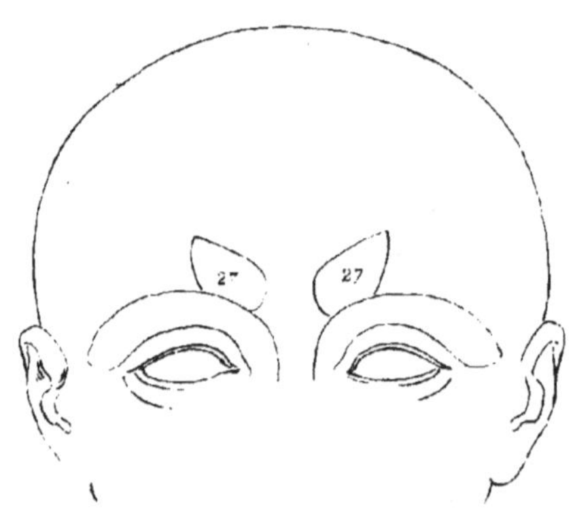

localité.

XXVII.

LOCALITÉ.

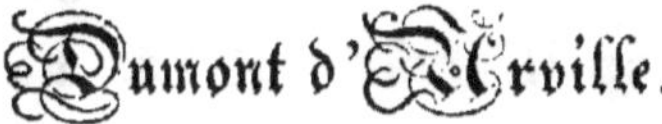

> « Il y a des gens qui sont nés pour voyager, qui ont la
> manière de voyager, qui voyagent toute leur vie. »
>
> FURETIÈRE,
> abbé de Chalivoi (1655).

L'organe de la Localité, situé au-dessus de celui de l'étendue, se prolonge vers le milieu du front.

La localité fait aimer les voyages, la géographie, la topographie, etc.; cette faculté donne aussi au voyageur ce qu'on appelle communément le coup-d'œil.

Gall avait, dans sa jeunesse, une excellente vue et pourtant il lui était impossible de reconnaître les lieux où il avait été vingt fois; Schiller, son ami et son compagnon d'enfance, menacé de cécité, possédait néanmoins, à un haut degré, cette mémoire des lieux.

Schiller mourut : Gall désirant naturellement conserver les traits de son ami, le moula, et comme l'amitié n'exclut pas l'amour de la science, Gall, phrénologiste avant tout, ne put résister à la tentation de faire l'autopsie du cerveau de son ami ; cette lugubre opération eut pour la science des résultats satisfaisans. Elle mit Gall à même de remarquer que la portion du cerveau qu'on attribue aujourd'hui à la localité, était très-développée chez le pauvre Schiller. « Ceci, dit Combe, lui donna la première idée de la fonction. Il compara ensuite, sur un grand nombre d'individus, l'étendue de cette portion cérébrale avec

le degré de mémoire locale de ces personnes,
et il le trouva proportionné. »

O la belle chose qu'un voyage! voyager c'est
la plus douce des jouissances. — Avez-vous
des chagrins domestiques? voyagez. — Avez-
vous des créanciers exigeans? voyagez. — Etes-
vous mélancolique, hypocondriaque? voyagez.
— Avez-vous la faiblesse d'aimer sans espoir?
voyagez, voyagez! Les voyages sont des panacées universelles (1).

Vivent les voyages, vive les chevaux qu'on
attelle, le conducteur qui gronde, les voyageurs qui vont, qui viennent et qui s'em-
brassent; les postillons qui font claquer leurs
fouets; vive l'aiguille méthodique qui marque
l'heure du départ, vive cent fois le commis-
sionnaire qui ferme enfin la portière!

Racan et Michaud l'ont dit, les voyages sont
l'emblème de la vie, en effet:

---

(1) HUFELAND, *Art de prolonger la vie.*

Comme des pélerins nous sommes ici-bas.
Le monde n'est qu'un gît, un vrai lieu de passage :
Quelque bien qu'on y soit on n'y demeure pas ;
Des meubles qu'on y trouve à peine a-t-on l'usage.
Ceux qui viennent après faisant même voyage,
Les laisseront à ceux qui marchent sur leurs pas.

Bien que nous tenions quelque peu de la nature de l'hirondelle, toute manière de voyager n'est pas à notre goût; par exemple, il n'est rien, après un dîner froid, que nous détestions plus que les chaloupes, les gabarres, les goëlettes, les corvettes, les frégates, etc., etc. Parlez-nous d'une bonne berline qui ébranle le pavé à vingt toises à la ronde, parlez-nous d'un bon et fort cheval ou du coin droit d'un modeste coupé, voilà de douces manières de voyager.

Personne n'estime plus que nous Magellan, Juan Gæëtan, Wallis, Carteret, Bougainville, Cook et tous les navigateurs nos contemporains. Nul n'admire plus que nous le capitaine de l'Astrolabe, M. Dumont-d'Urville, mais il faut bien l'avouer, pour nous, l'hydrographie est sans charmes, la mer sans poésie.

Vivent la terre, les plaines, les vallons, les coteaux, les arbres bien verts, les ruisseaux limpides qui serpentent! Fi des eaux paisibles mais dangereuses, où il faut rester et mourir! Fi des contrées orageuses où les vents en fureur précipitent la tempête, où chaque jour la mer et le ciel se choquent et se confondent.

Nous nous soucions peu aussi des pompes de l'Orient, des merveilles de Rio-Janeiro, du Niagara, des raisins de Kaboul, des Sykes, voire du Runget-Sing, le Napoléon de l'Inde; ce que nous aimons : ce sont les profondes vallées de la Touraine, les déserts du Mont de Marsan, les solitudes agrestes de la Bretagne; ce sont les vastes campagnes de la Beauce revêtues de riches moissons, les coteaux du Languedoc, les vignobles de la Bourgogne ; ce qui nous plaît encore, ce sont les montagnes géantes du Jura, avec leurs fronts glacés qui se perdent dans les nues.

Parmi les personnes douées de l'organe de la Localité ou de l'Amour des voyages, on remarque plusieurs variétés ; quelques-unes voyagent pour voyager, d'autres pour s'instruire ; mais le plus grand nombre court le monde pour satisfaire aux exigences de la mode ou par vanité.

Voyager pour voyager, c'est le fait d'un pauvre amoureux ou d'un pauvre fou, l'un vaut l'autre.

Voyager comme M. Dumont d'Urville, Victor Jacquemont ou encore comme MM. Taylor et Charles Nodier, c'est la plus belle, la plus noble et quelquefois la plus agréable et la plus utile manière de dépenser sa vie.

Pourquoi mettre MM. Taylor et Charles Nodier au rang des voyageurs ? — Celui qui visite un état province à province, ville à ville, hameau par hameau, n'est-il pas un voyageur? Ces Messieurs, sans doute, n'ont pas couru l'Inde juchés sur un éléphant, comme Victor Jacquemont ; ils n'ont pas exploré le Brésil comme M. Auguste Saint-Hilaire ; mais on voyage en France comme dans l'Inde, même

un peu plus commodément. On acquiert en
France, comme à Chandernagor, des connaissances utiles et variées; on herborise en France
aussi bien qu'au Brésil.

Le rat du Lemming (1), essentiellement
voyageur, quitte la montagne pour la plaine ;
mais lorsqu'il a exploré la plaine (les naturalistes disent dévasté) il revient à la montagne ,
courant sans cesse, sans quitter le ciel qui l'a
vu naître.

Si nos occupations nous permettaient de
nous livrer à notre goût favori , les voyages
(sur terre bien entendu), persuadé que la providence est partout la même , au Sénégal
comme dans le Poitou, à Batavia et à Bourbon-
Vendée, sur les rives de la Seine et sur les
bords du Gange, toujours grande, toujours
généreuse , lorsqu'il s'agit du bien-être des
hommes , bien convaincu qu'elle a répandu
dans chaque contrée comme dans chaque dé-

---

(1) Espèce de rat de Suède.

partement des trésors ignorés propres à chaque climat, nous imiterions la sage conduite du rat du Lemming: après avoir visité le sud de la France nous nous dirigerions vers le nord, puis de l'est à l'ouest, puis... puis.... nous reprendrions notre course du nord au sud, de l'ouest à l'est, quêtant partout, comme Lafontaine, *bon souper, bon gîte et le reste.*

Si l'on doit refuser la qualité de voyageur à quelqu'un, c'est bien à celui-là qui va annuellement passer la belle saison à Londres ou aux eaux, pour voir marcher, jouer, parler une foule d'automates drôlatiques plus ou moins riches, plus ou moins sots. Cette troisième classe de voyageurs n'obéit évidemment pas, comme l'hirondelle, à l'énergie puissante et périodique de la localité. Ce cosmopolisme de chaque printemps ne satisfait pas leur goût, mais il flatte cette vanité dont ils sont abondamment pourvus.

« Vanitas vanitatum, omnia vanitas! »

Loin d'avoir rien acquis, rien observé dans

leurs voyages , ces pauvres fous (on les nomme
dandys, je crois), reviennent chez eux cent
fois plus ennuyés, par conséquent, cent fois
plus ennuyeux qu'ils n'en sont partis. Nous
avons dit qu'ils revenaient de leurs voyages
sans avoir rien acquis, c'est une grave erreur ;
ils ont acquis entr'autres choses dont ils se font
gloire, un grand fonds d'insolence, insolence
de bonne maison, ambrée, qui sert à cacher,
mais qui décèle souvent :

L'ame née dans la crasse et nourrie dans la rouille.

Mais à quoi bon descendre jusqu'aux frélons
de la société, lorsqu'il nous reste à parler de
deux hommes éminemment laborieux, éminemment instruits, voyageurs persévérans et
intrépides, l'un sur la terre et l'autre sur la
mer ; celui-ci a gravi les plus hautes montagnes
du monde, celui-là a fait le tour du globe ; le
premier, naturaliste distingué, a nom Victor
Jacquemont ; le second est le fameux capitaine
de l'Astrolabe, M. Dumont d'Urville.

Comme nous ne doutons pas que le lecteur

ne préfère le style brillant, chaleureux, pittoresque de Victor Jacquemont, à la massive et monotone phraséologie de ces esquisses, nous prenons la liberté de mettre sous ses yeux un fragment de la correspondance du jeune et savant naturaliste, pendant son voyage dans l'Inde; cette lettre, adressée par lui, de Senla, dans l'Himalaya, à son ami, M. Achille Chabert, porte la date du 25 juin 1830.

« Il y a plus d'un an que je ne vous ai écrit, mon cher ami ; et si je m'en souviens, je ne vous adressais alors que quelques lignes pour vous dire que j'étais enfin arrivé au terme de ma longue navigation, et que je recevais de tout ce qu'il y a de plus élevé dans l'Inde par le rang, l'esprit, le savoir, un accueil qui confondait, par l'excès flatteur de sa bienveillance, toutes les espérances que j'avais conçues du noble orgueil des Anglais. Depuis, j'ai voulu souvent vous tracer ma vie errante, et vous confier les émotions qu'excite en moi la vue de tant d'objets nouveaux, vous faire partager mes plaisirs, vous associer aux peines passagères qui les traversent, me rapprocher de

vous.... mais j'avais trop à dire; et, limité par
le court espace de mes rares loisirs, j'ai trouvé
plus commode de ne point écrire du tout que
de le faire avec la gêne imposée par cette nécessité du temps. Dans vos voyages à Paris, vous
m'avez su du moins vivant et de plus content.
J'ai vu Bénarès, Agra, Delhi, et j'ai marché au
nord-ouest de cette cité, jusqu'en dehors des
possessions anglaises, dans le pays des Sykes,
et je ne me suis guère arrêté qu'au bord du
désert de Bicancer. De là, revenant à l'est, je
suis entré dans l'Himalaya, le 12 avril; j'ai
visité les sources de la Jumna, j'ai approché
de celles du Gange, et me suis élevé bien au-
dessus, sur les neiges éternelles de la chaîne
colossale qui sépare l'Inde du Thibet. Cette
dernière partie de mon voyage m'a tenu pendant
deux mois éloigné de toute société européenne.»

« Sous ce ciel sévère des Hautes-Alpes, parmi leurs scènes les plus âpres et les plus déso-
lées, votre souvenir est venu plus souvent
s'offrir à ma pensée. Je me suis rappelé ces
manteaux de neige que vous m'apprites le
premier à gravir, et la nudité des rocs qui les

percent çà et là. Que de fois ne me suis-je pas attendri devant ces tableaux de notre première amitié, que mon imagination fait revivre avec tant de fraîcheur. Hélas! je suis seul ici; au souvenir que je garderai de ces lieux étranges, aucun souvenir ami ne viendra s'associer pour les rendre chers! Vivre seul! être seul à sentir! Oh! mon ami, ce n'est pas parce que je suis si loin de notre pays, perdu dans les déserts glacés des plus hautes montagnes du monde, que mon isolement m'est pénible : ce vide cruel, peut-être le sentirais-je également au milieu des douceurs de la société européenne? peut-être n'en souffrirais-je pas moins au milieu de son tumulte et de ses plaisirs? et je n'ai pas trente ans. »

« Laissons cela. »

« Les formes de l'Himalaya, l'élévation progressive de la base des montagnes entassées les unes au-dessus des autres, des plaines de l'Indostan jusqu'aux crêtes de glace qui couvrent la ligne de leurs sommets les plus élevés, l'absence de plateaux, de vallées, d'escarpemens,

déguisent singulièrement leur hauteur. — J'ai
campé plusieurs fois à trois mille mètres d'élévation absolue, habituellement à deux mille ;
cependant c'est toujours dans les lieux les plus
bas ou les mieux abrités, près des hameaux
que je dois marquer mes haltes. Vous voyez
donc quelle soustraction il faut faire de la hauteur absolue des montagnes pour mesurer leur
hauteur relative ou apparente. Celle-ci est
encore énorme ; mais comme l'œil cherche
vainement à opposer des lignes horizontales à
des lignes verticales, et que les pentes, malgré
leur forte inclinaison, ne s'élancent pas d'un
seul jet, mais s'ajoutent les unes aux autres
sur des plans successivement plus reculés, il
n'est pas de lieu d'où l'on puisse voir les plus
hautes cimes sous un très-grand angle visuel.
Enfin, là où il y a de la grandeur, manquent
la beauté et la grâce. Oh ! que les Alpes sont
belles ! »

« Les pentes indiennes de l'Himalaya que
je viens de visiter sont assez bien connues.
Mais il n'y a qu'un très-petit nombre de voyageurs qui aient passé du côté du Thibet ; du

moins avec des connaissances qui leur permissent d'étudier cette contrée mystérieuse. Dans deux jours, mon cher ami, j'entreprendrai ce voyage. Les productions de la nature doivent être peu variées dans un pays si froid, mais je puis espérer qu'un grand nombre nous sont inconnues. Je compte aller jusqu'aux frontières de la Tartarie-Chinoise ; l'admirable protection du gouvernement anglais m'y défendra jusque-là de tous dangers qui pourraient venir des hommes ; le Rajah, demi-Indou et demi-Tartare, qui possède les hautes vallées creusées à la bâse septentrionale de l'Himalaya, ayant aussi quelques états sur le penchant indien, qui le font dépendre absolument de la puissance anglaise. Je suis d'ailleurs obligé de traîner une suite de cinquante hommes ; et c'est plutôt pour être le maître absolu dans mon camp, que pour un autre objet que j'emmène une escorte de sipahis-goukhas, dont j'ai éprouvé l'utilité dans une première excursion. Il faudra, cher ami, que vous me donniez l'absolution de bien des menus actes arbitraires, sans lesquels tout ce que je fais ici serait impossible.

Nous philosopherons, théoriserons quelque jour sur leur moralité. — Adieu ; vous pensez aisément combien la multiplicité de mes recherches me donne d'occupation, je suis accablé de travail, mais la santé est restée faite, si ce n'est dans les neiges des sources de la Jumna, où le froid, la fatigue et de mauvais alimens la dérangèrent légèrement. Je suis revenu à ma vigueur accoutumée, et elle m'est bien nécessaire pour résister aux fatigues, aux privations, aux misères qui m'attendent de l'autre côté de l'Himalaya. »

Tout le caractère du bon et intéressant jeune homme est tracé dans cette lettre. Bienveillant, généreux, juste, ferme, persévérant, aimable, savant sans pédantisme, tel était Victor Jacquemont. Il est inutile de dire qu'il fut doué, à un très-haut degré, de l'organe dont nous traitons, la Localité.

La mort, l'impitoyable mort l'a saisi dans la force de l'âge ; Victor Jacquemont est mort au milieu de sa gloire, entouré de ses chères collections, si riches, si admirablement variées et si péniblement acquises.

La mort a des rigueurs à nulle autre pareilles :
On a beau la prier,
La cruelle qu'elle est, se bouche les oreilles,
Et nous laisse crier.

La physionomie de M. Dumont d'Urville ne nous annonce rien que nous ne sachions déjà : il est plus qu'un voyageur, c'est un homme de cœur et d'esprit.

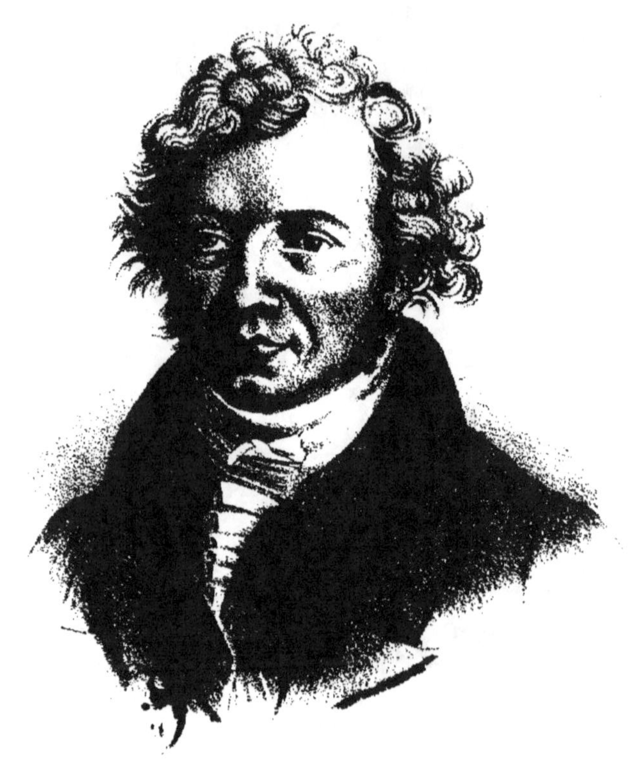

Ampère.

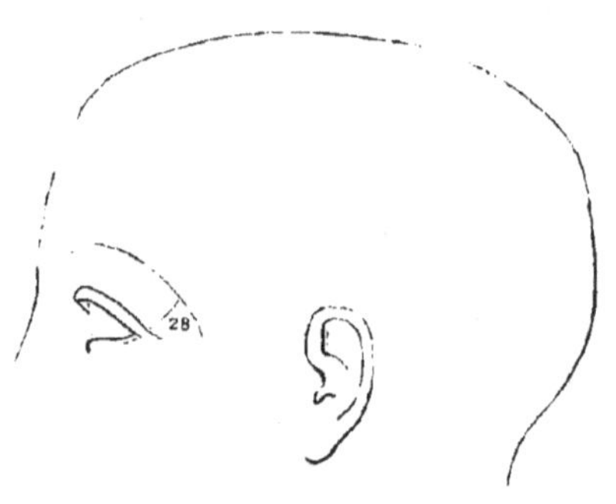

Calcul

XXVIII.

CALCUL.

—

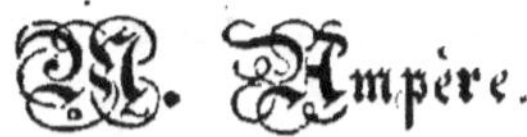

M. Ampère qui est plus savant que Cuvier, c'est-à-dire qui est trop savant.

J. JANIN.

L'organe du Calcul est situé à l'angle externe de l'œil; lorsque cet organe est large, l'angle externe est assez ordinairement déprimé et un peu plus bas que l'angle interne.

« Les grands mathématiciens, dit Spurzheim, ont cette configuration, mais ils ont en même temps l'organe de l'étendue très-développé. »

Comme toutes les règles possibles, cette règle a ses exceptions : ainsi, notre père, bon mathématicien, chef habile d'une partie de la comptabilité d'une Administration financière, ne possède pas ou possède bien peu cette faculté de l'étendue ; pourtant, de l'avis de tous ceux qui le connaissent, cet excellent homme est réputé un rude calculateur ; c'est en effet le plus intrépide comptable que nous connaissions.

Nous pourrions citer bon nombre d'exemples de ce genre.

L'algèbre et tout ce qui concerne les nombres, appartient à la sphère d'activité de cette faculté.

> . . . . . l'exacte algèbre,
> Ce grand art aux magiques traits,
> Aussi négligé que célèbre,
> Pénètre les plus hauts secrets.
> La vérité des yeux vulgaires
> A beau reculer ses mystères,
> Il s'obstine à les dévoiler ;
> Et par un artifice extrême

En l'interrogeant elle-même
Il la force à se déclarer.

Il en est de l'algèbre comme de la peinture, on n'a rien de certain sur son origine.

Quelques auteurs en attribuent l'origine à Diophante, célèbre mathématicien d'Alexandrie, qui écrivit treize livres sur cette matière (1).

L'algèbre n'était pourtant pas inconnue aux anciens ; suivant Théon, commentateur d'Euclide (2), Platon aurait enseigné le premier cette science ; mais il en est question bien au

----

(1) Six furent publiés par Xilender, en 1575.

(2) Ne confondons pas, il est ici questio nd'Euclide le Mathématicien, auteur d'un des plus anciens traités de Géométrie, qui soit parvenu jusqu'à nous et qui a été long-temps la seule source où les modernes aient puisé les connaissances mathématiques. Cet Euclide, qui n'a rien de commun avec l'Archonte d'Athènes, ni avec le philosophe Mégarien, disciple de Socrate ; fut professeur à Alexandrie, et vivait sous Ptolomée, fils de Lagus

long dans les écrits du philosophe Pappus (3),
et plus encore dans Archimède.

M. Ampère, qui est sans contredit un grand
mathématicien, est l'auteur des Considérations
sur la Théorie mathématique du Jeu, ouvrage
au-dessus de tout éloge et bien capable de guérir de l'amour du jeu, si les malheureux do-
minés par cette funeste passion pouvaient la
raisonner mathématiquement.

Le front de M. Ampère est tout aussi carac-
téristique que celui de Descartes et de Newton;
il y a là plus que des mathématiques, il y a
aussi une douce et sage philosophie : le nez,
les yeux et la bouche portent l'empreinte de la
réflexion, de la sagesse et de la fermeté.

____

(3) *Collections Mathématiques*, en huit livres.

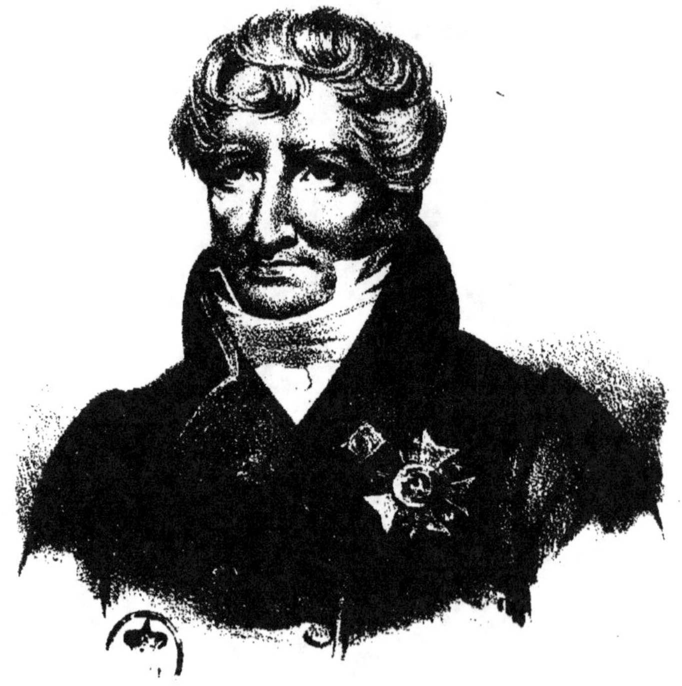

Cuvier.

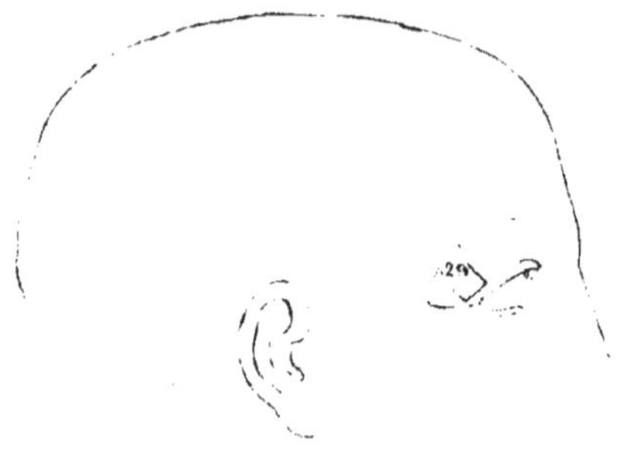

Ordre.

XXIX.

ORDRE.

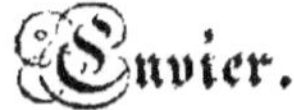

Sur d'antiques écrits avec amour baissé,
Il consulte les morts, il vit dans le passé.

DE BOISJOLIN.

L'organe de l'ordre, qui aboutit à la partie externe de l'arcade sourcillière, entre ceux du coloris et du calcul, s'applique à la classification, aux dimensions, aux tems, aux couleurs, etc.

Nous connaissons des martyrs de l'amour de l'ordre. La vue du désordre plonge certaine Marquise dans le plus affreux désespoir. Chez elle, l'amour de l'ordre l'emporte sur tout autre sentiment ; les grands et les petits appartemens de la noble dame sont incontinent et à jamais fermés à qui en a une fois dérangé la symétrie.

M. Geoffroy Saint-Hilaire et M. Dumoutier passeraient leur vie entière au milieu des collections ; mais le plus grand nombre des hommes dédaigne et méprise cette passion comme absurde et puérile.

Dans son discours de réception à l'académie française, Buffon dit que le sublime ne se trouve que dans les grands sujets. Ce que ce naturaliste illustre dit du style peut s'appliquer et s'applique également à l'homme. On ne rencontre en effet ce divin cachet du sublime que chez des sujets comme Cuvier ou M. de Châteaubriand.

La main hardie qui a porté une si vive lumière dans le chaos impénétrable des mondes détruits ; qui, à vingt-cinq ans, révolutionnait du fond d'une province les savans et la science, détrônait sans façon le plus grand naturaliste du 18ᵉ. siècle, Van Linnœus, et qui jeune d'âge, mais vieux de génie, présentait hardiment au monde savant la synthèse d'une science qu'Aristote, Claude Perrault, Vicq-d'Azyr et d'Aubenton n'avaient qu'esquissée, Cuvier, enfin, aimait l'ordre. L'ordre était nécessaire non seulement à la formation mais encore à la conservation des classifications précieuses, qu'il nous a léguées.

Dans presque tous les portraits de Cuvier, grands ou petits, le front qui a enfanté une des plus grandes théories qu'ait produites le génie de l'homme depuis Newton, n'est pas assez découvert, et cependant, malgré ce grand défaut physiognomonique, combien il est encore expressif !

Depuis le sommet de la tête jusqu'au cou, depuis l'arc du front jusqu'au menton, abstraction faite de tout autre signe, que ne devine-t-on pas ? Oui, c'est ainsi que Dieu devait créer le génie qui, à l'aide de quelques débris mutilés, arrachés des entrailles de la terre,

composa des créations tombées dans le néant,
et comme la chaîne des êtres se lie dans la
nature par des anneaux indivisibles, en re-
trouvant quelques pièces de l'immense édifice,
le reconstruisit tout entier, pour montrer à de
pauvres hères comme nous, ce que la terre
fut, ce qu'elle est, ce qu'elle deviendra un
jour.

Nous ne disons rien du sourcil, de l'expression et de la forme de la prunelle, de l'os saillant de l'œil, ni du contour du nez; cependant
ces signes, suivant Lavater, indiquent explicitement une sagesse exquise et profonde, une
application soutenue, une patience infatigable,
une grande aptitude pour les recherches, les
travaux scientifiques, un ami de l'ordre et de
l'approbation, enfin une ame inébranlable,
douée de plus de solidité que d'imagination,
de plus de profondeur et de fermeté que de
sensibilité, sans exclure toutefois l'imagination, la sensibilité et la chaleur.

En effet, les œuvres nombreuses du plus
grand naturaliste de l'Europe se distinguent

par l'empreinte constante d'une sagesse exquise et profonde.

— Quel nom savant opposer à celui de
Cuvier?

—Quelle biographie nous dira jamais, même
approximativement, le nombre des veilles laborieuses, des recherches ardues, qui ont permis au baron Cuvier de justifier ses découvertes
et de poser les fondemens de son Anatomie
comparée.

Tout est grand, tout est travail et génie
dans la vie du baron Cuvier.

Né à Montbéliard, le 23 août 1769, Georges
Cuvier, élevé dans cette ville jusqu'à quinze
ans, manifesta dès sa plus tendre enfance une
facilité de conception extraordinaire; son aptitude répondait à sa facilité; l'une et l'autre
alarmèrent souvent la plus tendre des mères,
qui, tremblant toujours pour la santé de son
petit Georges, dont la complexion était en apparence des plus délicates, eût préféré le voir

un peu plus joueur et aussi un peu moins studieux. Le cœur d'une mère est le chef-d'œuvre
de la nature !

A quatre ans, Georges Cuvier savait lire !
à quatorze ans et demi il avait terminé ses
études classiques ! Tout porte à croire qu'elles
ne consistaient pas alors dans la connaissance
exclusive et assez imparfaite du grec ou du
latin, ou dans des études qui n'ont de philosophique que le nom ; puisque le baron Cuvier
possédait parfaitement , non seulement les
langues anciennes et la philosophie, mais encore l'histoire, la géographie, l'arithmétique,
l'algèbre, la géométrie et même la levée des
plans.

Ce génie précoce, merveilleux, à peine âgé
de quinze ans , avait lu et commenté Buffon
d'un bout à l'autre , il en avait aussi fort
habilement copié les figures. Cuvier fut re-
commandé à l'aïeule de l'empereur Alexandre
qui résidait alors dans le château de Montbéliard. On fit hommage à cette princesse
de l'album du studieux collégien ; peu de

temps après, Cuvier lui-même, fut présenté, comme une merveille, au duc Charles de Wurtemberg qui lui accorda, entr'autres faveurs, une bourse à l'académie de Stutgard (1).

Cuvier, vers l'an 1788, y termina ses études de la manière la plus brillante; peu après il se rendit au château de Pinquinville, dans la basse Normandie, où il fut agréé gouverneur des fils du comte d'Héricy.

Le voisinage de la mer, les loisirs nombreux dont le jeune Cuvier savait habilement profiter, lui permirent de se livrer, sans trop de contrainte, à son goût favori, l'histoire naturelle.

« Son talent remarquable pour le dessin lui donna la facilité de figurer un grand nombre d'objets naturels, d'en retenir les caractères

----

(1) Son *Diarum Zoologicum primum* porte la date de Stutgard.

L'Editeur.

distinctifs; c'était pour lui le seul moyen de remplacer les collections.

Nommé professeur d'histoire naturelle aux écoles centrales, il obtint, peu après, par les soins de M. Geoffroy Saint-Hilaire, la suppléance de M. Mertrud, professeur d'anatomie comparée au Jardin des Plantes, de Paris.

Plus tard, n'ayant pourtant que vingt-six ans, il fit partie de la première organisation de l'Institut comme membre de la classe des sciences physiques et mathématiques (1).

Pendant trente-deux ans le baron Cuvier a rempli, à la satisfaction générale, les fonctions de secrétaire perpétuel de l'Académie des sciences. Pour tout autre que Cuvier, ces fonctions eussent bien certainement absorbé tous

____

(1) L'institut national fut fondé par le titre IV de la loi de la Convention sur l'instruction publique, décrétée le 3 brumaire an IV. Le titre II de cette même loi organise les écoles centrales.

L'*Editeur*.

ses instans, mais ce travail était un jeu pour lui.

Cet homme, dont le nom est, avec celui de Napoléon, une des plus grandes gloires de notre époque, n'a pas moins brillé dans la carrière administrative que dans celle des sciences. Quoi qu'en disent quelques biographes, on ne saurait trop admirer cette activité surhumaine, cette force d'attention qu'exigeaient tant d'affaires diverses, qu'il ne remettait jamais au lendemain, parce que, disait-il, le présent seul nous appartient.

Nous le répétons avec M. Jules Janin, tous les instans de la vie de cet homme presqu'universel ont eu leur utile emploi; il savait que notre âge passe

Comme un torrent pressé qui s'enfuit et qui roule;
Qu'un jour dévore l'autre, et que l'autre est détruit,
Sans interruption, par celui qui le suit;
Que le temps que l'on perd jamais ne se répare;
Qu'avec juste sujet on en doit être avare. (1)

----

(1) Nicole.

Aussi le temps a été pour lui un trésor dont il n'a pas perdu la moindre parcelle.

« Jamais on ne le rencontra oisif, jamais, dit M. Duvernoy, dans sa notice sur cet homme extraordinaire, pendant sa veille, il ne se reposait l'esprit ; seulement il le délassait en changeant d'objet. Pendant ses courses assez fréquentes en ville, ou durant ses voyages, il lisait, il rédigeait même dans sa voiture, où il avait fait poser une lanterne et où il écrivait toujours sur la main comme dans son cabinet. »

« Aucun auteur n'a fait autant de livres originaux, en y employant si peu de temps. »

Le baron Cuvier se levait entre huit et neuf heures du matin, travaillait une demi-heure, une heure au plus, avant son déjeuner, pendant lequel il parcourait rapidement deux ou trois journaux, sans perdre un mot de la conversation des personnes qui l'entouraient; il recevait celles qui avaient à lui parler, et sortait au plus tard à onze heures, soit pour se rendre au Conseil d'Etat, soit pour assister au Conseil de l'Université ou à une séance de l'Institut.

Il ne revenait de ces différentes assemblées que pour dîner ; mais s'il lui restait seulement un quart-d'heure de libre, vite il en profitait pour reprendre une rédaction interrompue la veille. Cette facilité à diriger toute la force de son attention, d'un quart-d'heure à l'autre, sur des sujets si divers, en faisait déjà un homme à part.

D'ordinaire le baron Cuvier dînait de six à sept heures. S'il ne sortait pas après, il se retirait dans son cabinet et y travaillait au moins jusqu'à onze heures, après quoi il se faisait faire une lecture historique ou littéraire qui le conduisait toujours jusqu'à minuit.

M. Cuvier n'avait que le dimanche pour suivre la même occupation pendant tout une journée ; on croirait difficilement tout ce qu'a produit de lignes, de mémoires, de rapports, de notices historiques ce seul jour du dimanche ordinairement consacré au repos et que lui, Cuvier, avait plus utilement destiné à la révélation de toutes les merveilles de la création.

En 1830, M. Duvernoy s'étant aperçu de l'ardeur avec laquelle le baron Cuvier se livrait au travail, lorsqu'il avait ainsi le loisir de rester seul tout une journée, crut devoir, en ami dévoué, lui exprimer ses craintes sur les dangers qui pouvaient naître pour lui de ce travail excessif.

« Jusqu'à présent, lui dit-il, j'ai cru que
» la science avait beaucoup perdu par le
» temps que vous lui avez dérobé pour vos
» fonctions administratives, maintenant je
» suis convaincu qu'elles ont été pour vous une
» utile distraction. — » C'est précisément ce que me disait l'Empereur en me nommant Maître des requêtes au Conseil d'Etat » , lui répondit Cuvier.

Le 9 mai, le baron Cuvier ressentit, en s'éveillant, un peu d'engourdissement dans le bras droit, ce qui ne l'empêcha pas d'aller, selon son habitude, au Conseil d'Etat. Quelques jours après la paralysie gagna successivement les autres membres et peu à peu s'étendit aux organes de la respiration; le dimanche, 13 mai 1832, à dix heures moins un quart du soir, cet homme illustre, ce savant respectable, rendit l'ame, non sans avoir conservé, jusqu'au dernier moment, toutes les facultés de son esprit et de son cœur, nobles et belles facultés qui ne le cédaient, chez lui, qu'au savoir.

Cuvier, qui toute sa vie a été un homme de cœur, est mort en homme de cœur; il a vu s'approcher l'heure suprême avec le calme d'une ame tranquille et une entière résignation aux sages décrets de la providence, dont il avait, toujours admiré la sagesse, dans les œuvres de la création.

L'Autopsie du cerveau de ce grand homme eut lieu le 15 mai, MM. Orfila, Dupuytren et plusieurs autres médecins le pésèrent; il s'élevait au poids énorme de *trois livres dix onces quatre gros et demi!* un tiers de plus que l'encéphale le mieux conformé.

« La lame avait usé le fourreau ! »

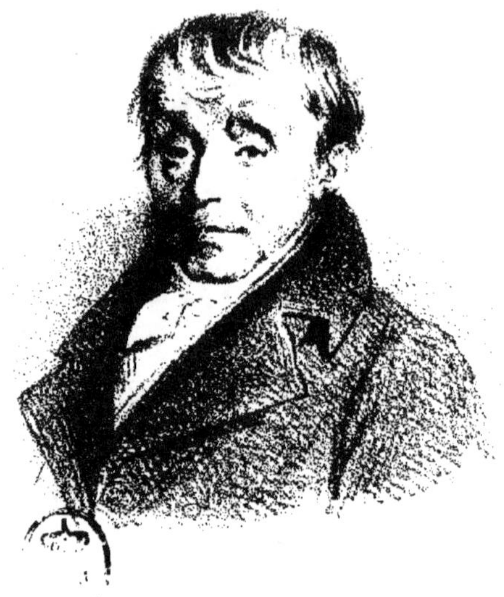

Andrieux

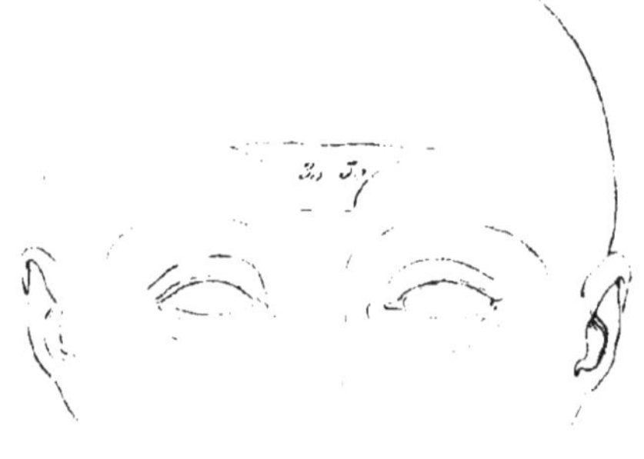

3. 5.7

Éventualité.

XXX.

ÉVENTUALITÉ.

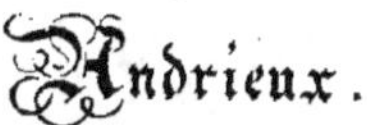

Semper ad eventum festinat, et in medias res,
Non secus ac notas auditorum rapit; et quæ
Desperat tractata nitescere posse, relinquit.

HORACE, arte poet.

L'organe de l'Éventualité est situé au milieu du front, au-dessus de celui de l'Individualité.

A l'aide de cette faculté on apprend l'histoire, par elle on possède la mémoire des faits. Elle est attentive aux phénomènes extérieurs, elle fait aussi aimer les anecdotes et désirer tout connaître.

Pourquoi faut-il que l'historiographie de cette faculté soit, en quelque sorte, la nécrologie d'un homme de bien? Faire l'exposé de l'Éventualité, c'est buriner la moindre des mille qualités caractéristiques du spirituel académicien que pleure la littérature et dont la perte est si vivement sentie au collége de France. Ici, ce n'est point la beauté qui séduit par ses charmes, mais la bonhomie, l'humeur causeuse, l'envie d'obliger, sont parlantes sur cette physionomie, et leur langage se fait immédiatement entendre à l'ame.

Qui ne reconnaitrait dans ce pastiche, ce bon vieux professeur de littérature française, aussi aimable qu'expansif, naïf de cette naïveté d'enfant, délicieuse et vraie qui enchaîne tous les cœurs.

Croirait-on que nous avons entendu des discurs de lieux communs, des moraliseurs, plus philosophistes que philosophes, dire, entre autres choses mirifiques, à haute et intelligible voix et cela sans rougir, que l'étude de la littérature était plus nuisible qu'utile

à la société ; que l'auteur des Étourdis ,
d'Helvétius, de la Soirée d'Auteuil , de la
Comédienne , du Traité sur l'art de Parler
et d'Ecrire, n'était qu'un *phraseur* frivole.

Pauvre Andrieux! ils ne connaissent pas ton
discours du 1er. Vendémiaire an IX.

Si Andrieux était un *phraseur*, c'était un
phraseur aimable , désiré , écouté , aimé et
recherché de tous ; qui ne voudrait être phraseur à ce prix?

O comme sans la pitié et la timidité qui
nous dominaient , nous aurions tenu tête à
ces illuminés qui jettent ça et là le mépris et le
dédain, sans s'inquiéter de la portée de leurs
paroles.

Ces phraseurs (car ceux-là en sont et de bien
sots), n'ont pas lu l'esprit philosophique de
M. de Portalis ; ils y eussent appris que la littérature et les beaux arts ne sont , au fond ,
qu'une manière de communiquer aux autres
ce que nous sentons et ce que nous pensons
nous-mêmes. Que parmi les divers modes de

communication entre les hommes, il en est qui n'ont pour objet que l'utile; *que la littérature* et les beaux arts se proposent directement *l'agréable ou le beau.* Or M. Andrieux professait la littérature.

« Il est bon de remarquer, dit M. de Poralis, combien quelques écrivains modernes ont abusé de l'esprit philosophique, lorsqu'ils ont prétendu que la littérature et les beaux arts mériteraient, par leur destination frivole et par leur incompatibilité prétendue avec les mœurs simples et austères d'êtres proscrits sans retour. Ces écrivains ignoraient qu'il est, dans l'ordre moral et intellectuel, des révolutions aussi forcées que celles qui arrivent dans l'ordre physique, et dont il serait aussi injuste de se plaindre que du changement des saisons. »

« Les lettres et les beaux arts sont des fleurs qui naissent sur un sol cultivé; le germe en est dans la nature, il se développe avec la civilisation. Chaque siècle a ses vices et ses vertus.»

« Le siècle des talens est presque toujours celui du luxe et du genre de corruption qui marche à la suite du luxe. Mais il serait aussi absurde de dire que le luxe et ses désordres naissent des talens, qu'il le serait d'avancer que le bon grain produit l'ivraie, parce que, dans la saison marquée, le même principe de végétation fait croître l'ivraie à côté du bon grain. »

« Loin d'être la cause de nos vices, les beaux arts en sont en quelque sorte la correction : ce sont des biens que la nature nous ménage pour compenser nos maux. En attendant de savoir si la société, telle qu'elle est, pourrait se passer des arts agréables, oserions-nous envier à notre espèce, déjà si malheureuse, tout ce qui peut embellir le triste songe de la vie? Les belles lettres et les beaux arts donnent des jouissances douces et délicates à ceux qui sont capables de goûter ces jouissances, et on peut les regarder, en général, comme la parure et l'ornement du monde. De plus, c'est une grande erreur que de réputer et d'appeler frivole la connaissance des choses qui semblent ne tenir qu'à l'agrément. Ne faut-il pas plaire aux hommes, si nous avons besoin de leurs services? Ne faut-il pas même leur plaire pour se mettre en état de les servir? Si nous cessions de leur être agréables, nous pardonneraient-ils l'importune générosité de vouloir leur être utiles. »

« Ce qui plaît ne peut jamais nuire, à moins qu'on n'en fasse l'instrument de ce qui nuit; et alors, c'est l'abus de la chose et non la chose elle-même qu'il faut proscrire. »

« *Il importe*, dit le même auteur, *de cultiver les belles lettres* et les beaux arts, non pas seulement en vue de nos jouissances et de nos délassemens, mais *dans l'intérêt sacré de la vertu et de la vérité.* »

« Les beaux monumens perpétuent lesb elles actions; les bons livres propagent les bonnes maximes; *l'art de bien parler et de bien écrire dispose à l'art de bien agir.* Dans l'état de la société et de nos mœurs, *la sèche et froide raison sera toujours forcée de céder le pas à la raison brillante et orale.* »

Voilà M. de Portalis aidant, ce que nous aurions pu répondre à ces *profonds et rigides philosophes*, si leur jactance et leur verve furibonde ne nous eussent tout d'abord paralysé.

Nous n'entendrons plus l'aimable Andrieux nous instruire par d'aimables causeries. Hélas! nous ne verrons plus son regard débile et caressant nous remercier de notre silence attentif et respectueux. Pour lui la loi de Dieu est accomplie.

Omnes eodem cogimur!

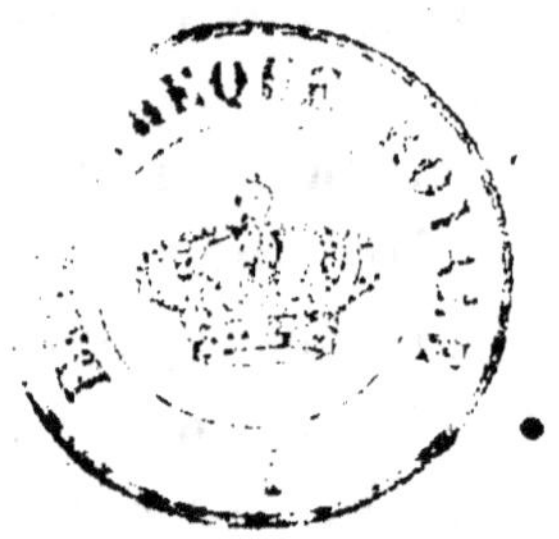

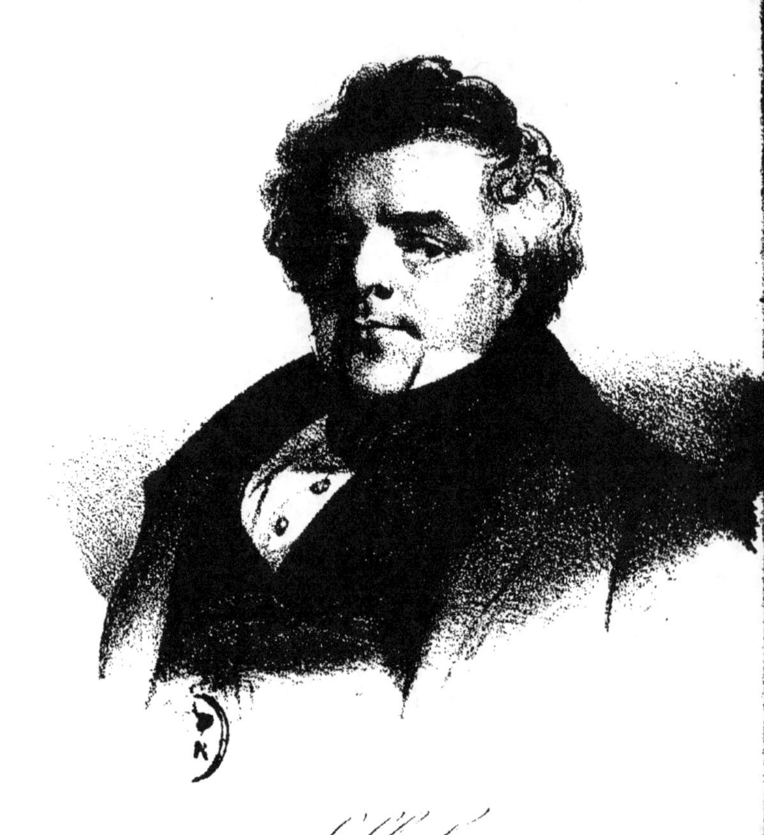

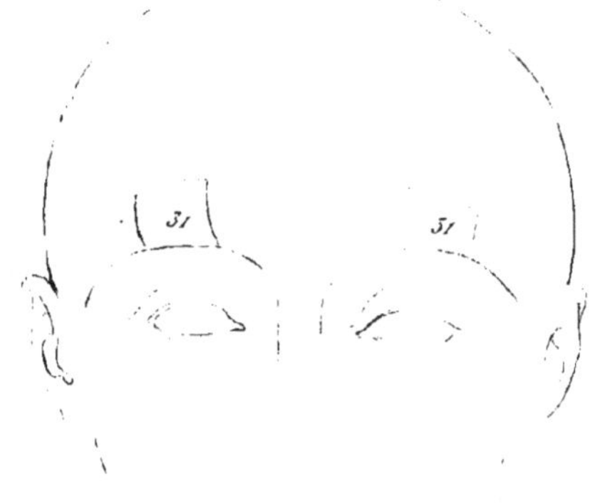

Temps.

XXXI.

TEMPS.

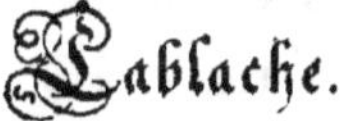

Que fait le laboureur conduisant ses taureaux ?
Que fait le vigneron sur ses brûlans côteaux,
Le mineur enfoncé sous ses voûtes profondes,
Le berger dans les champs, le nocher sur les ondes,
Le forgeron domptant les métaux enflammés ?
Ils chantent, l'heure vole et leurs maux sont charmés.

DELILLE (Imagination.)

L'organe du Temps, situé à l'extérieur de l'éventualité et de la localité, au-dessus de celui du coloris, parait avoir spécialement pour objet de mesurer le temps et les intervalles. En donnant la perception de la cadence mesurée, l'organe du Temps nous parait être la source principale du plaisir qu'éprouvent les Allemands à danser.

Cet organe, grand chez MM. Victor Hugo et Lablache, est essentiel, indispensable même, au poète et au musicien.

« L'oreille ne suffit pas , dit Spurzheim dans son Traité de Phrénologie, pour expliquer le chant des oiseaux ni la musique de l'homme. Les oiseaux mâles, chanteurs, qui sont élevés séparément et sans avoir entendu un oiseau de leur espèce, chantent comme eux. Le talent musical de l'homme n'est pas non plus proportionné à la forme de l'ouïe. L'oreille sert pour entendre les tons comme l'œil sert à voir les couleurs; mais les inventions, la mémoire et le jugement des tons et des couleurs, sont des attributs de deux facultés intérieures. »

Il ne suffit pas d'avoir l'organe des tons, pour faire un excellent musicien, il faut encore y joindre celui du Temps.

En effet la musique se compose de deux facultés : celle du Temps et celle des tons. On rencontre souvent, dans le monde et au théâtre, des hommes doués d'une grande facilité à chanter d'une manière mélodieuse ou à jouer harmonieusement, mais qui pèchent sans cesse contre les règles méthodiques du temps ; d'autres, ceux-ci sont en grand nombre, qui exécutant une sonate avec une précision admirable, négligent totalement l'harmonie des tons.

La musique, cet admirable langage du cœur, cette éloquente et chaleureuse expression de toutes les sensations fortes de la vie ; de toutes les langues humaines, la plus simple, la plus facile et aussi la plus énergique, fut inventée l'an 1800 avant J.-C. par Jubal; pour mieux dire, Jubal le premier ramena à des principes les chants agrestes des bergers.

Guy Arétin, natif d'Arezzo, bénédictin et auteur du Traité de Musique intitulé Micrologus, nous parait être le véritable père de la musique ; ce fut lui qui inventa, vers le XIe. siècle, les clefs et les six notes : *ut, ré, mi, fa, sol , la* (1). Lemaître , français de nom et d'origine, découvrit la fameuse note *si* qui compléta la gamme.

Lablache , trouvez-vous ce nom-là italien? Celui qui le porte est pourtant né à Naples en 1795 , d'une mère *anglaise* et d'un père *français.* Lablache ayant montré, fort jeune, de grandes dispositions pour la musique, ses parens crurent, avec raison, servir sa vocation, en le faisant entrer au Conservatoire de la *pieta dei Turchini* (2) à Naples ; ce fut là qu'il puisa les premiers principes de son art.

Ses dispositions étaient telles qu'il fut bientôt, quoiqu'enfant, en état de débuter sur le théâtre de *San-Carlino :* les encouragemens ne

---

(1) On a encore de lui une lettre que le pieux cardinal Balonius, confesseur de Clément VIII, a imprimée dans les *Annales ecclésiastiques.*

(2) Il prit plus tard le nom de San-Sebastiano.

L'éditeur.

lui manquèrent pas ; un brillant avenir s'ouvrait pour le jeune chanteur, lorsque, tout à coup il perdit la voix.

« *Nel mondo non è felice, so non colui che muore in fasce.* »

Quoique Lablache fut arrivé à cet âge critique pour les jeunes gens où la voix change de nature, époque fatale en ce qu'elle vient souvent détruire bien des espérances, en ce qu'elle change souvent en crécelle la voix la plus mélodieuse, Lablache, disons-nous, ne se découragea pas ; il se contenta de donner une autre direction à ses études musicales, et il fit bien. Il choisit le violon et la contre-basse, sur lesquels il s'exerça simultanément, et parvint, en quelques années, à acquérir, sinon une grande force, au moins un talent des plus agréables.

Peut-être ce genre d'exercice, en lui découvrant les ressources de l'instrumentation, contribua-t-il beaucoup à lui donner de l'aplomb.

Lorsque dame nature eut opéré sa révolution,
en d'autres termes , lorsque le rossignol Napolitain eut recouvré sa voix , il reprit ses études
musicales et les prolongea avec une persévérance digne des plus grands éloges , jusqu'à
vingt ans ou environ.

Vers 1815 , il fut attaché au théâtre de Palerme , en qualité de seconde basse; cet emploi
se composait de rôles d'une importance assez
minime, tels qu'Elmiro , *d'Otello ;* Orbassan ,
de Tancredi ; Alidoro *de la Cenerentola ,* etc.
Mais comme l'a dit un spirituel auteur dramatique , il n'est point de mauvais rôle pour
le véritable artiste; et nul ne saurait disputer
cette qualité à Lablache.

Lablache , qui renfermait en lui le germe
d'un talent sans égal , resta méconnu pendant
plus de cinq ans. Dieu sait ce qu'il serait devenu , si l'indolent Rossini , son compatriote ,
ne lui eut procuré un engagement avantageux
avec l'Impresario de Rome , où il produisit le
plus grand effet. De ce moment datent ses premiers succès : il fut applaudi à Turin , admiré

à Milan, fêté partout. Sa marche vers la capitale du monde musical fut triomphale ; ses débuts, sur le théâtre de Naples, excitèrent le plus grand enthousiasme.

L'Italie entière lui décerna la palme et le proclama le premier *cantatore* du monde civilisé, le héros du chant.

En général nous nous défions de l'enthousiasme italien ; l'italien, ardent dans la haine comme en amour, est toujours exagéré dans ses premières impressions, et chez lui, la renommée

> . . . . Ce monstre difforme,
> Tout couvert d'oreilles et d'yeux.

a dû plus d'une fois, pour s'être avancée inconsidérément, détrôner le lendemain son favori de la veille ; mais il faut le dire, les applaudissemens donnés par toute l'Italie, à Lablache, ne nous semblent pas l'effet d'un engouement passager. Ses compatriotes en lui décernant le glorieux nom d'*Eroë del Canto,* se sont rendus les interprètes fidèles de tous les amateurs, de tous les musiciens doués de bon goût.

Cette voix, qui embrasse deux octaves pleins, ne vous semble-t-elle pas merveilleuse? Cette voix qui prend du *sol* grave jusqu'au *sol aigu* de poitrine, ferme et sonore, agile et gracieuse, puissante et expressive, ne vous remue-t-elle pas l'ame? On dit que ce qui la distingue encore de toutes les voix de basse, c'est l'intensité, le mordant et la flexibilité qu'elle conserve dans les tons de baryton, comme de *si* à *mi*. On dit encore que l'Italie, cette belle terre des virtuoses, n'offre pas d'exemple d'une réunion de qualités aussi rares dans ce genre de voix.

Lablache, ceci soit dit sans alarmer sa modestie, est un musicien aussi habile que profond; jamais, peut-être, chanteur ne donna des preuves d'une plus grande flexibilité de style :

> Que ses accens sont ravissans !
> Son talent qui commande en maître,

Par des sons peint tout à mes sens :
Tantôt l'enfer s'ouvre, et des ombres
J'entends gémir les antres sombres ;

Lablache sait rendre son style tour à tour large, grandiose, léger, brillant, tendre ou gracieux. Voyez la douleur qui s'agite et rugit ! Entendez-vous le ruisseau qui murmure, le rossignol qui chante ses amours : écoutez ! Voilà maintenant l'onde qui écume, l'orage qui grandit, le tonnerre qui gronde. Mon Dieu, quel homme ! Toujours sûr de l'intonation, Lablache ne hasarde rien qui ne soit avoué par le bon goût, et aussi parfaitement d'accord avec la phrase musicale. Virtuose vrai et chaleureux, l'expression de son chant est constamment entraînante.

C'est plus qu'un chanteur accompli, c'est encore un excellent musicien ; Lablache a tout pour lui : sa prononciation est excellente, son jeu de physionomie aussi mobile, aussi expressif que possible ; il chante et joue avec un égal succès l'opéra séria, semi-seria et buffa. Sans doute vous l'avez entendu rendre la scène *il di gia code* dans le superbe rôle d'Assur de *Semiramide*, où il s'élève au sublime ; peut-être connaissez-vous aussi la gaieté, l'abandon, la verve du bon *Geronimo* du *Matrimonio secreto*. Mais nous n'en finirions pas si nous analysions tous ses rôles; nous le répétons, Lablache est non seulement un grand virtuose, c'est aussi un grand comédien.

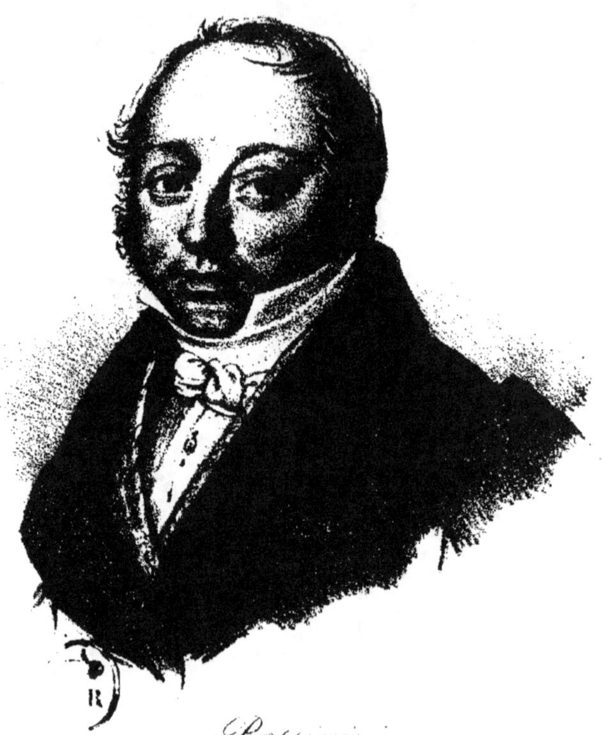

Rossini.

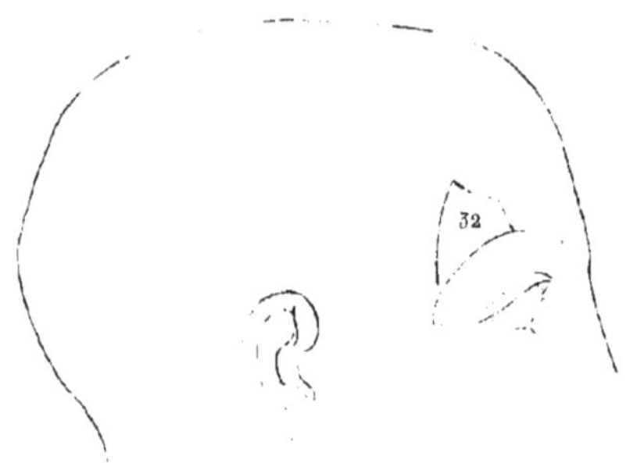

Tons.

XXXII.

TONS.

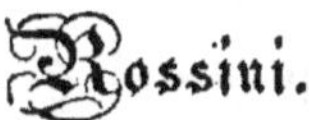

Le chant est à la parole ce que la peinture est au dessin.

De Levis.

Ce grand plaisir des intelligences élevées, ce mobile langage de l'ame, cette source abondante de chastes passions, la Musique, se compose de deux facultés, avons-nous dit dans le chapitre précédent: *là faculté du temps et celle des tons ;* nous avons indiqué où siégeait la première, il nous reste encore à vous décrire la position òrganique de la seconde.

La faculté des Tons est située à l'extérieur de celle du Temps, à l'angle extérieur du front, au-dessus des organes du calcul et de l'ordre. Lorsqu'elle est large, cette faculté présente quelquefois, extérieurement, une forme triangulaire pyramidale, quelquefois aussi, elle arrondit l'endroit où elle est placée ; cette conformation se trouve chez Mozart.

La faculté des Tons donne la perception de la mélodie, mais la mélodie, tout agréable qu'elle soit, n'est qu'un élément du talent pour la musique. Le Temps est nécessaire pour la perception juste des intervalles ; l'Idéalité pour l'élévation et le perfectionnement du jeu ; l'Imitation pour son expression ; enfin la Constructivité, la Pesanteur, la Forme et l'Individualité sont indispensables pour suppléer à l'habilité mécanique, sans laquelle il n'est point et il ne peut y avoir de brillante exécution.

Rossini, qui n'a pas toujours été ce que vous le voyez, gros et gras, montra dès sa plus tendre enfance, un goût décidé pour la musique.

Doué, à un haut degré, de l'organe des Tons, il consacra d'abord sa voix, belle et sonore, à louer le Très-Haut; en termes moins pompeux, ses parens, pauvres villageois de Pesaro, crurent bien mériter du ciel en lui faisant endosser la soutanelle d'un enfant de chœur.

Rossini entra plus tard au Conservatoire de Naples, mais s'il faut en croire *certains mémoires*, il y apprit fort peu de chose; son extrême facilité à saisir les rapports harmoniques, lui fit dédaigner les règles, tandis qu'une étourderie jointe à une paresse chronique l'empêchèrent de se livrer à aucun genre d'études sérieuses.

A peine sorti de l'adolescence, Rossini quitta le Conservatoire et, en véritable italien qu'il est, il débuta dans le monde par la dissipation et les plaisirs les plus déréglés.

Quel est l'artiste qui n'a pas ainsi commencé?

On dit encore qu'il s'engagea comme chanteur, mais qu'il n'eut point de succès; quoiqu'il en soit, il composa, à vingt ans, l'*Inganno felice*, qui fut joué, avec quelque succès, sur un des théâtres de Venise.

O Giorno felice!

Il Tancredi, *l'Italiana in Algieri* et la *Pietra del Paragone*, trois de ses meilleurs ouvrages, suivirent de près l'Inganno felice. La Pietra del Paragone, qui fut donnée, pour la première fois, à Milan, fut accueillie avec le plus grand enthousiasme par le public qui, dès lors, plaça le jeune Joachimo sur la même ligne que les très-illustres Cimarosa et Paësiello.

Les Italiens, nous l'avons dit précédemment, sont gens faciles à s'enthousiasmer pour tout ce qui offre quelqu'attrait nouveau; mais aussi, comme les Français, ils oublient le lendemain l'idole qu'ils encensaient la veille. En moins d'un mois Rossini devint le compositeur à la mode, les couronnes ne lui manquèrent pas ! *Che maraviglia!* quelle merveille! disaient les brunes Italiennes, *che gloria!* répondaient les mélomanes ; bref, Rossini fut l'idole du jour.

Dès lors chaque Directeur de théâtre voulut le posséder à quelque prix que ce fût ; les plus célèbres chanteurs et *les plus jolies cantatrices* l'attirèrent auprès d'eux, pour partager ses triomphes et pour avoir aussi leur part de l'engouement de ce fantôme inconstant qu'on nomme public.

> Monstre à cent voix, Cerbère dévorant,
> Qui flatte et mord, qui dresse par sottise
> Une statue, et par dègoût la brise. (1)

Rossini parcourut seize ans l'Italie, faisant partout les délices des mélomanes et la joie des *impresarij*, se brouillant aussi quelquefois avec eux et avec le public, qui blâma souvent son goût immodéré pour des plaisirs qui le conduisaient presque toujours à négliger, à mal remplir, même à rompre les engagemens qu'il contractait.

----

(1) VOLTAIRE, *Épître* LXIV.

« Son indolence habituelle, dit un biographe, l'empêchait de se livrer à aucun travail
suivi. »

Doué comme M. J. Janin, d'une immense
facilité pour le travail, c'est au milieu des
joies du festin que Rossini a improvisé presque
tous les morceaux de ses opéras; c'est le verre
en main et l'estomac bien garni, qu'il les a
ensuite assemblés à la hâte, en y ajoutant, avec
la même rapidité, des accompagnemens qu'il
ne se donnait même pas la peine de relire avec
attention.

Pour consolider sa brillante réputation et
aussi pour faire oublier certaines escapades
que le public ne pardonne pas toujours, Rossini se mit un jour en tête de lutter avec Paësiello et Mozart, en refaisant le Barbier de
Séville et les Noces de Figaro.

« Les dilettanti, toujours outrés dans la
louange et dans le blâme, épuisèrent toutes les
formules d'éloges au sujet de ces opéras et de
plusieurs autres que Rossini donna ensuite;

mais à moins d'être fasciné par l'engouement
de la mode, il est impossible, dit le dictionnaire des Contemporains, de ne pas reconnaître combien ce compositeur est au-dessous
de Paësiello pour la mélodie, et de Mozart
pour l'harmonie. » Ne pouvant faire mieux
que ses devanciers, Rossini, qui est évidemment un homme d'estomac et d'esprit, a fait
autrement, il s'est dit : aujourd'hui et avant
tout, on veut du nouveau, faisons du nouveau; il a fait du nouveau et, de plus, de
l'original; il n'en fallait pas tant pour réussir, aussi a-t-il complettement réussi. Cette
œuvre aimable et joyeuse de Beaumarchais,
le Barbier de Séville, déjà si défiguré en de-
venant *opéra buffa*, le fut bien davantage
encore pour permettre au *cigne de Pesaro*,
nous voulons dire à Rossini, d'y placer des
duos, des chœurs, etc.

« Le Barbier de Séville et les Noces de Figaro offrent, ainsi que toutes les autres compositions de Rossini, des traits d'un grand
génie; des duos délicieux et des morceaux
d'ensemble d'un effet très-piquant. Le plus

grand nombre surprend souvent par l'originalité des combinaisons harmoniques, mais qui intéressent rarement et ne laissent guère d'émotions durables. D'ailleurs les opéras de Rossini manquent d'ensemble, et les airs vraiment originaux et d'une mélodie entraînante y sont assez rares. Ses ouvertures sont extrêmement faibles, et il n'en a pas même composé pour tous ses opéras. Ses prôneurs prétendent que c'est par paresse et qu'il ne veut pas s'en donner la peine; mais il est permis de croire qu'il ne se sent point en état de soutenir le parallèle, en fait de musique instrumentale et d'harmonie, avec les grands maîtres qui se sont beaucoup plus appliqués à bien faire qu'à faire vite. Aussi Rossini n'a-t-il point tenté de composer de la musique d'église, dont le caractère sévère exige d'autant plus de talent qu'il a moins de prestige pour séduire l'auditoire. Ce genre, le plus difficile de tous, a besoin du génie des Jumelli et des Mozart: il faut, pour y exceller, autre chose que des motifs brillans, de la vivacité et de la bizarrerie. Rossini se repète trop et néglige presque toujours la règle fondamentale de tous les beaux arts, c'est-à-dire l'ensemble qui doit régner dans une composition regardée comme un tout dont les parties s'enchaînent et se prêtent un appui mutuel pour remplir le but que l'auteur doit se proposer. Il est vrai que dans un opéra italien il ne s'agit guère que de flatter l'oreille par quelques airs et des morceaux d'éclat que les Italiens écoutent exclusivement, le reste de la pièce n'étant qu'un cadre auquel on ne fait pas attention. Rossini a mieux rempli ce cadre, en multipliant les morceaux qui fixent l'attention et en supprimant les longs et froids récitatifs. C'est là son plus grand mérite. Quant au reproche qu'on a fait à Rossini d'être peu dramatique dans ses compositions, on peut répondre que l'opéra italien étant en général la dégradation de l'art dramatique, ce serait une contradiction de vouloir donner à la musique de ce genre un caractère qui est étranger aux paroles de ce qu'on appelle le poëme. Le système italien ressemble à nos pièces à tiroir; leurs opéras ne sont que des canevas, et les morceaux destinés à produire des effets d'harmonie y sont à peu près déta_ chés les uns des autres. Amuser ou étonner, voilà le but : l'esprit et la raison sont aussi étrangers aux *opéra buffa* et *scria*, que le chœur l'est à la plupart des morceaux d'éclat dont leur musique se compose. »

Outre les opéras dont nous avons donné les noms plus haut, Rossini a composé *Mosè in Egitto*, *la donna del Lago*, *Otello*, *la Cenerentola*, *la Gazza ladra*, *la Semiramide*, *l'Elisabetta*, *il Turco in Italia*, *Maometto secondo*, *Tancredi*, etc. qui tous ont eu un grand succès en Italie et en France.

Lorsque Rossini a quitté son chaud soleil de Naples pour venir à Paris, il y a été reçu avec un enthousiasme indescriptible, par tous nos jeunes mélomanes et, faut-il le dire, par ceux qui n'ont de mélomanes que le nom, mais qui s'extasient volontiers sur tout ce qui est à la mode. Rossini a été nommé, presque sur-le-champ, directeur de l'Opéra Italien ; aussi, et comme pour nous remercier de notre confortable *civility*, comme disent nos voisins de la Grande-Bretagne, Rossini a composé trois pièces pour notre grand opéra : le *Siège de*

Corinthe (1), le *Comte Ory* et *Guillaume Tell*.

La tête et la figure de M. Rossini ont de nombreux rapports phrénologiques et physio-

(1) Pourqnoi toute cette belle foule qui a pris d'assaut la salle de l'Opéra? Pourquoi cette attention si grande, suivie d'une admiration si sincère et si passionnée? C'est qu'on joue un opéra de Rossini, un vieil opéra du grand maitre; c'est que tout ce qui vient de lui, sa moindre note jetée au hasard, la plus petite chanson improvisée en riant, est une fête pour ce public parisien qui l'aime de tout son cœur et qui l'invoque de toute son ame: Rossini, dont le travail a été notre joie et notre orgueil; Rossini, dont le repos nous attriste et nous désole; ce grand artiste, si insouciant de sa renommée, qui jette aux vents les plus belles années de son génie, qui aime mieux se promener sous les pâles rayons de notre soleil des boulevards, que de nous donner un autre chef-d'œuvre; Rossini, qui se perd chez nous à faire de l'esprit comme un oisif, à dire des bons mots comme un enfant, Rossini, qui s'use à des riens, lui qui aurait pu donner son nom à ce siècle, dont il est une des gloires les plus incontestables et les plus incontestées.

Un jour, on lui dit qu'il est attendu à l'Opéra pour la répétition du *Siége de Corinthe*, il répond: —*C'est bien!* Huit jours après, il va à la répétition, il écoute, il applaudit, il est ravi de nos chanteurs; l'orchestre se lève et le salue avec respect, puis, quand tout est fini, il s'en va en disant qu'il n'a pas besoin de revenir, que cela est chanté en toute perfection, et qu'il ne sait pas

gnomoniques avec Brillat-Savarin, Henrion de Pansey, Grimod de la Reynière et même avec Jean-Jacques Régis Cambacérès ; chez cet

---

de plus grand orchestre dans le monde que l'orchestre de l'Opéra. Parlez-moi d'un homme de ce génie pour découvrir tout d'un coup le succès de son œuvre, le talent de son orchestre et le mérite de ses chanteurs !

Huit jours après, on jouait la reprise du *Siége de Corinthe*, et l'exécution était telle que Rossini l'avait prédite. L'ouverture est un des plus beaux chefs-d'œuvres écrits par l'auteur de *Guillaume Tell*. Le grand air et les chœurs du second acte sont admirables. Quelle verve ! Quel éclat ! Quelle admirable facilité à passer du grave au doux, du plaisant au sévère, et surtout que d'idées nouvelles jetées çà et là, et avec quelle profusion ! Enfin, tout le troisième acte est populaire, on le sait tout par cœur, et il se trouve, au grand étonnement de la foule, que cette musique qu'elle croyait avoir très-peu écoutée, elle la connaît presqu'autant que l'ouverture et les grands airs de la *Gazza*.

Le succès de cette reprise a été non contesté et plein d'éclat, et certes, il y a du mérite à réussir avec le plus stupide poëme que jamais aient composé deux faiseurs de tragédies impériales. Toute cette action inintelligible, mêlée de Grecs et de Turcs, de chrétiens et de barbares, se passe entre trois à quatre toiles qu'on baisse et qu'on élève pour ainsi dire au hasard, et sans que personne, excepté le machiniste, puisse dire pourquoi. Cependant il y a un grand luxe, de magnifiques costumes et de su-

illustre compositeur , comme chez tous les grands noms gourmands que nous venons de citer , l'organe A., ou, si vous aimez mieux , la sensibilité gastrique, est largement développée. Trouvez donc une figure plus avenante , plus envermillonnée, plus curiale ; comparez cette bouche, ces yeux, ce nez, à la bouche , aux yeux au nez de M. l'abbé de la Mennais. Qui des deux porterait mieux l'étamine? Qui des deux soutiendrait mieux la vieille réputation abbatiale?— Est-ce la Mennais? Est-ce Rossini?

Sans prétendre en rien influencer l'opinion du lecteur, nous nous prononçons néanmoins ouvertement pour *l'abdomen sphéroïde d'il*

---

perbes yatagans ; et puis, comme disait Rossini, c'est là une exécution excellente.

Ah ! si le grand succès du *Siège de Corinthe*, si cette exécution excellente, quoique improvisée , si cet orchestre aussi enthousiaste que le public, si les prières et les remontrances de ses amis, si le soin de sa gloire, si tant de voix et tant de cœurs et tant d'illustres théâtres qui lui disent: *Tu dors ! et sauve-nous !* pouvaient réveiller Rossini !

J. JANIN.

signor Joachimo Rossini. En effet, à voir
l'embonpoint du célèbre *maëstro*, embonpoint
que la lithographie n'a pas rendu à son avantage ; à voir l'incarnat de ses joues, à voir cette
chaude et bonne passion du *dolce farniente*
infiltrée dans toutes les veines, dans tous les
artères de ce front large et quelque peu chauve,
en considérant attentivement l'amour du ma-
caroni et la quiétude qui respirent dans ses
yeux et ce je ne sais quoi de malicieux, pour
ne pas dire de satirique, exprimé par sa bouche
quelque peu *Rabelaisienne*; enfin, en analysant,
décomposant, recomposant, ligne à ligne, tous
les signes physiognomoniques de cet ensemble
si gracieux, si précieux, si italien, ne croirait-
on pas avoir sous les yeux l'ami, le paisible
Sancho du farouche Brian de Bois-Guilbert,
ce Templier maudit par la belle Rebecca, enfin
le révérend, le joyeux prieur Aymer du roman
d'Ivanhoé? — Voulez-vous completter l'illusion? Affublez d'une robe de bure ce corps
qui n'indique ni le jeûne ni les mortifications,
surmontez son chef d'une calotte de velours
bien crasseuse, dont les côtés, prolongés en
oreilles de chien, couvrent hermétiquement

et tiennent chaudes les oreilles; limitez avec une ceinture de corde, mais sans trop les comprimer, les prédominans contours de cet heureux ventre; placez l'immortel compositeur en face d'un orgue bien harmonieux, le rosaire en main, les yeux humides et doucement fermés, le nez au vent, aspirant, humant les douces exhalaisons d'un pilau qui fume sur une table voisine, vous aurez le plus ravissant *moine*, *moiné*, *moinant* de toute la chrétienté, qui plus est, un moine de génie; quoiqu'en dise l'auteur de Pantagruel.

Mon Dieu, quel physiologiste nous expliquera jamais les rapports secrets de l'abdomen avec le cerveau, chez l'homme de génie!

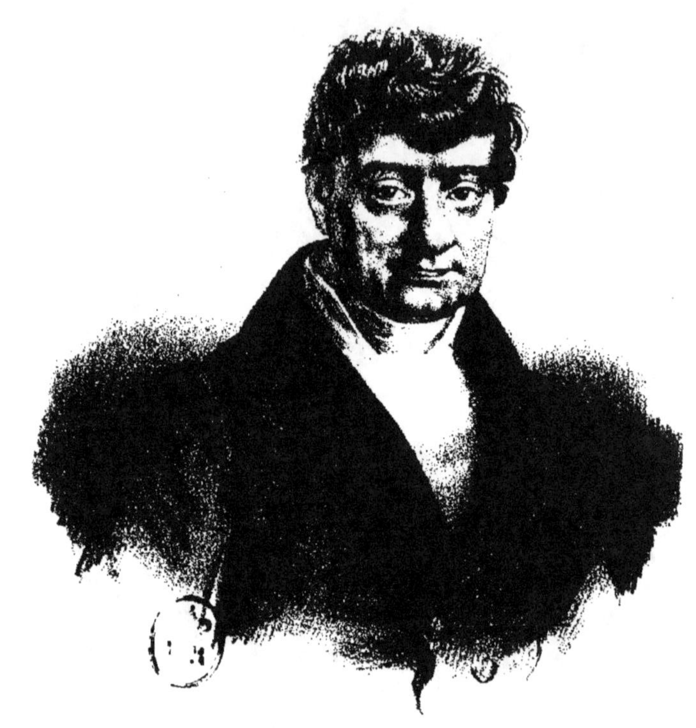

Silvestre de Sacy.

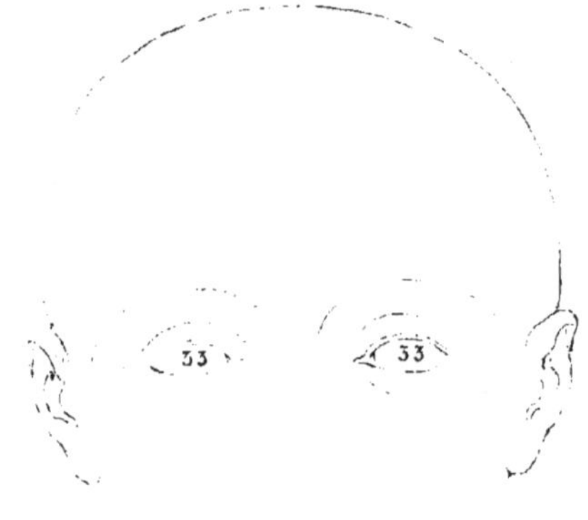

Langage

XXXIII.

LANGAGE.

—

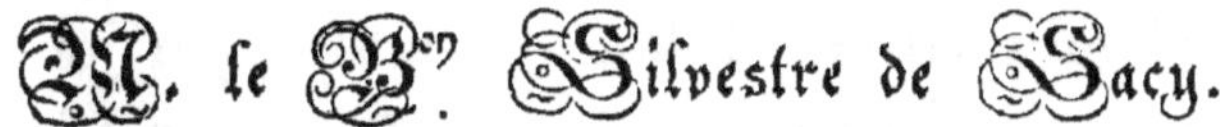

> Cette faculté est la plus belle de toutes.
>
> **BOSSUET.**

L'organe du langage est situé à la partie postérieure et transversale du plancher de l'orbite.
Lorsque cette faculté est très-développée, elle
pousse l'œil en avant et en bas, ce dont il est facile de s'assurer en jetant les yeux sur le type
que nous avons choisi.

Les personnes qui ont cet organe très-pro-
noncé s'expriment avec une grande facilité,

on rencontre en général dans leurs discours et
dans leurs écrits

> Ce tour heureux et rempli d'agrémens,
> Où la pensée est toute en sentimens.

Dieu vous garde d'un ami *dépourvu* de cette
faculté du langage, *surtsut s'il aime à parler.*
« Pensez deux fois, dit Plutarque, avant de
parler une. » Un tel ami mettra vingt fois par
jour votre patience à bout, vingt fois par jour
il vous répétera de sang-froid les phrases les
plus futiles, les histoires les plus ridicules, le
tout flanqué d'un style sans fin ni logique,
par conséquent fort ennuyeux.

Personne n'est à l'abri de cette calamité,

> Et la garde qui veille aux barrières du Louvre
> N'en défend pas les rois.

aussi ne croyons-nous pas inutile de donner ici
un procédé infaillible pour la combattre; cet
anti-hydrophobique, c'est le loto? — Quoi, le
loto, le plus soporifique des jeux? — Justement! le loto est un jeu assommant, mais la

conversation d'un bavard dépourvu de l'organe du langage, qui cherche ses mots, hésite et bégaie; qu'en dites-vous? pour nous, nous pensons que l'un est bien préférable à l'autre.

Si vous jouez au loto, le bavard réclame tout d'abord *le plaisir* d'appeler les numéros, oui, le plaisir car pour lui c'en est un; vous n'avez donc qu'à placer, premier agrément. Comme il n'a qu'un mot à dire, le bavard est bref, éloquent, imposant même; deuxième agrément.

Si vous ne voulez pas qu'il s'exclame sur son malheur et qu'il trouble votre quiétude, vous le laissez gagner, troisième agrément. Le temps passe ainsi d'agrément en agrément sans que votre homme, qui tient à faire *quine,* ait trouvé le moyen de vous assommer d'un *ana* ou d'un *rebus,* ce qui n'est pas le moins agréable de tous les agrémens.

Comment trouvez-vous notre antidote? vous conviendrez au moins qu'il est conforme aux principes *homéopathiques*; nous en appelons à M. Michel Chevalier.

L'homme doué d'une organisation cérébrale renfermant à égales doses, nous voulons dire à égale proportion, le Langage, l'Idéalité et la Merveillosité, est, plus que tout autre, apte à comprendre et à rendre d'une manière convenable, poétique, ces sentimens qui élèvent l'ame au-dessus des idées ordinaires; en un mot, le sublime. Ainsi, pour nous faire mieux comprendre, J.-B. Rousseau était évidemment sous l'influence de ces trois facultés, lorsqu'il a dit :

Qu'aux accens de ma voix la terre se réveille,
Rois, soyez attentifs, peuples prêtez l'oreille :
Que l'univers se taise, et m'écoute parler!...

Car il y a là une image sublime qui commande le respect, qui frappe d'étonnement le cœur le plus froid, l'esprit le moins enthousiaste.

Le plus célèbre Orientaliste de l'Europe, M. le baron Silvestre de Sacy, doué seulement de l'organe du Langage, aurait bien pu n'être jamais qu'un galant phrasiste; mais, entre les mille et une richesses de son organisation, se sont heureusement trouvées très-développées l'éventualité et la comparaison, deux organes indispensables pour acquérir la connaissance de l'idiôme maternel et plus particulièrement celle des langues étrangères.

On lit dans le nouveau Manuel Phrénologique de Combes : « J'ai observé que les enfans qui sont les premiers dans les classes pour les langues, ont généralement les deux organes (*éventualité*, *comparaison*) larges et que cette disposition avec l'organe modéré du langage est d'une plus grande utilité pour l'éducation qu'un grand développement de la faculté des langues avec des qualités médiocres de comparaison et d'éventualité. Ces individus ont une grande facilité à se rappeler les règles, comme matière de faits et de détail, à tracer des étymologies et à établir des différences de significations. Cette combinaison leur donne une extrême promptitude à se servir de leurs connaissances quelque étendues qu'elles puissent être. »

« La signification des mots s'apprend par

d'autres facultés : par exemple , la langue nous met en état d'apprendre et de nous rappeler le mot *mélodie*, mais si nous ne possédons pas la faculté des tons, nous n'apprécierons jamais la signification attachée à ce mot par ceux qui la possèdent à un haut degré. — Ce principe écarte une difficulté apparente qui se présente dans quelques cas. Une personne douée d'un organe modéré du Langage apprend quelquefois par cœur des chansons , des morceaux de poésie , des discours avec une grande facilité et beaucoup de plaisir ; mais dans tous ces cas on verra que les passages confiés à la mémoire, intéressent puissamment l'idéalité , la causalité , le ton , la vénération , la combativité , etc. Tandis que l'étude et le souvenir des mots seuls sont difficiles et désagréables pour lui. »

Nous avons souvent remarqué, avec Georges Combes , que les personnes chez lesquelles l'organe dont nous parlons est très-large, éprouvent une grande jouissance à se charger la mémoire de mots , sans trop s'embarrasser de leur acception. Aussi , est-il plus que probable qu'un homme qui n'aura qu'un organe mo-

déré du Langage, mais qui possédera de
bonnes facultés réflectives, pourra, à force de
persévérance, devenir un savant polyglotte,
mais nous doutons fort qu'il traduise jamais
autant que M. le baron Silvestre de Sacy. Nous
doutons encore qu'il atteigne dans sa langue
ou dans un dialecte étranger, le style abondant,
énergique, concis, pittoresque qui distingue
les ouvrages de ce savant.

Il y a chez le vénérable M. de Sacy, plus de
noblesse, de profondeur et de goût que dans le
portrait précédent; nous en demandons très-
humblement pardon à M. Rossini; mais il faut
rendre à César ce qui est à César. Il y a aussi
bien plus de chaleur, bien plus de sensibilité,
qui plus est, une persévérance à toute épreuve,
persévérance bien nécessaire dans la carrière
que M. le baron Silvestre de Sacy parcourt
avec tant de succès.

Tout ici, il faut bien le dire, est plus saillant, plus ferme, plus dur, si vous voulez,
que dans le type précédent, et cependant l'ensemble de ce visage n'est pas moins doux, l'œil

n'est pas moins bienveillant ; quelle différence dans la physionomie de cette figure comparée à celle qui suit.

Le contour seul du front dont le haut est, chez M. de Sacy, plus cintré que celui du grand compositeur italien, désigne évidemment un esprit plus subtil, une sagacité plus profonde, une pente d'idées plus sévères et pourtant quel aimable homme! et quel homme plus digne de nos sympathies, de notre admiration, de nos hommages et de tous nos respects !

Tout, même l'angle que forme la ligne inférieure du nez avec la lèvre d'en haut, indique chez M. Silvestre de Sacy, au plus haut degré, la bienveillance, la profondeur et l'élévation des sentimens.

M. le baron de Sacy est peut-être le seul homme auquel la destinée n'ait rien laissé à désirer ; en effet, ne possède-t-il pas tout ce qu'un mortel, tout ce qu'un père ambitionne :

Des enfans dignes de lui !

FACULTÉS

RÉFLECTIVES.

GENRE IIème.

___

FACULTÉS RÉFLECTIVES.

Ces Facultés constituent ce qu'on nomme
Raisonnement ou Réflexion.

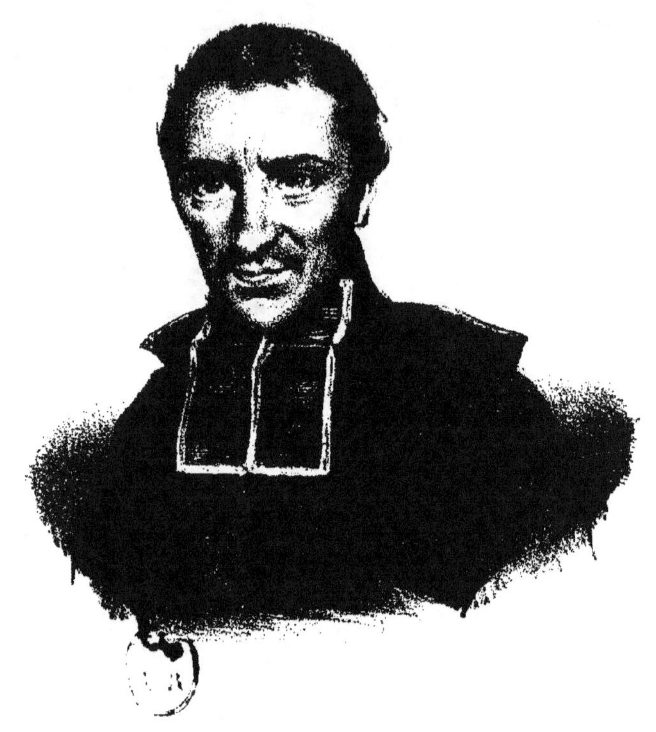

F. de la Mennais.

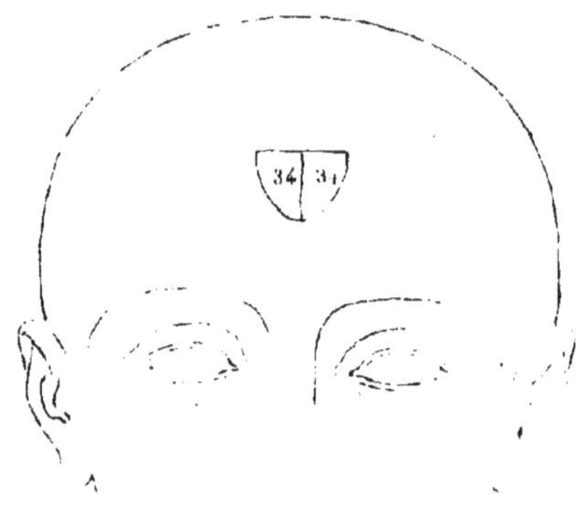

Comparaison.

XXXIV.

COMPARAISON.

——

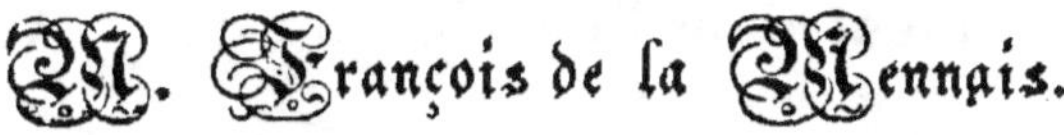

Il est des orateurs qui loin de la nature,
Recherchent le brillant , les fleurs , l'enluminure.

J.-B. Tollot.

Lorsque l'organe de la Comparaison, qui aboutit à la partie moyenne de l'os frontal, est très-développé, comme chez le type que nous avons choisi, il forme une élévation pyramidale renversée.

Cette faculté, selon Spurzheim, compare les fonctions des autres facultés ; elle connaît leur similitude, leur analogie ou leur identité.

C'est cette faculté, selon lui, qui produit le sens figuratif du langage. Il faut cependant remarquer que les comparaisons que l'on fait, dépendent des autres facultés avec lesquelles celle-ci est combinée.

Le statuaire choisit de préférence ses comparaisons dans les formes ; le peintre, dans les couleurs ; l'historien dans les évènemens ; le prédicateur dans l'histoire sainte.

Démosthènes, Cicéron, Bossuet, Fléchier, Maury, Massillon, Fénélon, d'Aguesseau, Frayssinous, Lacordère, Foy, etc. enfin tous les bons orateurs, quel que soit leur genre, sont doués de cet organe.

Cette faculté de la Comparaison est particulièrement nécessaire aux prédicateurs; elle les aide à parler en similitudes, allégories ou paraboles ; elle leur facilite des rapprochemens, des comparaisons entre ce qui est spirituel et ce qui est terrestre.

De figures sans nombre elle offre la matière,
L'on ne s'égare point, marchant à sa lumière.

La Comparaison est encore nécessaire au discernement philosophique et fait distinguer entre les notions ; elle produit aussi l'esprit de généralisation et d'abstraction, et elle met en harmonie les fonctions des autres facultés.

La Comparaison est aussi l'art de toucher et de persuader; cette faculté s'alimente d'images fortes et naturelles, de sentimens pathétiques, de raisonnemens frappans, de comparaisons subtiles, de traits enflammés dont elle jette çà et là la surabondance.

Gall s'entretenait souvent de sujets philosophiques, avec un savant qui possédait une grande vivacité d'esprit et qui aimait à embarrasser l'aimable docteur. Souvent l'excellent homme se donnait au diable pour expliquer clairement ses raisonnemens au mal avisé savant, qui, heureux de pouvoir disputer sur la pointe d'une aiguille, feignait toujours de ne les pas comprendre ; d'abord le docteur Gall fut la dupe de cet innocent manége, mais bientôt il eut recours à la Comparaison et, par elle, il réduisit son adversaire au silence.

Si vous avez visité, lecteur, les beaux sites de la Bretagne ; si, dans les environs de la Chesnaie, près Dinan, vous avez rencontré, un livre en main, un homme tout vêtu de noir, tout pensif, tout long, tout grêle, tout nerveux, tout chétif ; si la figure de cet homme était sillonnée par les veilles et les passions ; si son front était élevé comme le front d'un homme de génie, si sa bouche était épanouie, si son œil respirait la fierté et l'enthousiasme], vous avez vu l'auteur de l'*Essai sur l'Indifférence en matière de Religion*, l'homme le plus doué de l'organe dont nous traitons, François-Robert de la Mennais.

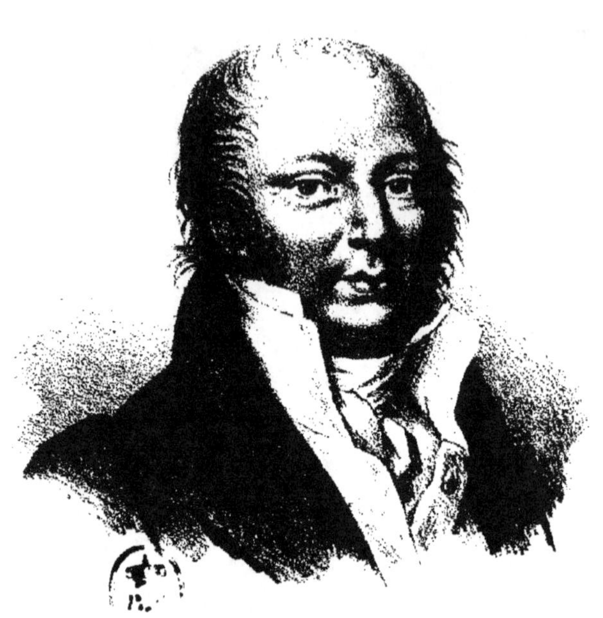

Geoffroy Saint Hilaire.

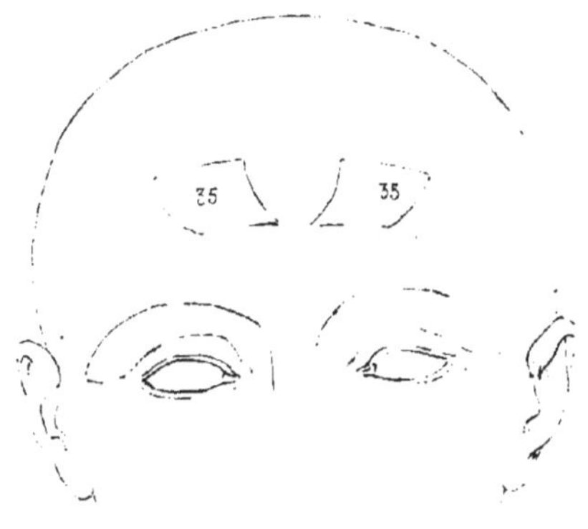

Causalité.

XXXV.

CAUSALITÉ.

L.-Geoffroy St.-Hilaire.

Felix qui potuit rerum cognoscere causas.

La Causalité, située à la partie antérieure de la tête, fait envisager tout ce qui existe dans la nature sous le rapport de causes et effets. L'homme doué de cette faculté demande toujours *Pourquoi?*

Ne confondons pas l'homme doué de l'organe de la *Causalité* avec ce qu'on nomme ordinairement *un questionneur;* un questionneur est quelquefois un homme d'esprit qui cherche à s'instruire , mais le plus souvent c'est un sot ou un fat qui interroge pour dire quelque chose. Voltaire, qui a pu être un fat, mais jamais un sot, étant encore fort jeune, questionnait souvent ; il voulait s'instruire. Boileau lui ayant reproché avec aigreur, cette espèce d'indiscrétion , on ne l'entendit plus questionner. Dans un âge plus avancé, Voltaire avait pris lui-même les questionneurs tellement en aversion, qu'il lui arriva souvent dans sa retraite de Ferney de se lever et de quitter brusquement la place pour se soustraire aux questions.

Il disait un jour à un habitant de Genève, qui lui avait fourni l'idée et le modèle du Bailly questionneur dans le *Droit du Seigneur*. « Monsieur, je suis très-aise et très-honoré de » vous voir ; mais je vous avertis que je ne » sais rien des choses sur lesquelles vous allez » me questionner. »

Ne confondons pas non plus l'homme doué de l'organe de la Causalité, avec le bavard, cette variété du bel esprit.

Jamais un grand parleur ne fut homme de sens ; (1)

au contraire, l'homme doué de l'organe de la Causalité est toujours

. . . . Sobre en ses discours
Et croit que les meilleurs sont toujours les plus courts ;
Que de la vérité l'on atteint l'excellence
Par la réflexion et le profond silence. (2)

L'homme doué de Causalité est ordinairement, comme M. Geoffroi Saint-Hilaire, un homme d'esprit, un philosophe profond ; en effet, qu'est-ce que la *philosophie*? la science de connaître les choses d'après leurs causes et leurs effets.

— Qu'est-ce que la *Causalité?* une faculté à l'aide de laquelle on connaît les choses d'après leurs causes et leurs effets.

La Causalité force l'homme à admettre une

____

(1) P. Corneille (suite du Menteur).
(2) Destouches.

(L'éditeur).

cause finale, mais elle ne la fait pas connaître. Tout ce qu'il peut savoir à cet égard, se borne aux causes secondaires. « Plusieurs phénomènes sont inséparables l'un de l'autre, alors l'esprit humain considère le précédent comme cause, et le succédant comme effet. »

Cette faculté, que quelques phrénologistes font correspondre à peu près à la *Suggestion relative* du docteur Brown, ou si vous aimez mieux, au *Pouvoir raisonnant* de Locke, est de la plus haute importance dans toutes les situations pour se rendre compte de ce qui arrive. C'est elle qui nous imprime l'irrésistible conviction que tout phénomène, tout changement dans la nature a son but, et qu'il est produit par quelque chose. C'est elle qui nous conduit ainsi et comme par la main jusqu'à la cause première de toutes choses.

Pour nous résumer : la Causalité qui n'est point l'amour de *causer*, comme quelques beaux esprits affectent de le croire, ou peut-être comme on le croit réellement dans le monde, donne une pénétration profonde, et la perception des conséquences logiques et des argumens. Cette faculté est grande chez ceux qui ont, comme Buffon, Lacépède, Cuvier, Geoffroy Saint-Hilaire, Orfila et autres, un génie acquis pour les sciences naturelles.

Le Socratisme, le Syréanisme, le Mégarisme, le Platonisme, le Péripatétisme, le Sémianisme, l'Éléatisme, l'Héraclitisme, l'Épicuréisme, le Pirrhonisme, le Scepticisme, le Stoïcisme, la secte Ionique, celle des Pythagoriciens, qui n'est pas la moins sage de toutes les sectes qui ont existé chez les anciens, enfin toutes les philosophies soit anciennes, soit nouvelles, sont antées sur la Causalité.

Est modus in rebus ; sunt certi denique fines,
Quos ultra, citraque nequit consistere rectum (1).

dit Horace dans sa satire première. Ces deux vers sont ici à leur place, car si la Causalité

---

(1) Il y a en tout des limites dont on ne peut s'écarter sans s'égarer.

L'Éditeur.

est trop active et non combinée avec la raison, si elle n'est pas assistée par l'éventualité, elle produit la manie de vouloir tout pénétrer, tout expliquer.

A tout prendre, M. Etienne-Geoffroy Saint-Hilaire, bien qu'il possède l'union des facultés perceptives qui constituent l'esprit philosophique (particulièrement l'individualité et l'éventualité), M. Saint-Hilaire, disons-nous, n'est pas un philosophe, au moins n'a-t-il rien de commun

Avec tous ces Messieurs qui, fiers de leur raison,
Se croyant appelés à réformer la terre,
A tous les préjugés ont déclaré la guerre.
Petits pédans obscurs, qui pensent à la fois
Eclairer l'univers, et régenter les rois;
Fanatiques d'orgueil, dont la folle manie
Est de se croire un droit exclusif au génie;
Flatteurs en affichant le mépris des grandeurs;
De tout ce qu'on révère audacieux frondeurs;
Pleins de crédulité pour des faits ridicules,
Et sur tout autre objet sottement incrédules;
Pensant que rien n'échappe à leurs yeux pénétrans,
Prêchant la tolérance, et très-intolérans;
Qui, sur un tribunal érigé par eux-mêmes,

Jugent tous les talens en arbitres suprêmes;
De quiconque les flatte orgueilleux protecteurs,
De quiconque les brave ardens persécuteurs;
Enfin, du monde entier s'arrogeant les hommages,
Pour avoir usurpé la qualité de sages (1).

Si vous voulez savoir de quelle nature est la philosophie de cet homme illustre, si vous voulez connaître jusqu'à quel point il est doué de l'organe de la Causalité, lisez ses mémoires sur la Zoologie et l'Anatomie comparée, dans la Décade philosophique des Sciences et des Arts, dans le Magasin encyclopédique, dans la Décade Egyptienne imprimée au Caire, dans les annales et les mémoires du Muséum d'histoire naturelle, dans le Journal complémentaire du Dictionnaire des Sciences médicales, dans les bulletins de la société Philomatique, enfin dans tous les recueils scientifiques de nos jours.

Lisez surtout, si vous voulez bien vous convaincre que M. Geoffroy Saint-Hilaire est doué

____

(1) Palissot, *Les Philosophes.*

à un haut degré de l'organe dont nous traitons, sa Philosophie Anatomique, ouvrage rare dans lequel, avec la vigueur d'un génie puissant, il démontre si bien qu'il y a pour tous les animaux un plan commun d'organisation. Dans ce livre, qui est un des plus lucides que nous connaissions, M. Saint-Hilaire a posé des principes et des règles d'investigation dont on a recueilli de nombreux et grands avantages; il déploie là toute sa méthode, méthode divine, puissante, logique s'il en fut, qui a ramené à l'unité les faits qui semblaient le plus s'en écarter; et qui a fait découvrir, par une seule pièce, le plan général et si admirable de la création. Vous tous qui aimez à vous instruire; vous tous qui, entrainés par cette grande passion, la *Causalité,* demandez sans cesse à la nature le secret de ses mouvemens les plus intimes, ouvrez la Philosophie Anatomique, elle vous initiera dans quelques-uns des plus grands mystères de la vie et de l'animalité.

La délicatesse du contour du front de M. Geoffroy Saint-Hilaire, indique selon Lavater, un jugement sain, pénétrant; phrénologiquement parlant, la Causalité. La bouche renferme une expression indéfinissable de douceur et de précision ; la liaison de la bouche avec le menton annonce une grande fermeté. On peut hardiment déduire de l'ensemble du visage du noble savant qu'il possède, comme le poète Béranger, le calme de l'ame, la pureté, la fermeté du cœur, et, chose assez rare, la modération dans les désirs.

Honneur à celui qui a bravé Collot-d'Herbois, Billaud-Varenne, Maillard! Honneur à qui a sauvé Haüy! Honneur à qui a deviné Cuvier! Honneur au propagateur de la Zoologie en France!

OBSERVATION CURIEUSE

SUR LES

FACULTÉS FONDAMENTALES

DE

L'ESPRIT HUMAIN ET LEURS ORGANES.

—————◇—————

En résumant les facultés fondamentales, il est curieux de voir que ces organes des facultés animales sont situés au bas de la tête, et ceux des facultés supérieures, plus haut, en raison

de leur excellence ; de sorte que les organes
des facultés propres à l'homme aboutissent à
la partie supérieure antérieure de la tête. En
outre, les organes des facultés analogues sont
placés ensemble, tels que ceux des penchans,
des sentimens, des facultés perceptives et des
facultés réflectives. Ceux qui s'assistent mutuellement sont voisins l'un de l'autre. La
Combativité est entre la Philogéniture, l'Affectionivité et la Destructivité ; l'Affectionivité
est à côté de l'Approbativité, la Fermeté est
liée à l'Estime de Soi, la Conscienciosité et la
Vénération ; les sentimens religieux et moraux
se touchent ; les facultés théâtrales sont placées
ensemble, à l'angle et au bord extérieur de l'os
frontal. Les organes sont plus ou moins volu-
mineux ; et leur sphère d'activité correspond à
leur développement dans le même individu ;
les organes des facultés communes aux animaux
et à l'homme sont plus considérables que ceux
des facultés propres à l'espèce humaine ; et
l'énergie des premiers l'emporte incontesta-
blement dans la plupart des humains. Enfin ;
un changement organique en faveur des facultés supérieures est une chose désirable aux

yeux de ceux qui sont convaincus de l'influence de l'organisation cérébrale sur les fonctions affectives et intellectuelles.

G. Spurzheim.

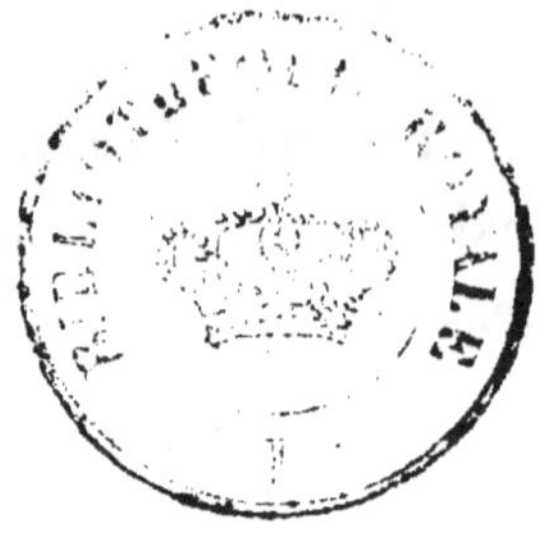

www.ingramcontent.com/pod-product-compliance
Lightning Source LLC
LaVergne TN
LVHW050821060726
842527LV00001BA/78